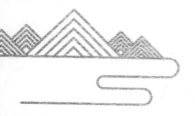

岭南名医陈朝俊学术思想精粹

陈朝俊　主编

脑病元神论

卒中篇

SPM
南方传媒

广东科技出版社
全国优秀出版社

· 广 州 ·

图书在版编目（CIP）数据

脑病元神论：卒中篇 / 陈朝俊主编. —广州：广东科技
出版社，2024.1
　　ISBN 978-7-5359-8126-4

　　Ⅰ.①脑… Ⅱ.①陈… Ⅲ.①气（中医）—关系—脑
血管疾病—防治 Ⅳ.①R223.1②R743

中国国家版本馆CIP数据核字（2023）第148133号

脑病元神论：卒中篇
Naobing Yuanshen Lun: Cuzhong Pian

出 版 人：严奉强
责任编辑：邹　荣
封面设计：彭　力
责任校对：李云柯　廖婷婷
责任印制：彭海波
出版发行：广东科技出版社
　　　　　（广州市环市东路水荫路11号　邮政编码：510075）
销售热线：020-37607413
https://www.gdstp.com.cn
E-mail：gdkjbw@nfcb.com.cn
经　　销：广东新华发行集团股份有限公司
排　　版：创溢文化
印　　刷：广州市彩源印刷有限公司
　　　　　（广州市黄埔区百合三路8号　邮政编码：510700）
规　　格：787 mm×1 092 mm　1/16　印张12.5　字数300千
版　　次：2024年1月第1版
　　　　　2024年1月第1次印刷
定　　价：68.00元

《脑病元神论：卒中篇》
编委会

序

　　脑病元神论治，是一个古老而新鲜的议题。古老，是因为医学典籍及历代医家均有零星相关论述，但鲜有系统阐述。新鲜在于陈朝俊团队深入研究与系统分析脑病临床特点，结合自身丰富的临床实践与研究，明确提出脑病元神论的概念。这是对脑病辨治理论的一个有价值的创新，也是对历代医家脑病论理论的一个系统性的总结，对临床脑病论治具有良好的参考与指导价值。

　　从根源上说，"元神"一词源于道家。"元"有本始之意，"元，始也。"元神即原始之神，象征生命的原动力。脑为元神之府，即脑是元神藏纳之处，与元神关系十分密切，元神盈亏直接影响脑功能的盛衰。而元神自主调控全身的生命活动，又主要通过脑的功能来实现：①元神主宰人体五脏六腑，形体官窍，如《医宗金鉴》说："脑为元神之府，以统全身。"②通过元神和脑的调节，人体之气可与自然之气相感相通，使机体适应环境变化，如脑藏元神所主的"志意"《灵枢·本脏》所说："志意者，所以御精神，收魂魄，适寒温，和喜怒者也。"③元神对生命活动自主调控也依赖于脑功能的强健，包括自动识别和抵抗疾病的能力。当感受外邪时，机体卫气自然趋于肌表而卫外，御邪于外或驱邪外出，如《云笈七签·元气论》说："脑实则神全，神全则气全，气全则形全，形全则百关调于内，八邪消于外。"

　　同时元气的盛衰，关乎元神的强弱，直接影响脑功能，元神安则能充分发挥统御元气功能；元神失常则发为脑病。如元神亏虚：若后天不足则元神失养，脑髓失用，最常见的脑病表现即卒中、痴呆等。元神受扰：若情志失调，致元神统御失度，五志失常，发为焦虑、抑郁、癫狂等；若五邪（含疫病）乘虚入里，扰乱神明，则为脑病感邪等重症；若痰湿上犯，元神被蒙，则神识昏聩，发为眩晕，昏迷，呆滞之症。元神失控：禀赋、七情、饮食、外伤等致脏腑失调，气机逆乱，直冲犯脑，元神失控，发为癫痫等病。因而脑病责之元神论治，补益元气，充养元神；扶正祛邪，护佑元神；调畅气机，元神复控，是治疗元神失常的重要法则。

鉴于卒中发病率高，危害最重，陈朝俊团队优先推出《脑病元神论：卒中篇》讨论元气不足、元神亏虚致卒中的相关病变。近年来，脑部相关疾病发病率逐年增高，尤其脑卒中以其高发生率、高死亡率、高复发率和高致残率，成为致死致残首要原因。高昂的治疗和后续护理费用成为社会和家庭的沉重负担，本书试图探讨脑卒中的积极解决方案。

全书就卒中后功能恢复、重症救治、昏迷促醒、情感与认知障碍、继发癫痫、卒中后肺炎等进行了系统的论述，具有现实的临床意义与参考价值。依据撰写计划，我们期待着脑病元神论之元神被扰、元神失控续篇的问世。以期为临床脑病救治提供更多的临床思路与辨治方法，从而给广大脑病患者带来更多康复的机会。

最后，也感谢陈朝俊团队的辛勤付出，期待着更多的成果面世。

陈可冀

2023年5月

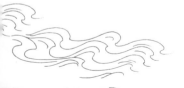

目录

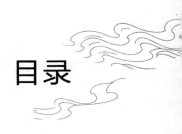

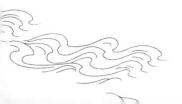

第一章 概述

第一节 元 气

中医元气论思想大约形成于东汉时期，由探讨宇宙本原的哲学概念，逐渐转换为探讨人体生命本原以及本体的概念。作为人体生命本原的元气，具有无形、化生、全息、整体、运动等特征。哲学认为元气是构成和推动宇宙万物产生和发展变化的原始物质。《鹖冠子·泰录》载："天地成于元气，万物成于天地。"中医认为人是自然的产物，赖天地精气以化生，人禀天地之气生，故元气是构成和维持人体生命活动的最基本物质，是人体生命活动的原动力。中医学之元气源于古代哲学之元气，并赋予了新的理论内涵。元气的"元"指的是人体所储存的元精，是组成人体脏腑组织细胞的最基本物质，也就是所谓的可以化生人体万物的最基本单位；元气的"气"指的是脏腑利用元精运化水谷精微之功能，可分为阳气和阴气，阳气指元精生发、生长的功能，阴气指元精收敛、收藏的功能。阳气和阴气是元精本身因时间变化所产生互相"消长变化"的两种不同功能。《黄帝内经》最核心的思想就是元气论，"正气存内，邪不可干，邪之所凑，其气必虚"。梳理中医元气论的基本概念和理论内涵，探讨其在中医学临床和养生保健中的应用，树立"未病培元、既病保元、病后复元"的预防和诊疗观，可能对以元气为主题的防病治病方法体系和相关医疗产品的研发具有重要的现实意义。

一、历代医家对元气的认识

早在春秋战国时期，哲学家就曾对人类生命的起源做过大胆的探索。如《庄子·知北游》云："人之生，气之聚也，聚则为生，散则为死。"其认为"气"是构成人体的基本元素。《黄帝内经》继承了这一观点，把"气"作为组成人体和维持人体生命活动的基本物质，"天地合气，命之曰人"。之后的《难经·八难》也有"气者，人之根本也"的论述。《鹖冠子·泰录》指出："天地成于'元气'。"这是对"元气"一词的最早记载。《尔雅·释诂》中解释"元"字，曰："元，始也。"西汉董仲舒在《春秋繁露·王道》中对"元气"亦有同样的认识，曰："元者，始也。"其见解都把"元气"作为原始之气。《黄帝内经》无元气一说，但有"天真""真气""通天""精"等之论。《素问·上古天真论》中的"天真""真气"即元气之义。《素问·六节脏象论》曰："夫自古通天者，生之本，本于阴阳，其气九州九窍，皆通乎天气。"《灵枢·刺节真邪》曰："真气者，所受于天，与谷气并而充身也。""夫上古圣人之教下也，皆谓之虚邪贼风，避之有时；恬淡虚无，真气从之，精神内守，病安从来。"其中所说的"通天""真气"都是指元气。《灵枢》把人生命的原生物质结构称为"精"。"人始生，先成精。"《灵枢·经脉》曰："两神相搏，合而成形，常先身生，是谓精。"《灵枢》描述的"精"的形成过程，实质上是两性生殖细胞结合形成受精卵的过程。中医学把"常先身生，是谓精"的"精"亦称为元气。

　　中医学元气论始于《难经》，称为"原气"，其源自命门，通过三焦布达全身。命门原气主宰着个体的生长、发育，并调控着人体脏腑的机能活动。《难经》中的"原气"到李东垣时便改为"元气"，并加以阐述，学者一般认为"原"和"元"同义。《难经》首先提到"原气"一词，"脉有根本，人有原气，故知不死"，表明"原气"是关系到人生死存亡的重要物质。《难经·三十六难》曰："命门者……原气之所系也。"《难经·八难》曰："所谓生气之原者……谓肾间动气也。"说明"原气"起于肾间，是人体诸气的源泉。《难经·三十六难》又云："脐下肾间动气者，人之生命也。"《难经·八难》强调："故气者，人之根本也，根绝则茎叶枯矣。"说明"原气"是生命的根本，亦指明它聚于脐下。《难经·三十六难》言："三焦……有原气之别焉，主持诸气。"说明"原气"由肾间而分布三焦，从而发挥它的动力作用。"命门者，诸神精之所舍，原气之所系也。"指出"原气"为肾中精气所化生。"脐下肾间动气，人之生命也，十二经之根本也"则强调"原气"之于人体的重要性。"三焦者，原气之别使也，主通行三气，经历于五脏六腑"则提出了"原气"的运行通道是三焦。

　　由此可见，中医元气论思想大约形成于东汉时期，由探讨宇宙本原的哲学概念，转换为探讨人体生命本原以及本体的概念，即作为人体生命的本原是元气。后世医家在《黄帝内经》《难经》的理论基础上，发挥演绎，逐渐形成"肾、命门—元气"之说。该说法认为元气藏于肾，命门附于肾，为"水火之府，阴阳之宅"，肾、命门为元阴、元阳所在，认为元气即肾气、肾元、肾真、元真、元精、真气、肾间动气。元阴即肾阴、肾精、阴精、真阴、真水、肾水，元阳即肾阳、阳精、真阳、真火、命火、少火。肾阴藏精主水，肾阳主命门之火；元气、原气、真气都主要指先天之气。真气与元气是人体"天真本原之气"，是生命的原动力，后世又称之为"真元之气"或"元真之气"，如《金匮要略》中强调："五脏元真通畅，人即安和。"如刘完素在《素问玄机原病式》中指出："夫太乙天真元气，非阴非阳，非寒非热也。是以精中生气，气中生神，神能御其形，由是精为神气之本，形体之充固，则众邪难伤，衰则诸疾易染。"李东垣在《脾胃论·脾胃虚则九窍不通论》中指出："真气又名元气，乃先身之精也，非胃气不能滋之。"反之，脾胃虚弱，气血乏源，日久损伤脾肾，元气亦伤，变生诸症，诚如《脾胃论·脾胃虚实传变论》言："脾胃之气既伤，而元气亦不能充，而诸病之所由生也。"《温疫论》认为："凡元气胜病者为易治，病胜元气者为难治。"《寿世保元》曰："夫人之一身，有元神，有元气，神官于内，气充于体，少有不保，而百病生矣。余谬为保元云者，正欲保其元神，常为一身之主，保其元气常为一身之辅，而后神固气完，百邪不能奸，百病无由作矣。"

明代张介宾把元气放在命门的水火阴阳中加以阐释，是对命门与元气关系新的发挥。他在《类经附翼》中指出："命门者，先天之生我者，由此而受，后天之我生者，由此而载也……以其为生气之源。"而"命门之火，谓之元气"，故"命门者……为精气之海"。元阳在本质上即元气，正如《景岳全书·传忠录》所述"元阳者，即无形之火……亦曰元气……元气完固，则精神昌盛"。与此同时，张介宾还阐发了元阴即命门真水，精血与元气间互根互生的关系。张介宾曰："水中之火，乃先天真一之气。"又曰："水中有真气，火中有真液，不从精血，何以使之降升？"他把脐下丹田认作命门，即为元气的发生之处。他还认为脾胃与命门相关，指出脐下元气"自下而上与后天胃气相接而化，此实生生之本也"。张介宾以脐下为命门，曰："先天真一之气藏乎此。"即"一点元灵之气，聚于脐下"（《类经附翼》）。对此，后人也多有阐述，如唐容川在《血证论》中论述道"人身之气，生于脐下丹田气海之中""肾者水脏，水中含阳，生化元气，根结于丹田"。

综上所述，元气具有以下3个特性：①元气具有物质性；②元气具有鲜明的先天性；③元气受后天的影响。元气的生成以先天之精为基础，又赖后天之精的培育。从父母禀受的先天之精气，经肾的化生作用和水谷精微的滋养而生成元气。元气以肾中所藏之精气为主，依赖于肾中阳气蒸腾而成。元气的盛衰与先天禀赋有直接关系，但后天的饮食、劳作、精神因素、疾病等也可以改变元气的强弱。先天禀赋不足者，可通过后天饮食调养与锻炼等使元气逐渐充足；而先天元气充足者，也会由于后天各种因素的影响导致元气不足。李东垣在《脾胃论》中提道："元气之充足，皆由脾胃之气无所伤，而后能滋养元气。若胃气之本弱，饮食自倍，则脾胃之气即伤，而元气亦不能充。"

二、元气的分布与运行

元气发于肾间（命门），通过三焦，沿经络系统和腠理间隙循行全身，内而五脏六腑，外而肌肤腠理，无处不到，以作用于机体各个部位。元气循行的方式有两种：一是并营卫之气，行于十二正经或奇经八脉之中；二是独行于本经经别之中。元气循行的道路：始于肾间，经上、中、下三焦，由手太阴经进入十二正经之中，布于周身，蓄于奇经，溢于三百六十五穴，再经腠理和大小经络汇聚于四肢末端的井穴，入本腧至经别，直接深入脏腑，继而浅出头项部、胸腹腧穴和背俞穴，自奇经总集于任督二脉，下归于肾脏。元气在循行过程中，经过了人体的各脏腑、经络及体表组织。元气循此路径，周而复始地循行，以发挥其正常的生理功能。清代张锡纯对元气的敷布探索尤有独创，提出肝为元气的萌芽之脏，他在《医学衷中参西录》中云："元气之上行，原由肝而敷布。"且认为元气在先天主施，在后天主敛，在肝主散。这说明元气的布散与五脏六腑、十二经脉、奇经八脉有关，尤与肺、脾、肝、肾关系密切。

三、元气的主要生理作用

元气由后天水谷精气和清气（氧气）不断补充而形成正气。正气包含物质之气和功能之气两层含义。人体正气的盛衰影响人体健康和生命寿夭。如《医权初稿》所说："人之生死，全赖此气，气聚则生，气壮则康，气衰则弱，气散则死。"

人体物质之气，指血、精、津、液等物质，是人体新陈代谢的产物，具有滋养濡润脏腑经络的功能，是人体生长发育、维持生命活动的物质基础。如《素问·六节脏象论》曰："五味入口，藏于肠胃，味有所藏，以养五气，气和而生，津液相成，神乃自生。"《素问·阴阳应象大论》曰："人有五脏化五气，以生喜怒悲忧恐。"

人体功能之气有宗气、卫气、营气、脏腑之气、经脉之气等，具有推动、激发、温煦、固摄、防御、蒸腾等功能。如：积于胸中的宗气有司呼吸、贯心脉、助血运等作用；行于脉外的卫气有温分肉、充肌肤、肥腠理、司开合、御外邪等作用；布于脏腑的脏腑之气，有维持五脏六腑的生理活动的作用；达于经络的经脉之气有沟通内外、运行血脉等作用。

人体之气是运动变化的，运动形式有升降、出入、循环、转化等。《黄帝内经》指出："升降出入，无器不有。"说明升降出入是自然界物质运动的共同形式。人体之气的运动亦有升降出入，如：清阳之气主升，浊阴之气主降；五脏中脾、肝、肾之气主升，心、肺之气主降；十二经中手三阳经和足三阴经主升，手三阴经和足三阳经主降。出入形式如鼻孔吸入自然界清气，口进饮食五味，为入；大、小便的排出，汗液分泌，为出。升降出入正常，才能维持人体动态平衡。气机的升降出入，贯穿于生命活动的全过程，故《素问·六微旨大论》指出："出入废，则神机化灭；升降息，则气立孤危。故非出入则无以生、长、壮、老、已，非升降则无以生、长、化、收、藏。"人体之气周而复始地运行于周身，以发挥其作用。《灵枢·脉度》说："气之不得无行也，如水之流，如日月之行不休……如环之无端，莫知其纪，终而复始。"气是可以转化的，即《素问·阴阳应象大论》所说："味归形，形归气，气归精，精归化；精食气，形食味。化生精，气生形。"说明气的运动转化，是由脏腑气化功能决定的。脏腑气化功能正常，五味水谷之气不断转化为人体所需的物质之气，以充实形体和满足生命活动的需要。而脏腑气化功能的强弱又是由物质之气的盛衰决定的，物质之气充盛，则脏腑气化功能正常。此即形可化气，气可生形的形气转化观。

元气具有推动和温煦的功能。它推动人体的生长发育与生殖，温煦和激发各个脏腑、经络等组织器官的生理活动，是人体生命活动的原动力，是维持生命活动的最基本的物质。命门为元气之根，水火之宅，五脏之阴气非此不能滋，五脏之阳气非此不能发。故《石室秘录》曰："心得命门而神明有主，始可以应物；肝得命门而能谋虑；胆得命门而能决断；胃得命门而能受纳；脾得命门而能转输；肺得命门而能治节；大肠得命门而能传导；小肠得命门而能布化；肾得命门而能作强；三焦得命门而能决渎；膀胱得命门而能收藏。"文中命门是元气的发生处，这里可代指元气。全身各脏腑的生理活动，如心主神明应物，肝之决断，胃之受纳，脾之转输，肺之治节，大肠之传导，小肠之布化，肾之作强，三焦之决渎，膀胱之收藏等，都是在"得命门"，即在"元气"的温煦和激发作用下才产生的。元气充沛，则各脏腑组织的功能活动旺盛；元气不足，其温煦和激发作用低下，各脏腑组织的功能就不能得到正常发挥。元气推动了人体的生长发育及维持正常的生殖功能，温煦和激发了各脏腑、经络等组织器官的生理活动。所以说，元气是人体生命活动的原动力，是人体内最根本、最重要的气。元气的盛衰，即是生命的存亡，故《医学源流论》曰："此中一线未绝，则生气一线未亡。"

四、元气与疾病的关系

元气由肾中精气所化生，而肾中精气除了"已有定数"的先天之精外，尚可通过培补后天之精来弥补或延缓肾中精气的消耗，进而不断化生元气以供养身体。诚如张介宾所云："人之自生至老，凡先天之有不足者，但得后天培养之力，则补天之功，亦可居其强半。此脾胃之气，所关于人生者不小。"这是元气学说运用于临床的理论依据。元气使人发病有四种表现：其一是物质不足，气化失常。如脾气虚则体现为运化和统血功能衰弱，心气虚表现为心主血功能衰退，肾气虚体现为藏精、生髓、生殖及司二便功能衰退。其二为气机失常。《黄帝内经》曰："气相得则和，不相得则病。"张景岳也说："气之在人，和则为正气，不和则为邪气。"如情志异常，使人体之气发生的病变是"怒则气上""喜则气缓""悲则气消""恐则气下""惊则气乱""思则气结"。寒热不适及劳役过度，也可出现"寒则气收""炅则气泄""劳则气耗"等。其三为气滞，即气行不畅，进而可导致血瘀。其四为气逆，即气不下行而上逆，或气不顺达而横逆。如肺气不降而上逆出现咳喘，胃气不降而上逆出现呃逆、恶心、呕吐，肝失条达而横逆出现胁痛，若横逆犯胃则出现呃逆、吐血等证。

元气亏虚乃百病之源，《黄帝内经》指出"邪之所凑，其气必虚""正气存内，邪不可干"，认为正气强盛，血气充盈，则人体内脏功能正常，外邪无从侵入，疾病也就无从发生。《难经》也谈到"所谓生气之原……此五脏六腑之本、十二经脉之根，一名守邪之神"，明确指出元气是"守邪之神"，具有护卫人体肌表、防御和抵抗病邪等重要作用。明代医家萧京继承和发展了《黄帝内经》《难经》的发病学理论，从自己的实践经验出发，指出"每见虚而受补者十居八九，实而耐攻者十仅二三"，认为时人先天禀赋不足，真元易于受损、脱失，先天元气易于亏虚者占大多数。他在《轩岐救正论》中说："六气之入，未有不先于元气虚弱，以致卫气不能卫外，而任邪气侵卫，营气不能营内，而任邪气攻内也。"认为元气亏虚导致护卫肌表、防御外邪入侵的功能减弱，这是引起六淫入侵的关键因素。他又指出"劳倦不能耐，则肺之元气虚；思虑不能周，则心之元气虚；饮食不能运，则脾之元气虚；智谋不能决，则肝之元气虚；精血不能充，则肾之元气虚"。

王清任关于中风（卒中）发病的"亏损元气"一说，是元气学说运用于临床的典范。王清任极为推崇张景岳的中风"气虚说"，"独张景岳有高人之见，论半身不遂大体属气虚，易中风之名，著非风之论"，并明确提出中风半身不遂，"亏损元气，是其本源"。至于元气之于人体生命活动的重要性和中风的发病机制，他作了如下阐述："元气藏于气管之内，分布周身，左右各得其半。人行坐动转，全仗元气。若元气足，则有力；元气衰，则无力；元气绝，则死矣。若十分元气，亏二成剩八成，每半身仍有四成，则无病；若亏五成剩五成，每半身只剩二成半，此时虽未病半身不遂，已有气亏之症，因不疼不痒，人自不觉。若元气一亏，经络自然空虚，有空虚之隙，难免其气向一边归并，如右半身二成半，归并于左，则右半身无气；左半身二成半，归并于右，则左半身无气。无气则不能动，不能动，名曰半身不遂。"治疗则重在培补元气，重用黄芪，并创立补阳还五汤。可见，元气是维持人体生命活动的物质基础，元气充实则人体脏腑经络的机能旺盛，抗病能力强盛，邪气难以入侵。若元气亏虚，则人体防御功能减退，邪气易于侵犯人体。因此，张景岳强调"然求复之道，其道何居？盖在天在人，总在元气，但使元气无伤，何虑衰败""元气既损，贵在复之而已"（《景岳全书》）。

随着物质水平的不断提高和生活压力的逐步增大，损伤元气的因素越来越多，元气受损常导致变证蜂起，痼疾纷繁。精神性疾病、恶性肿瘤、糖尿病、免疫力下降等逐渐成为棘手的医学问题。人口老龄化使得保障老年人的身心健康成为医疗保健的严峻挑战。而绝大多数挑战来自对复杂性状疾病的病因和发病机制了解不多和不全面，这些疾病很难在早诊断早治疗等重要环节上采取有效办法和干预措施，针对它们的预防将成为艰巨的任务。近年有学者利用元气学说解释艾滋病患者全身乏力、纳差、长期低热及腹泻、进行性消瘦及淋巴结肿大等临床症状，并运用命门元气三焦理论对HIV（人类免疫缺陷病毒）/AIDS（艾滋病）元气损伤的机理进行探索，认为在HIV/AIDS发生发展的全过程，伴随着疫毒肆虐三焦，始终存在着疫毒对命门元气三焦的损伤，乃至中晚期造成命门元气的耗竭。因而对HIV/AIDS的治疗应时时调护五脏气血阴阳，培补命门元气，这对HIV/AIDS的治疗具有重要的意义。再譬如目前对于多发病、慢性病的病因研究表明，人体自身功能的紊乱和免疫力的下降是其重要因素，这与中医元气亏虚致病的理论不谋而合。随着当今人类疾病谱的变化，慢性疾病和难治性疾病逐渐成为医学领域的重大研究课题，老年医学和环境医学被提到重要议事日程，急需要医疗向保健和预防进行转变。在这样的背景下，中医元气的研究会得到越来越多的重视，加强中医元气理论的相关研究，不仅有利于丰富和完善中医理论体系，而且能更加有效地指导临床治疗，更好地发挥中医药治疗的优势，为困扰当今医学界的诊疗难题寻找新的切入点和突破口，也可能对中医临床诊疗技术带来广泛而深远的影响。

第二节　元　　神

一、元神与元神之府

"元神"一词始源于道家，"元"有本始之意，《尔雅·释诂》有"元，始也"的记载，元神即原始之神，象征生命的原动力，元神之府即元神藏纳之处。在古代道家的著作中对"元神"的论述颇为详尽，而中医学界鲜有相关论述。直至明代李时珍在《本草纲目》中论述辛夷时提出"脑为元神之府"，元神的概念才逐渐被引入到医学领域中，并明确与脑相关。那么中医学中的"元神"指的是什么呢？今人多据此认为脑是神明居藏之处，而元神是指"精神活动"。高等医药院校教材《中医基础理论》（印会河主编，1984年，上海科学技术出版社）中说"明代李时珍明确提出脑与精神活动有关，'脑为元神之府'"。高等医药院校教材《中医内科学》（张伯臾主编，1985年，上海科学技术出版社）中说"脑为精明之府，又称元神之府，脑病的证候特征亦表现为神志精神活动障碍"。然而通过分析李时珍的《本草纲目》可知，"元神"并不是这个意思。《本草纲目·木部·第三十四卷·辛夷》："脑为元神之府，而鼻为命门之窍。"《本草纲目·果部·第三十卷》："三焦者，元气之别使。命门者，三焦之本原。盖一原一委也。命门指所居之府而名，为藏精系胞之物。三焦指分治之部而名，为出纳腐熟之司。盖一以体名，一以用名。其体非脂非肉，白膜裹之，在七节之旁，两肾之间。二系着脊，下通二肾，上通心肺，贯属于脑。为生命之原，相火之主，精气之府。人物皆有之，生人生物，皆由此出。《灵枢·本脏论》已著其厚薄缓急直结之状，而扁鹊《难经》不知原委体用之分，以右肾为命门，谓三焦有名无状……至朱肱《南阳活人书》……始著说辟之。"可见李时珍认为命门"在七节之旁，两肾之间"，确有其物，并非《难经》中"左肾右命门"。而命门"下通二肾，上通心肺，贯属于脑"，可见"脑–命门–元神"是统一之体，脑、命门是藏物之府，而元神则是命门与脑所藏的物质。又说"生人生物，皆由此出"，可见这种物质就是生命初始的本原物质，不仅决定了人与物的生成，而且决定了人与物的一切生命活动过程。故脑为元神之府，亦为清阳所居，又为清阳之府。

二、元神的物质基础

《灵枢·本神》曰："故生之来谓之精，两精相搏谓之神。"《灵枢·经脉》曰："人始生，先成精，精成而脑髓生，骨为干，脉为营，筋为刚，肉为墙，皮肤坚而毛长。谷入于胃，脉道以通，血气乃行。"可见父母之精是新生命产生的物质基础，在筋、脉、肉、骨、皮产生之前，脑髓就已经生成，正是精与脑髓决定了人一生的生、长、壮、老、已。《难经·三十六难》曰："命门者，诸精神之所舍，元气之所系也。"《难经·八难》曰："诸十二经脉者，皆系于生气之原。所谓生气之原者，谓十二经之根本也，谓肾间动气也，此五脏六腑之本，十二经脉之根……"明确指出元气根于肾，肾中精气以受之于父母的先天之精为基础，又赖后天水谷精气的培育。

从众多论述中可以发现，元神在父母之体藏于肾，新生命诞生时又藏于脑。脑髓在头，所聚之真气必须下降，以激发肾气，推动脏腑的功能活动；肾精必须上奉于脑，化生脑髓以源源不断产生真气。因为这种阴阳升降交合，才有元神之用。

三、元神的主要作用

（一）生命的主宰

元神调控着人体生、长、壮、老、已的生理进程。《素问·本病论》云：

"神失守位，即神游上丹田，在帝太乙帝君泥丸宫下。"张介宾注曰："人之脑为髓海，是谓上丹田，太乙帝君所居。"何谓"太乙帝君"？《中国医学大词典》说："太乙帝君，为脑髓也。脑为人体之所最尊，犹神明中之太乙帝君。"此外，《素问·刺禁论》曰："脏有要害，不可不察……刺中心，一日死……刺中肝，五日死……刺中肾，六日死……刺中肺，三日死……刺中脾，十日死……刺中胆，一日半死……刺头，中脑户，入脑立死。"从临床角度阐述了脑的重要地位。

（二）统御五脏神

人的精神意识、思维活动是大脑的功能，中医学把它分属于五脏。《素问·宣明五气论》中说"心藏神、肺藏魄、肝藏魂、脾藏意、肾藏志"，并不是不认识大脑的生理功能，而是进一步把人的精神意识、思维活动加以科学分类，将神、魂、魄、意、志作为中医学对人精神意识、思维活动的高度概括。人刚降生，懵懂无知，此时主要为元神所支配。随着生长发育，在元神的作用下身体功能及意识思维活动日益成熟，当五脏分化、发育成形后，神识元素通过血、营、脉、气、精的运行而入舍藏于五脏，形神合一而发挥作用，完成各种生理功能。五脏神皆由脑之元神统领，但又须接受来源于五脏六腑、经络气血之信息，如此上下、内外协同呼应，神之功用方能完成。

（三）调控全身

元神可自主调控全身的生命活动，主要体现在：①元神主宰人体五脏六腑，形体官窍，如《医宗金鉴》说："脑为元神之府，以统全身。"②通过元神和脑的阴阳调节，人体之气可与自然之气相感相通，使机体适应内外界环境的变化。如脑所主的"志意"，《灵枢·本脏》说："志意者，所以御精神，收魂魄，适寒温，和喜怒者也。"③元神对生命活动自主调控也包括自动识别和抵抗、治疗疾病的能力。当感受外邪时，机体卫气自然趋于肌表而卫外，御邪于外或驱邪外出，如《云笈七签·元气论》说："脑实则神全，神全则气全，气全则形全，形全则百关调于内，八邪消于外。"

第三节　元气与元神的关系

元气在中医理论上指的是生命之气。人体所产生的元气通过各种渠道发散于五脏六腑后可以分为宗气、营气、卫气及五脏六腑之气。人的元气秉承了父母先天精气，后天又由水谷之气濡润、自然界清气滋养，并随自然之气的变化而变化。人体元气是由元精（父母之精）所化生，出于脑。人的生命是由父（精子）和母（卵子）结合而成，胚胎形成之后首先生脑，"脑为真气之所聚"（《类经》）。真气即原气，先天之精构筑的脑就是"原气之所系"（《难经》）。《灵枢·天年》曰："人之始生……以母为基，以父为楯。""人始生，先成精，精成而脑髓生。"（《灵枢·经脉》）《素问·刺法论》明确指出"气生于脑"。从中医学角度来看，人类的遗传物质是元精，元精化生元气，元气化生元神。"元，始也、初也、根也。"元始之精、元始之气、元始之神就是先天之精、先天之气、先天之神。元精是构成人体脏腑组织最基本的物质基础，是人体生命物质的本源，它的特性决定着人体脏腑组织的形态结构。元气以元精为物质基础，具有生命活力，它是推动人体生、长、壮、老生命进程的原动力，元气的特性就是程序性地推进人体生、长、壮、老的生命过程。

元神一语本出道家，《老子》称为"谷神"。元，有本始之义，属道家术语，中医学借用之，是对先天禀赋的表达，由禀受于父母的先天之精所化之神，则为元神。如《灵枢·本神》说："故生之来谓之精，两精相搏谓之神。"宋代张伯端说："元神乃先天以来一点灵光也。"父母之生殖之精相搏而生成的元精藏于肾，是"以先天之体论，则精生气，气生神"（《理虚元鉴》）。脑主先天元神之说始于道家，《道藏·谷神不死论》说"头有九宫，上应九天，中间中宫，谓之泥丸，又曰黄庭，又曰昆仑，又名天谷，其名颇多，乃元神所住之宫"。李时珍将此说引入中医学，提出"脑为元神之府"之论。脑为元神所藏之处，自然为元神所汇聚之处，即所谓"脑为髓之海，真气之所聚"（《重广补注黄帝内经素问》）。脑中元精充、元气足，则元神安，元神安，则能统领元精、元气，推动和调控人体的生长发育，并为后天生命活动的内在调控之本原动力。如《云笈七签·元气论》说："脑实则神全，神全则气全，气全则形全，形全则百关调于内，八邪消于外。"元精藏于肾，化髓而充脑，故称"脑为髓海"。

《医学衷中参西录》说："脑为髓海……究其本源，实由肾中真阴真阳之气，酝酿化合而成，沿督脉上升而贯注于脑。"肾精为脑髓之化生本源，脑髓为元神化生之本源，脑主元神而实为肾命作用的外延，脑为肾命之使而应归于肾之生理系统中。综上所述，元神既为元气的功能体现，又能调节和控制元气的运动和作用。

第四节　顾护元神与清阳临床实践

元神之活动取决于先天，与后天的关系甚为密切。若后天失调则元神失常，脑髓失用，最常见的表现即卒中。

中老年人有"多虚多瘀"的体质特点，卒中是中老年人之常见病、多发病。所谓虚，即"元气亏虚"。元气根于肾，肾中精气以受之于父母的先天之精为基础，又赖后天水谷精气的培育。只有元气充沛，心主血脉，肺主气，脾主运化，肝主疏泄，肾主水、藏精才能各司其职。一旦元气不足，心气、肺气随之虚弱，血行无力，肝失疏泄而气滞，则会引起血行不利，导致血瘀。故卒中的中医辨证应为"气虚→气滞→血瘀"，气虚无力鼓动为本，脉道不通是其标。卒中症状，如口眼歪斜，为半边脸无气，无气则半边脸缩小；眼部无气则不能睁目；半边嘴无气则口不能开、口角流涎；语言謇涩亦为气虚所致；大便干燥为气虚无气力催粪便下行；小便失禁为气虚不固。

卒中重症，风火痰瘀（郁）疫毒为其标，元气精血亏虚、清阳失用为其本，所谓"邪之所凑，其气必虚"。治宜以补益精血元气、顾护元神清阳为主，重症昏迷患者，更宜以顾护清阳为要。因头为清阳之府，若正气亏虚，清阳不升，浊阴不降，则神识昏聩，脑窍闭塞发生昏迷。李时珍在说完"脑为元神之府，鼻为命门之窍"后，又紧接着说"人之中气不足，清阳不升，则头为之倾，九窍为之不利"。张锡纯也认为"若气之上升过少，又可使脑部贫血，无以养其脑髓神经，亦可至昏厥"。可见，"补益元气，升清开窍"可作为脑病重症神昏患者治疗之法。

第五节 元神之府与脑病的临床实践

中风应依"肾主骨生髓通于脑"的理论，以益气活血通络，滋肾开窍醒脑为大法，结合中药现代药理研究，精选符合辨证论治原则之组方。基于此理论研制的参七脉心通、益气复元合剂在急慢性心脑血管病的治疗上应用广泛。有《参七脉心通胶囊对颈部动脉硬化粥样斑块稳定的影响》等相关论文22篇，涉及范围涵盖动脉硬化常见心脑血管及眼科等多个学科。相关研究成果已有省级科研项目"黄芪多糖抑制小胶质细胞ATP/P2X7R炎症通路干预急性缺血性卒中的机制研究""参七脉心通胶囊通过甲基化lncRNAHOTAIR促进VEGFA表达""基于Toll样受体信号转导通路探讨参七脉心通胶囊防治动脉粥样硬化的双向免疫调节机制研究""益气复元合剂治疗急性缺血性卒中的临床研究"等。同时在中医药在心脑血管病的二级预防方面做了有益的尝试，并取得了良好的效果，有《参七脉心通胶囊对颈部动脉硬化粥样斑块稳定的影响》《参七脉心通胶囊对树突状细胞抗原递呈相关内皮损伤因子的影响》等相关论文在国家级核心期刊发表，相关科研取得良好效果。

脾胃气机升降与五脏功能密切相关，脾胃的功能和运动变化是维持人体生命活动的重要环节。明代李中梓说脾胃"犹兵家之饷道也，饷道一绝，万众立散。胃气一败，百药难施。一有此身，必资谷气，谷入于胃，洒陈于六腑而气至，和调于五脏而血生，而人资之以为生者也。故曰后天之本在脾"。在人体的生命活动中，脾胃既是气血化生的场所，也是水谷精微运化的场所。而胃的受纳，脾的运化，这一纳一运之间，化生了水谷之精气，使得津液能够上升，糟粕能够下降，这升降之机也诱发了肝之疏泄升发，肺之宣发肃降，心火之下降，肾水之上腾，从而人体阴阳自和，才会健康。如果脾胃气机升降失调，则气血不能化生，气血之源匮乏，逐渐导致气血双亏，精少气衰，不能濡养五脏六腑，四肢百骸，同时脾胃气机升降失调也会使人体的枢机不利，肝气不得升，肾水不得滋，心火不得下，肺气逆于上，百病化生（如图1）。

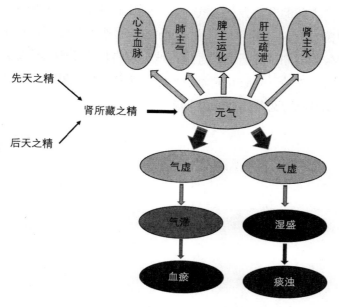

图1　肾精、元气及脏腑功能生理病理示意图

脾胃为枢机，为百病之源，故治百病首当治脾胃。脾胃升降主要是脾的升清和胃的降浊，其升降的关键在于脾胃之气的健旺。只有脾胃健旺，才能保证脏腑气机升降的动力来源，才能保证气血生化有源。当中又以脾之阳气更为重要，所谓"阴阳之要，阳密乃固"。

故对于卒中，益气升阳、活血通瘀为治病之要，佐以升阳，催动气机枢纽，百病可安。临床可用黄芪、白术、党参等补益脾胃中气，用升麻、葛根、柴胡等气厚味薄之类具有生浮之性的药物升举阳气，临证常用四君子汤、参苓白术散、补中益气汤、升阳益胃汤等益气升阳方药。同时，在临证用药的过程中也须克服升散过度，升中有降，降中有升，在升阳益气的同时常加黄芩、黄连之类苦寒降火，降中寓升或升中寓降。如使用升阳益胃汤的目的是益气升阳，在黄芪、陈皮、独活、防风等升浮药中，配伍少量半夏、泽泻等沉降之品，以使升中有降，升而不过。风药亦善于升阳，制方遣药可注重配伍风药以助生长、升发之用。常使用升麻、柴胡、防风，引脾胃清阳之气布于诸经，从而生发阳气。藁本、葛根、川芎、白芷、荆芥等亦可作为风药加减，因风药天然具有的升发、向上、向外之特性，利用配伍组方达到升阳、胜湿、散火、疏肝、引经等功效，而实现巧除病邪、消除病因、纠正机体阴阳偏盛偏衰，恢复脏腑功能协调的目的。杨沛群等人用以黄芪为主药的升清方（益气醒神）对缺血性卒中及重症脑损伤意识障碍的患者进行促醒治疗，发现治疗后患者Glasgow昏迷评分较治疗前显著升高。陈朝俊团队通过较长时间临床研究与理论实践，逐步形成了脑病诊疗重视元神与顾护元气的"脑病元神论"辨证诊疗理论体系，为中医药在相关领域做了有价值的探索，是中西结合诊疗思维方法上的创新。

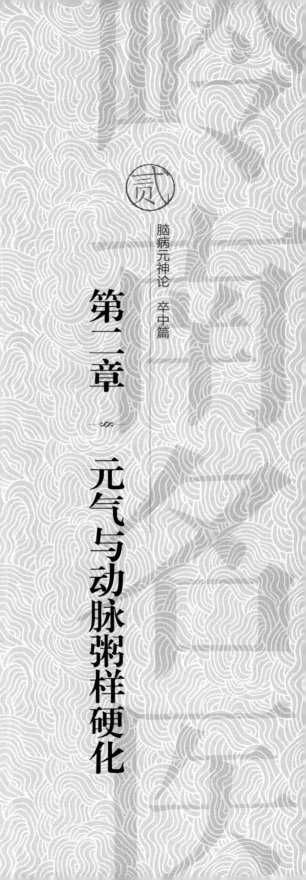

第二章

元气与动脉粥样硬化

越来越多的研究表明动脉粥样硬化（AS）的斑块形成是一个长期、复杂的过程，是由多种因素作用在不同环节引起的疾病。中医无动脉粥样硬化及动脉粥样硬化性心血管疾病的具体病名，依据临床症状可归属于眩晕、中风、头痛、胸痹、胸痛等疾病范畴。中医早在《素问·上古天真论》即对其发病与年龄增长呈正相关的发病特点有着深刻的认识。中医认为其病机为气血津液紊乱，脏腑功能失调而形成痰证、瘀证等，属于本虚标实之证，与年龄增长、元气亏虚密切相关，且与肝、脾、肾三脏关系最为密切，而元气虚衰、气机不畅致痰瘀阻滞是AS的主要病因。

第一节　动脉粥样硬化的现代研究

动脉粥样硬化是动脉硬化血管病中最常见的一种，其受累动脉病变多从血管内膜开始，先后多种病变合并存在，包括脂质和复合糖类积聚、出血及血栓形成，纤维组织增生及动脉中层的逐渐蜕变和硬化，使动脉弹性减弱、管腔变窄甚至动脉管腔阻塞，致动脉所供应的组织或器官缺血或坏死。如此还可继发多种病变，如斑块内出血、斑块破裂及血栓形成。由于在动脉内膜积聚的脂质外观呈黄色粥样，因此称为动脉粥样硬化。本病主要累及大、中型的肌弹力型动脉，以主动脉、冠状动脉及脑动脉为多见，可始发于儿童时期并持续进展，通常在中老年出现症状。由于斑块表现为脂质和坏死组织的骤聚，而被认为是退行性病变。动脉粥样硬化一直是全球发病率和死亡率较高的疾病，在我国以动脉粥样硬化为病理基础的心脑血管疾病已超越肿瘤等疾病位居发病率及死亡率的首位。目前多数研究表明动脉粥样硬化是一种多因素、多基因引起的复杂慢性炎症性疾病，外周血单核细胞不断地迁入内皮下间隙是动脉粥样硬化发生和发展过程中一个重要的早期事件。

一、动脉粥样硬化形成的机制

大量基础实验及临床研究提示，血脂异常、高血压或促炎介质等刺激因素可诱导血管内皮细胞损伤，内皮细胞通过高表达细胞黏附分子，如单核细胞趋化蛋白-1（MCP-1）、细胞间黏附分子-1（ICAM-1）、血管细胞黏附分子-1

（VCAM-1），以捕获循环单核细胞并促使其迁移至内皮下层分化为组织巨噬细胞，巨噬细胞通过不断吞噬脂蛋白颗粒转变为泡沫细胞，泡沫细胞最终坏死、凋亡，释放脂滴，导致早期斑块核心形成。同时，泡沫细胞在坏死、凋亡过程中所释放的大量炎症因子，如肿瘤坏死因子（TNF）-α、白细胞介素（IL）-6和IL-1β等会继续趋化单核细胞及平滑肌细胞进入血管内膜，此后平滑肌细胞不断增殖并产生基质胶原和弹力蛋白，形成覆盖斑块的纤维帽。由此看来，脂质沉积和炎症反应是动脉粥样硬化的两个主要特征，并且两者相互作用、互为因果共同构成了动脉粥样硬化的基本发病机制。动脉粥样硬化斑块的破裂和继发的血栓形成是大多数急性血管事件发生的主要原因。动脉粥样硬化的主要并发症是血栓形成，称为动脉粥样硬化血栓形成，其可引起动脉局部闭塞或远端栓塞，而动脉粥样硬化及其血栓形成导致的各种血管疾病称作动脉粥样硬化血栓形成疾病，如急性心肌梗死、脑梗死等。组织学上把容易发生破裂的斑块，称作易破裂斑块或不稳定斑块，它们主要由一个大脂质核心和一群包含脂质的高密度的巨噬细胞、减少的平滑肌细胞（SMC）及一个薄的纤维帽构成，这类斑块比富含纤维和胶原的斑块有着更大的破裂风险。斑块一旦破裂将非常危险，因为从斑块的脂质核心中会释放出促血栓形成的物质进入血液，如磷脂、组织因子和血小板黏附分子。斑块破裂一般最先从薄层的纤维帽开始，在这些部位存在大量的免疫活性细胞，它们可以产生许多炎性分子和蛋白水解酶，使得纤维帽变得更薄弱，并激活脂质核心的细胞，使稳定的斑块转变成不稳定的易破裂斑块，从而诱导血栓形成。局部的切应力、组织因子、凋亡微粒和循环的巨噬细胞等因素调节着斑块和血液形成血栓的能力。目前已被临床公认的致AS的危险因素有吸烟、饮酒、遗传、高血压、高脂血症等，以及一些易引起继发性高脂血症的疾病（糖尿病、肾病综合征）和其他因素（年龄、肥胖）。关于AS的发病机制主要有基因组和蛋白组学说、脂质浸润学说、同型半胱氨酸学说、炎症反应学说、氧化应激学说、免疫功能亢进学说、血栓形成学说、自噬与凋亡学说、感染学说等。

1. 基因组和蛋白组学说

2012年我国学者将1 515例冠心病患者的基因组脱氧核糖核酸（DNA）与5 019例正常人群的基因组DNA进行比较，并借助全基因组关联分析（GWAS）方式进行分析，随后分别在所选取的冠心病患者与正常人群中实施不同阶段的重复验证研究。首次鉴定出以下4个染色区域，即6p21.32、4q32.1、2p24.1和12q.33，与冠心病及心肌梗死有关，遗传变异提高其发病概率。在功能基因组学中，蛋白组学是重要的组成部分，且目前心血管领域探究的热点及话题主要为比较差异化蛋白对AS疾病的发病机制及其因素的影响，并借助激光分离技术，最终确定有34种重要蛋白作用于AS疾病，主要有：转化生长因子-β（TGF-β）、血小板衍生因子-β（PDGF-β）、碱性成纤维细胞生长因子（bFGF）、基质细胞源性因子-1α（SDF-1α）等。更为精细的蛋白组学技术将在未来的AS疾病研究领域中有更广阔的应用空间。

2. 脂质浸润学说

1862年德国病理学家Rudolf Virchow最早提出该学说，动脉内膜产生粥样硬化可能是血液中脂质，尤其是胆固醇渗入了动脉壁，引起炎症反应，使细胞增生形成病灶。相关的流行病学调查数据也指出血浆胆固醇升高与动脉粥样硬化发生有着紧密的联系，血脂水平与动脉粥样硬化发病率呈正相关。对动脉粥样硬化疾病调查的大量临床数据显示，血脂水平过高是导致动脉粥样硬化的最重要的原因。很多临床和实验资料均证明动脉粥样硬化发生与低密度脂蛋白（LDL）及其前体极低密度脂蛋白（VLDL）有明显的正相关性，运用免疫电泳法进行实验，发现粥样斑块中有LDL存在；同位素示踪结果表明粥样斑块中的胆固醇基本上直接来自血浆LDL。在高血脂状态下血浆LDL胆固醇（LDL-C）浓度升高，携带大量胆固醇的LDL胆固醇在血管内膜沉积，并通过巨噬细胞膜上的低密度脂蛋白受体（LDL-R）携带胆固醇进入细胞内。目前认为在生理和病理情况下，LDL可通过以下6种途径进入动脉壁内：①经特异性受体介导。LDL先与内皮细胞膜表面的特异性受体结合，LDL-受体复合物经吞饮作用进入细胞，这是正常情况下LDL代谢和反馈性调节组织细胞胆固醇水平的途径。正常时约2/3的LDL经此途径代谢。它不是引起动脉壁内LDL积聚的主要途径，但如果这一调节发生障碍，将会引起高脂血症或组织细胞中脂质堆积。②经细胞直接吞饮。这是在血浆LDL增多、受体途径饱和的情况下LDL可直接被细胞的吞饮囊泡吞饮，该途径无反馈性抑制。③经细胞间隙进入。正常时内皮细胞间隙是一狭窄的小隙，LDL很难通过。当内皮细胞受到各种外源性或内源性因素如肾上腺素、去甲肾上腺素（NE）、5-羟色胺（5-HT）、激肽、血管紧张素和胆固醇等刺激时，内皮细胞收缩，间隙增大，LDL和VLDL可由此进入。④经内皮损伤处进入。当高胆固醇血症、高血压、炎症、缺氧和机械性损伤等多种因素使内皮受损、通透性增加时，内皮细胞对脂蛋白的屏障作用被破坏，LDL可经损伤处直接进入动脉壁。有人认为，LDL并不是在内皮损伤时即进入，而是在内皮细胞再生时进入动脉壁，损伤后新生内皮细胞覆盖区的脂质积聚比内皮脱失区更为明显，这是因为内皮细胞有主动摄取LDL的作用。⑤在动脉内膜表面的脂蛋白脂肪酶作用下，VLDL分离出残片进入内膜下。⑥LDL中游离胆固醇经血浆脂蛋白-动脉壁之间的理化交换进入内皮细胞，而脂型胆固醇由载体蛋白携带进入内皮细胞。为维持组织的正常胆固醇含量，每个细胞都必须有一个稳定的胆固醇代谢库，胆固醇的摄取、代谢和清除必须处于平衡状态。若是胆固醇的摄取、代谢和清除处于"正胆固醇平衡"，即可导致细胞胆固醇代谢库的扩大、使脂质沉积，而损伤动脉内皮细胞。动脉粥样硬化是由于脂质摄取增多及脂质清除障碍造成脂质在动脉内膜的积聚。动脉壁似乎最容易合成油酸胆固醇酯，而油酸胆固醇酯偏偏又是脂质中最易促进动脉粥样硬化的成分。粥样化的内膜对脂蛋白的屏障失效，使脂质更快更多地直接漏入病变部位；同时粥样化的内膜酯化胆固醇的能力也较正常动脉内膜强许多倍，这样随着粥样病变的加剧，胆固醇沉积亦逐渐增多，二者互为因果、恶性循环。故有人发现脂肪条纹干重的40%以上是脂质，而纤维斑块干重的65%以上是脂质。同时血液中及血管内膜下LDL经过氧化修饰后形成氧化低密度脂蛋白（ox-LDL），其对单核巨噬细胞表面的清道夫受体及巨噬细胞具有极强的毒害作用，可以刺激单核巨噬细胞的快速激活、增殖、聚集、退化，然后凋亡为泡沫细胞，CD36、清道夫受体A（SR-A）、低密度脂蛋白受体-1（LOX-1）具有极强的亲和力，导致ox-LDL被迅速捕捉并被吞噬，ox-LDL泡沫细胞的大量聚集便形成了AS的脂质斑块。此外，ox-LDL通过与血管内皮细胞LOX-1结合，导致细胞内信号紊乱并引起内皮细胞功能障碍。ox-LDL还能促进血管平滑肌细胞不断增殖并向外迁移，继而在血管内壁形成斑块。因此对于动脉粥样硬化动物模型的诱导当前国内外使用最多的方法是饲喂高脂高胆固醇饲料促使脂代谢紊乱形成动脉粥样硬化模型。

3. 同型半胱氨酸学说

同型半胱氨酸（homocysteine，Hcy）为人体内的一种非必需含硫氨基酸，为蛋氨酸代谢循环中的重要中间产物，并不参与蛋白质的合成过程。它的来源为食物，在人体内的代谢去路有三种，包括转硫途径、甲基转移途径及直接分泌至细胞外参与循环。转硫途径可最终转化为半胱氨酸及α-酮丁酸，过程中需要胱硫醚缩合酶（CBS）和胱硫醚酶的催化，同时维生素B_6为其辅助元素。另外Hcy还可在甲硫氨酸合成酶（MS）的催化下及叶酸和维生素B_{12}的辅助作用下再甲基化合成甲硫氨酸，此过程的甲基供体为N5-甲基四氢叶酸，它是5,10-甲烯四氢叶酸还原酶（MTHFR）催化四氢叶酸而来的产物。血清Hcy水平在10μmol/L以上时被称为高同型半胱氨酸血症（hyperhomocysteinemia，HHcy）。近年来许多研究表明Hcy为动脉粥样硬化的危险因素。Shail等的研究表明血同型半胱氨酸为冠心病的独立危险因素。小鼠动物模型试验表明，高同型半胱氨酸饮食的小鼠可观察到增强动脉粥样硬化，且同正常饲料喂养小鼠组相比，动脉粥样硬化的规模及复杂性均较明显。Maeda等的前瞻性研究发现血浆Hcy可能参与了动脉硬化的进展。Hcy氧化反应会产生大量的中间物质，如生成的自由基及过氧化氢会对一氧化氮的合成与释放具有抑制作用，继而导致血管功能出现异常变化，使血管内皮出现严重受损，从而引起动脉粥样硬化。同时，Hcy可与其他蛋白、具有硫化作用的化合物及二硫键等物质有效结合，并对细胞内膜、受体活性及结构蛋白等造成直接影响，使许多基因表达发生改变，引发动脉粥样硬化。在一项大规模的临床研究中（对照组n＝800，病例组n＝750）发现在动脉粥样硬化患者血浆同型半胱氨酸水平（11.25μmol/L）明显高于对照组（9.75μmol/L），logistic回归分析剔除年龄、性别、吸烟、高脂血症等危险因素后这种关系仍然存在，其相对危险度在冠心病患者为2.0（1.4～2.8）。Verhoef等也证实冠心病患者的血浆同型半胱氨酸水平（13.5±6.6μmol/L）明显高于正常对照组（12.1±3.5μmol/L）（$P<0.01$），并进一步发现血浆同型半胱氨酸升高水平与冠脉阻塞指数呈线性相关，也与冠状动脉硬化程度呈正相关。一项为期5年的前瞻性研究显示，无血管疾病史伴同型半胱氨酸血症者患心肌梗死的危险性是正常同型半胱氨酸血症者的3.4倍。另一项研究提示血清同型半胱氨酸含量每升高4μmol/L，其相对危险度升高1.41。Schwartz等进一步证实了同型半胱氨酸血症是动脉粥样硬化的独立危险因素，他们在患心肌梗死的年轻妇女（年龄<45岁）中发现总同型半胱氨酸≥15.6μmol/L者患心肌梗死的危险性是<10μmol/L者的2倍。除此以外，Lentz等报告了应用饮食诱发猴高同型半胱氨酸血症造成了猴血管功能紊乱。而Koyama等以家兔为实验材料证实人为造成高同型半胱氨酸血症可以加速脂质在粥样斑块的沉积和动脉粥样硬化的形成。

　　大量实验及临床证据支持高同型半胱氨酸血症是冠状动脉粥样硬化的一个独立危险因素，在致动脉粥样硬化形成方面具有举足轻重的作用，受到临床医师的重视。就目前研究现状而言，Hcy主要通过促内皮功能损伤、平滑肌细胞增生、氧化应激作用、促血小板聚集、增加炎症反应及影响细胞基因甲基化等致动脉粥样硬化形成。尽管只是少数，但是也有研究不支持上述假说，有研究表明在基线水平补充各种维生素可以明显降低血浆同型半胱氨酸含量但并不能使心肌梗死或中风的危险性降低，不支持血清同型半胱氨酸水平升高是动脉粥样硬化的独立危险因素的假说。这表明尽管大多数研究支持血浆同型半胱氨酸水平升高是动脉粥样硬化的一项独立危险因素，但仍存在一定争议，有必要进一步研究与证实。

4. 炎症反应学说

动脉粥样硬化（AS）发病机制现较为公认的是"炎症-损伤-反应学说"，该学说与脂质代谢紊乱相辅相成，在一定程度上较为完整地解释了AS的发生与发展。研究认为AS实质上是血管受损后的一种慢性炎症性疾病，炎症反应贯穿了AS发生、发展的整个过程，脂质代谢异常是AS炎症发展的始作俑者，斑块内活化的巨噬细胞和泡沫细胞更是扩大了AS炎症反应的级联反应，导致更多的单核细胞/巨噬细胞在斑块内聚集。此外，T细胞、肥大细胞和中性粒细胞等炎性细胞的参与也促进了AS炎症的发展。巨噬细胞是第一个被认为与AS相关的炎性细胞，也是AS斑块的主要成分。动脉粥样硬化斑块局部存在3种（M1、M2、M4）巨噬细胞亚型，其中M1型巨噬细胞称为经典激活的巨噬细胞，可促进炎症发生；M2型称为替代激活的巨噬细胞，具有促进组织修复和抑制炎症的作用。在整个炎症过程中，由于炎症消散更多地需要M2型巨噬细胞的参与，因此，M1型巨噬细胞向M2型巨噬细胞的转化意味着炎症由促炎期向炎症消散期的转换。但是研究发现，Ly6chigh单核细胞（M1型巨噬细胞的前体细胞）在高脂血症大鼠的动脉血管中大量增加，而Ly6clow单核细胞（M2型巨噬细胞的前体细胞）却相应减少；另有研究发现，C反应蛋白（CRP）能够诱导人巨噬细胞极化为M1型巨噬细胞，并抑制其向M2型巨噬细胞的转化，这些研究说明了在AS进程中存在大量M1型巨噬细胞扩大了AS的炎症反应。同时，M1型/M2型巨噬细胞的比例失衡也不利于炎症消散。

随着动脉粥样硬化中新的细胞因子不断被检出，炎症已成为动脉粥样硬化发生、发展过程中的重要因素。炎性细胞因子对于促进动脉粥样硬化的发生有十分重要的作用。Ross明确提出，AS是一种炎症性疾病，同其他炎症一样，AS的病理表现也具有炎症的基本形式：变质、渗出、增生，都是对各种不同损害过度的炎症——纤维增生反应的结果，这一观点得到了大多数学者的认可。高血压、脂质紊乱、高胰岛素血症、高血糖、高尿酸等有害刺激都会引起白细胞和内皮细胞持续性释放可溶性黏附分子及各种细胞因子，促使单核细胞黏附于血管内皮细胞，聚集的趋化因子进一步导致单核细胞迁移到内皮下，转变为巨噬细胞，吞噬组织内富含胆固醇的脂蛋白形成泡沫细胞，从而启动了脂纹的形成。各种炎性细胞及其产物参与了AS的始动和进展过程，观察发现动脉粥样硬化病变的发展方向主要受内皮细胞、平滑肌细胞、巨噬细胞及T淋巴细胞所构成的网络关系的影响。因巨噬细胞的合成可分泌出许多生长刺激因子，继而改变血管平滑肌的细胞表型，从原始的正常收缩型转变成幼稚合成型，继而实现增殖，向内膜迁移后合成、分泌与生长出刺激因子，最后对巨噬细胞造成刺激，导致其不断增生与复制，而T淋巴细胞也和巨噬细胞一样不断地增生、复制。内皮细胞损伤（多半是功能性损伤）是动脉粥样硬化发生的启动步骤，其功能降低主要表现在正常的抗凝、抗细胞黏附和抗氧化功能减弱。同时，内皮细胞和血小板表达的黏附分子主要是P选择素、ICAM-1和单核细胞趋化因子（MCP-1）增高。ox-LDL及一些炎性因子，如γ-干扰素（IFN-γ）、TNF-α、IL-1均可刺激MCP-1表达上调，导致单核细胞移行至内膜下并增殖。SMC的增殖是动脉粥样硬化形成中的重要环节，它与一些生长因子的作用有关，血小板和巨噬细胞产生的血小板源性生长因子（PDGF）和平滑肌自分泌的PDGF样生长因子均可促进SMC增殖。IL-8可吸引T淋巴细胞，活化的SMC和巨噬细胞分泌的血管内皮生长因子（VEGF）、碱性成纤维细胞生长因子（bFGF）、转化生长因子（TGF）-β、类胰岛素生长因子（IGF）及IL-1、TNF-α与SMC增殖、趋化有一定的关系。细胞因子是炎症的重要介质，在血循环中的各种刺激物质的作用下，人血管内皮细胞（EC）能够表达多种促炎分子，如IL-6、MCP-1、PDGF、TGF-β和TNF-α，这些因子在动脉粥样硬化发生过程中发挥重要作用，巨噬细胞源性泡沫细胞是活性炎症分子的另一重要来源，而巨噬细胞转化成泡沫细胞后又可以刺激EC表达生长调节分子如PDGF、TGF-β和TNF-α。在动脉粥样硬化炎症过程中，SMC改变了表型，因此，在病变中有异质同源性。CRP是一种急性炎症反应物质，在临床研究中常作为全身炎症反应的敏感指标，同时研究证明CRP是动脉粥样硬化心血管事件的独立危险因子，对于心血管疾病预测的价值超过LDL-C及一些传统的心血管预测因子。而CRP不仅是炎症标志物也是一种炎症促进因子，直接参与动脉粥样硬化斑块的形成与聚集，促使炎症反应放大。研究表明炎症可诱导LDL-C的氧化修饰，而修饰的LDL-C可进一步导致动脉内膜的炎症过程，可见炎症可加速脂蛋白促动脉粥样硬化形成作用，在这一过程中，内皮细胞、巨噬细胞和平滑肌细胞始终是构成动脉粥样硬化灶的三要素。三者通过化学因子、细胞因子和生长因子相互促进、相互作用，促使动脉粥样硬化发生、发展。免疫过程一直被认为是炎症的标志，免疫机制参与了动脉粥样硬化的形成这一概念由来已久。在动脉粥样硬化病灶区，同样存在大量的T淋巴细胞，它与其他白细胞一样被趋化进入内膜下。活化的巨噬细胞可表达人类白细胞抗原（HLA）-DR等Ⅱ类组织相容性抗原，T细胞与这种抗原结合就被活化分泌出各种细胞因子如TNF-α和IFN-γ等，增强炎症反应。IFN-γ的主要作用是诱导内皮细胞和SMC表达产生Ⅱ类HLA分子，也可能对T细胞活化有影响。研究发现TNF-α这种炎性细胞因子的过度产生会促进动脉粥样硬化炎症反应的发生。TNF-α能显著上调LDL跨内皮细胞的细胞转运，并且促进LDL在血管壁上的滞留，因而加速了动脉粥样硬化的发生，这个过程是通过两个普遍存在的转录因子核因子-κB（NF-κB）和过氧化物酶体增殖物激活受体（PPAR-γ）之间的相互协调作用而产生的。IL-1α是一种强有力的致炎因子，有学者研究显示，给载脂蛋白E（ApoE）敲基因的小鼠注射一种具有中和IL-1效应的抗体疫苗，结果显示，粥样斑块在降主动脉减少了50%，在动脉底减少了37%，动脉上巨噬细胞的浸润减少了22%，血管外膜的炎症也减少了，具体表现为外周动脉渗透量减少了54%，VCAM-1、ICAM-1的表达也减少了。这项研究显示，主动免疫IL-1α不仅能够降低炎症反应，还能够减缓动脉粥样硬化的进程。IL-17a是Th17细胞分泌的主要细胞因子，尽管目前其功能备受争议，但它在AS的功能可能更倾向于促进动脉粥样硬化的炎症反应。

综上所述，动脉粥样硬化的发生、发展符合炎症的基本病理表现，大量的证据表明动脉粥样硬化是一种炎性疾病。血管壁的炎性反应最初是对血管损伤的保护机制，通过炎性细胞如单核细胞、巨噬细胞增生保持机体内环境的稳定。如果炎症未能及时消除则会对组织、血管造成破坏，了解炎症反应在动脉粥样硬化发生、发展和恶化中所起的作用，有助于我们理解不同的干预措施减少AS临床事件的机制。炎症反应不仅参与AS病变的形成过程，而且能引发血栓、斑块破裂等，抗炎干预为我们防治AS提供了新的研究方向和途径。

5. 氧化应激学说

氧化应激是指机体组织或者细胞内氧自由基生成增加和（或）清除能力降低，导致氧自由基及其相关代谢产物聚集而引起的氧化损伤过程。氧化应激和抗氧化防御失衡导致机体活性氧簇紊乱，从而造成机体病理损伤。活性氧簇是血管壁细胞有氧呼吸时由不同的酶催化产生，包括由还原型烟酰胺腺嘌呤二核苷酸磷酸氧化酶、脂氧酶、内皮型一氧化氮合酶等作用下产生的超氧阴离子、过氧化氢、过氧亚硝酸根离子等。活性氧簇具有双重功效，在正常生理浓度下，可以作为信号分子维持内环境稳定，调节细胞生长、适应反应。当浓度较高时，可以导致细胞损伤和死亡。目前氧化应激被认为是动脉粥样硬化的重要发病机制。AS时活性氧簇含量增多，内皮细胞损伤后诱导黏附分子和趋化因子的表达，单核细胞和淋巴细胞被激活、聚集，进一步迁移到内皮下，单核细胞转化为巨噬细胞，产生更多的活性氧簇，由自由基介导的LDL氧化修饰，形成ox-LDL。ox-LDL本身具有细胞毒作用，可促进巨噬细胞形成泡沫细胞，刺激内皮细胞多种炎性因子和黏附分子表达释放，诱导内皮细胞和平滑肌细胞增生、移位。此外，血小板的黏附聚集，会进一步加剧炎性反应。目前研究表明，氧化应激对血管壁细胞具有直接损伤作用，并作用于血管壁转录因子，继而对血管壁基因的表达进行调节，促进局部炎症反应和细胞增殖，多方面参与了AS的发生及发展。

6. 免疫功能亢进学说

近年来免疫系统在动脉粥样硬化发病过程中的作用越来越受到重视，现代研究表明AS属于一种自身免疫性疾病，其是由蓄积在血管壁的脂蛋白和特异性T淋巴细胞及其抗体诱发。患者血浆中检测到抗LDL抗体和LDL-抗LDL免疫复合物，免疫细胞是AS斑块的主要成分，而单核-巨噬细胞在AS损伤的启动和发展中起重要作用，有多种证据表明体液免疫和细胞免疫在AS发生、发展中并存。抗LDL抗体和LDL-抗LDL免疫复合物常蓄积在血管壁的脂蛋白中，并具有特异性T淋巴细胞与T淋巴细胞抗体诱发作用，淋巴细胞的存在则可进一步证实动脉粥样硬化过程存在免疫反应。目前主要有4个研究结果支持免疫反应在动脉粥样硬化中的作用：①T淋巴细胞在主动脉浸润、积累且表达受限制的T细胞受体（TCR）；②斑块中T淋巴细胞的持续活化是其与抗原呈递细胞（APC）相互作用所致；③脂质抗原及其蛋白质部分的自身抗体具有抗动脉粥样硬化的作用，且其与患者预后有关；④通过免疫调节小鼠的某些已知抗原可改善动脉粥样硬化结果。上述证据可以作为动脉粥样硬化为自身免疫性疾病的理论依据。人类动脉粥样硬化中约59%的细胞是巨噬细胞，38%的细胞表达CD3+T细胞，而自然杀伤细胞（NK细胞）（约占1%）和B细胞（约占2%），存在的概率很小。AS参与免疫反应的细胞主要如下：

（1）巨噬细胞。免疫细胞参与斑块形成的不同阶段，部分细胞可通过炎症机制直接影响斑块稳定性，其中巨噬细胞发挥着重要作用。动脉粥样硬化斑块局部存在3种（M1、M2、M4）巨噬细胞亚型。M1型巨噬细胞主要由脂多糖和干扰素γ（IFN-γ）刺激分泌，M2型巨噬细胞主要由IL-4刺激分泌，M4型巨噬细胞主要由趋化因子4刺激分泌。临床研究显示，炎性部位的巨噬细胞表型并不一致，是因为微环境不同而分化成不同亚型。M1型巨噬细胞具有促炎性作用，早期动脉粥样硬化主要含有M2型巨噬细胞，而动脉粥样硬化进展期主要含有M1型巨噬细胞。在动脉粥样硬化斑块的发展过程中M1型和M2型巨噬细胞持续存在，在斑块肩部最容易破裂的部位，主要成分是M1型巨噬细胞，而纤维帽成分则无差异。研究人员还发现，粥样硬化附近血管外膜的巨噬细胞亚型主要为M2型，其数量是M1型巨噬细胞的2～3倍。在动脉粥样硬化晚期阶段，M1型巨噬细胞促进坏死核心和不稳定性斑块形成，从而导致血栓事件。但M2型巨噬细胞在动脉粥样硬化发生中的作用仍存在争议，有研究显示，M2型巨噬细胞既能促进又能抑制动脉粥样硬化的发生。

（2）T淋巴细胞。临床研究显示，在动脉粥样硬化斑块形成的所有阶段均可检测到T淋巴细胞，T淋巴细胞既可以充当促炎性细胞因子，也可以充当抗炎性细胞因子。值得注意的是，斑块中大多数T淋巴细胞属于辅助性T细胞（Th1）谱系，且分泌促炎性细胞因子IFN-γ、IL-2、IL-3。有研究显示，IFN-γ存在于人类动脉粥样硬化斑块中，将小鼠IFN-γ受体或其转录因子中*T-bet*基因敲除能减轻动脉粥样硬化的严重程度，但是Th2或Th17发挥作用尚存在争议。CD4+T淋巴细胞对动脉粥样硬化斑块中的某些抗原有反应：来自人类和小鼠动脉粥样硬化斑块中的T淋巴细胞显示限制性TCR库，故通过检测TCR抗原可以反映T淋巴细胞的积累和增殖情况。原始和修饰的LDL及载脂蛋白B100是LDL的主要蛋白质成分，也是最重要的抗原成分。目前热休克蛋白（HSP）和部分病原体被认为与动脉粥样硬化有关。值得注意的是，从粥样硬化动脉中分离出的T淋巴细胞可特异性识别氧化低密度脂蛋白。*ApoE*基因缺乏的小鼠T淋巴细胞悬液对脂蛋白的影响会加重动脉粥样硬化。自身反应性T淋巴细胞的细胞因子表达依赖于APC，其通过主要组织相容性复合体（MHC）-Ⅱ结合T淋巴细胞受体，表明斑块中的自身抗原可特异性驱动免疫反应。

（3）肥大细胞。有动物实验结果显示，给敲除了*IL-6*、*IFN-γ*基因的小鼠移植野生型小鼠的肥大细胞，结果发现肥大细胞分泌的IL-6、IFN-γ均能促进内皮细胞分泌黏附分子，如细胞间黏附分子1、E选择素、P选择素，且黏附分子的DNA和信使核糖核酸（mRNA）均有上调，这在动脉粥样硬化发生过程中具有重要作用。

现在发现CD40在巨噬细胞、上皮细胞和SMC都有表达。CD40与CD40L结合后，细胞就产生致炎细胞介素、基质降解酶和黏附因子，CD40与CD40L相互作用不只局限于炎症细胞之间信号传递，还参与AS斑块内主要细胞成分如血管内皮细胞、血管平滑面细胞（VSMC）及巨噬细胞等的炎症反应调节。新近研究表明，CD40L可激活斑块中细胞分泌产生黏附分子、细胞因子、基质金属蛋白酶、组织因子等，并可刺激淋巴细胞表达和产生与AS有关的活性物质。因此，CD40与CD40L在AS的致病机制中可能是始动因素，实验证明，阻断CD40L与CD40的接触可明显减轻AS的发展。近年来随着对AS研究的深入，发现CD40L血清浓度增高是斑块不稳定的标志。在AS形成过程中，补体系统也积极参与，在粥样硬化灶内可测得各种补体成分，尤其是补体受体-1的裂解片段-9（C3b-9）的终末复合物。激活的补体可趋化单核细胞，诱导内皮细胞表达黏附分子，并使巨噬细胞转化为泡沫细胞，促进SMC增殖。中性粒细胞在早前的研究中所占到的篇幅并不大，然而最近有学者研究发现，中性粒细胞与血液的凝固能力密切相关，血液的凝固性与中性粒细胞的活性增高、氧化应激增强、中性粒细胞在斑块局部的浸润和凋亡有关。血液的凝固能力改变在动脉粥样病变的不同阶段有不同的影响，提示选择性使用抗凝药物可能对预防栓塞产生较好的效果。中性粒细胞还能产生一系列的炎性介质，例如穿孔素（PTX）、髓过氧化物酶（MPO）和中性粒细胞胞外诱捕网（NETs）。MPO是一种酶，能够催化活性氧簇的形成，例如氧化低密度脂蛋白和自由基，自由基能够损伤组织。MPO的另一个作用是招募循环中的中性粒细胞进入到斑块的局部。近来有研究表明在动脉粥样斑块中观察到NETs的存在，而且发现NETs可能参与了血栓的形成。

7. 血栓形成学说

血栓（Thrombus）是由于体内凝血系统和抗凝系统失衡，引起血液凝固，从而形成附着在心脏或者血管壁上的块状物。在正常生理状态下，体内的凝血和抗凝系统处于稳定的动态平衡状态，从而保持血液在心血管系统中处于流动状态。某些病理因素，如血管内膜受损、血流性质改变或血液凝固性增加，可打破这种平衡状态。当凝血系统处于主导地位时，流动的血液便可在心血管系统中形成固体物质，即血栓。血栓作为一种凝血系统被激活的结果，需具备一定的形成条件，血栓形成的条件和原因常有以下几种：

（1）心血管管壁受损。各种原因导致的血管壁受损时，一方面使内皮细胞发生变形、坏死脱落，暴露胶原纤维，激活内源性凝血系统；另一方面损伤的内膜可以释放组织凝血因子，激活外源性凝血系统；此外，当血管壁受损时，平滑的血管壁变得粗糙不平，易使血小板等物质发生聚集和黏附，进而使血流发生改变。

（2）血流状态的改变。主要指血流缓慢、不规则，诸如血液中旋涡的形成。此外，血液流动缓慢，也会使激活的凝血因子在局部不易被冲走、稀释，造成局部凝血因子浓度增加，从而加速血栓形成。

（3）血液成分的改变。主要指血液的凝固性增高，多见于血小板和凝血因子增加，黏性增加。

此学说基本核心是局部凝血机制亢进，血栓在动脉内膜表面形成，正常血管内皮细胞（EC）表面对血液流动具有维持作用，其内膜上的前列环素对血小板的黏附与聚集具有明显的抑制作用，并具备"抗血栓"作用。但在病理状况下，EC结构与功能的异常均会引发动静脉血栓，若这种血栓病变长期且缓慢存在，则与AS发病具有紧密的关系。AS发病时巨噬细胞和平滑肌细胞形成的泡沫细胞破裂后释放积累的脂质、修饰的LDL，形成富脂坏死中心。纤维帽包围富脂坏死中心，形成脂质斑块。斑块的稳定性取决于胞外基质的合成和降解，如果这一平衡被打破，随着坏死中心的扩大，最终纤维帽破裂，斑块的各种成分释放至管腔，阻塞血液流动，造成红细胞、血小板大量堆积，形成血栓。

8. 自噬与凋亡学说

研究发现巨噬细胞、内皮细胞与传统促进动脉粥样硬化的高危因素如高脂血症、内皮损伤等相关作用过程中表现出自噬的特征，在体内的动脉粥样斑块存在自噬现象。通过整体动物实验发现动脉粥样斑块血管内皮细胞存在细胞自噬，通过敲除大鼠自噬基因 *Beclin-1* 可延缓内皮损伤的颈动脉内膜新生，研究发现主要动脉内膜新生通过促进内皮细胞凋亡及抑制自噬体的途径完成，提示 *Beclin-1* 在内膜新生过程具有调节自噬与凋亡的作用，说明自噬参与动脉粥样硬化发生、发展过程。已有大量研究表明自噬与AS密切相关，自噬参与并调控着AS的发生、发展。研究发现ox-LDL、内质网应激、炎症、缺氧等与AS发生相关的因素均可促进斑块内巨噬细胞发生自噬。基础性或适度的自噬是AS斑块内细胞对抗氧化应激、炎症的重要保护方式，是AS斑块保持稳定的一个重要因素。而在进展期AS斑块中，巨噬细胞的自噬不足或过度会引发细胞坏死或自噬性死亡，从而激发斑块内炎症因子的表达。

在AS病变早期，适度的自噬能增强细胞功能，延缓斑块面积的增大和坏死核心生成，具有抗AS作用。王和峰等研究发现，选择性抑制PI3K/Akt/mTOR信号通路能诱导巨噬细胞自噬，减少斑块巨噬细胞的浸润，使巨噬细胞IL-10水平显著降低，IFN-γ分泌增加，抑制炎症反应进而稳定AS的易损斑块。棉花素（Gossypetin）通过Ⅲ类PI3K/Beclin-1和PTEK/Ⅰ类PI3K/Akt通路上调自噬相关基因（LC-3Ⅱ，Beclin-1）的表达从而抑制ox-LDL诱导的AS内皮细胞损伤和凋亡。Ouimet等发现高糖高脂饲料喂养的巨噬细胞自噬相关基因（ATG）5敲除小鼠，胆固醇酯向溶酶体转运出现障碍，胆固醇外流减少。Ding等发现小鼠动脉斑块内出现明显的巨噬细胞凋亡、坏死现象，AS进展加快，因此一定程度的自噬具有抑制炎症反应和促使易损斑块稳定化的抗动脉粥样硬化作用。Razani等发现自噬可以抑制AS斑块进展，而敲除ATG5和Beclin-1后，斑块中的炎症因子明显增加。诱导自噬可以促进巨噬细胞中胆固醇及其酯酶的流出，在胆固醇酯酶周围出现了自噬小体的聚集，延缓斑块面积的增大和坏死核心的生成，具有抗AS作用。大量研究证明靶向mTOR的抑制剂应用可稳定粥样斑块甚至可引起其消退，为AS的治疗另辟蹊径，揭示了自噬诱导剂可能成为治疗动脉粥样硬化的潜在药物。

在AS病变的中晚期，过度而持久的自噬又是恶性的，会导致细胞器和蛋白质的破坏，导致细胞发生非凋亡形式的死亡。当巨噬细胞自噬过度或自噬不足，将导致斑块不稳定，血栓形成，甚至出现斑块破裂出血。高浓度的ox-LDL和内皮细胞的自噬可能会导致细胞发生凋亡，过度的自噬可能引起自噬样的SMC死亡，SMC的减少意味着胶原蛋白总和的减少和纤维帽的狭窄，这又会影响斑块的不稳定性。研究表明PI3K/Akt/mTOR信号通路是AS形成的重要传导通路，通过药物对该信号通路进行选择性抑制能够有效抑制AS的进程。翟纯刚等研究发现抑制磷脂酰肌醇激酶（PI3K）能减少兔原代巨噬细胞自体吞噬。吕丽等研究表明高脂血症模型组大鼠主动脉p-PI3K、磷酸化蛋白激酶B（p-Akt）相对表达量明显升高，提示蛋白激酶B（Akt）作为PI3K的下游靶蛋白，当PI3K激活后，Akt随之被激活，二者共同参与动脉粥样硬化的进程，PI3K/Akt通路可能参与脂代谢的调节、动脉壁胶原生成、平滑肌细胞及成纤维细胞的增殖与转化。哺乳动物雷帕霉素靶蛋白（mTOR）是调节细胞存活、增殖、迁移和血管生成的信号传导途径中的重要调控蛋白。mTOR激活脂代谢紊乱，会促进巨噬细胞和血管平滑肌细胞（VSMC）增殖、迁移及恶化炎性反应诱导的细胞内胆固醇稳态失调、促进泡沫细胞形成，刺激炎症细胞免疫应答。mTOR抑制剂可有效阻断胰岛素、生长因子、氨基酸、能量及炎性反应等多种异常信号的传导，从而抑制AS的发

生、发展。选择性阻断mTOR/Akt信号通路可选择性通过自噬从粥样斑块中清除巨噬细胞并稳定降低粥样硬化斑块的易损性。

综上所述，调控自噬可能成为治疗AS的新靶点，而PI3K/Akt/mTOR信号传导通路的激活在自噬中发挥关键的调节作用，通过药物对该信号通路进行选择性抑制能有效抑制AS的进程。

9. 感染学说

有证据表明，微生物感染在动脉粥样硬化的发生、发展中具有重要作用。感染性病原体可直接或间接引起动脉粥样硬化：肺炎衣原体和人类巨细胞病毒直接作用于动脉壁，导致内皮功能障碍和泡沫细胞形成；而其他生物体（如幽门螺杆菌和流感病毒）可通过间接作用诱导慢性全身炎性反应，或启动具有与人类抗原相似的分子模式的致病抗原的免疫应答反应。肺炎衣原体通过感染的外周血单核细胞从肺组织扩散到脉管系统，从而到达动脉粥样硬化病灶。研究者还发现，体外单核细胞和巨噬细胞的感染周期通常为3天，在此期间肺炎衣原体可导致与动脉粥样硬化发展相关的部分基因的表达上调，进而分泌大量炎性细胞因子，并增加内皮细胞黏附分子的表达。Evani等认为感染引起的物理变化改变了单核细胞与内皮细胞的相互作用，这是动脉粥样硬化发展的第一步。Mattila等通过流行病学资料分析的调查发现，男性患者慢性牙周炎与冠状动脉粥样硬化的严重程度之间存在着明显的相关性。2013年Radic等则发现幽门螺杆菌感染与脑梗死发病与复发相关。各种细菌病毒微生物所导致慢性感染诱导的免疫系统性炎症可通过多种信号通路影响AS的形成及进展，并通过单核巨噬细胞活化途径直接侵入动脉壁引起炎症，损伤血管壁，上调黏附因子P选择素（P-selctin）或炎症因子如TNF-α、IL-6等表达促进AS进展，也可通过免疫损伤如抗热休克蛋白、脂多糖免疫复合物、Toll样受体（TLR）等途径导致内皮损伤促进动脉粥样硬化。

综上所述，AS是一种复杂的疾病，血脂增高和紊乱是大多数AS发生的前提和基础。血管内皮功能障碍是AS发生的始发事件，以"损伤后反应学说"最被广泛接受：内皮细胞损伤引起血管炎症，继而发生泡沫细胞形成和纤维增殖反应。在病理学上表现为脂纹、粥样斑块和纤维斑块形成，以及进行性血管腔的狭窄、血管重塑、血流异常和靶器官供血减少多种因素相互作用，导致AS的发生、发展。其中主要因素包括血管内皮细胞功能障碍、SMC增生、血小板和血液凝固状态异常、单核细胞和巨噬细胞浸润、自由基损伤、病毒和细菌感染、细胞凋亡、炎症和免疫反应及基因异常等。

二、动脉粥样硬化的治疗研究进展

越来越多的研究表明，AS形成的因素是多方面的，包括遗传、饮食、生活习惯、年龄、性别、高血压、高血脂、糖尿病、吸烟、环境、高同型半胱氨酸血症以及精神因素等，其中以血脂及脂蛋白代谢异常所致的高脂血症为首要因素。炎症、氧化应激是AS发生与发展的核心机制，因此目前对治疗干预AS的药物研究也主要集中于抗炎与抗氧化药物。已有客观证据表明，经积极防治后，AS部分病变可能消退。一般的防治措施包括合理膳食、控制体重、适当体育运动、戒烟限酒、生活规律、情绪乐观，并积极治疗与本病相关的疾病，如高血压病、高脂血症、糖尿病、高同型半胱氨酸血症等。治疗所用药物包括调节血脂、扩张血管、抗血小板黏附和聚集、溶解血栓和抗凝等的药物。目前抗AS药物以化学药物为主，但其副作用较大，且不能完全逆转或使AS病变消退。除药物治疗外，通过手术干预，对血管进行重新移植或旁路移植，也是一种治疗方法。

（一）降脂药物

1. 他汀类药物

他汀类药物在心脑血管疾病一级和二级预防、调控血脂方面疗效较佳。越来越多的证据显示他汀类药物可以有效预防AS的进展，使心脑血管事件发生率明显降低。他汀类药物作用机制：①预防和减轻AS，稳定斑块。通过降低血中总胆固醇（TC）、甘油三酯（TG）和低密度脂蛋白胆固醇（LDL-C）的水平，减少脂质在血管内皮细胞表面沉积和侵袭，抑制血管平滑肌细胞的增殖和迁移，减缓AS的进展，并使粥样硬化斑块回缩。通过减少血管内膜表面的巨噬细胞数量，抑制其活性，减少巨噬细胞分泌金属基质蛋白酶-9（MMP-9），稳定斑块纤维帽，避免斑块破裂，减少血栓栓塞的危险。②改善内皮细胞功能。通过上调血管内皮型一氧化氮合酶（eNOS），增强eNOSmRNA的稳定性并诱导其表达，从而产生大量的一氧化氮（NO），而NO具有稳定和保护内皮细胞的功能，并抑制细胞与血小板之间的黏附、聚集，舒张血管平滑肌，减轻血流和血管壁的剪切力，维持血管内膜的抗血栓功能。③抗血小板和抗凝作用。通过下调血小板因子和血小板β-球蛋白的表达、抑制巨噬细胞组织因子的表达起到抗血小板和抗凝作用。④抗炎作用。通过减少与细胞间传递有关的蛋白质及炎症有关的蛋白质异丙烯化，干扰炎症介质的表达，抑制炎性细胞增殖。⑤抗再灌注损伤。通过抑制超氧化物产生，减轻自由基损伤，保护内皮细胞，抑制炎症反应而有利于神经修复。

他汀类药物的主要副作用为：①肝损害。阿托伐他汀、辛伐他汀、洛伐他汀、氟伐他汀属于亲脂类他汀，发生肝损害与剂量明显相关；瑞舒伐他汀和普伐他汀属于亲水性他汀，几乎不在肝脏内代谢，肝损害的发生率相较于其他他汀有所降低，且与剂量的关系不明显。②肌肉毒性。他汀类的肌毒性是该类药物的最严重的不良反应，肌痛的发生率大约为5%，肌病的发生率大约为0.1%，横纹肌溶解发生率为0.01%。回顾分析结果显示，瑞舒伐他汀的肌毒性大于阿托伐他汀。

2. 贝特类

贝特类是苯氧芳酸的衍生物，此类药物通过激活过氧化物酶增生体活化受体α，刺激脂蛋白脂肪酶（LPL）、载脂蛋白A基因的表达，抑制载脂蛋白CⅢ基因的表达，增强LPL的脂解活性，有利于去除血液循环中富含TG的脂蛋白，降低血浆TG和提高高密度脂蛋白胆固醇（HDL-C）水平，促进胆固醇的逆向转运，从而使高密度脂蛋白胆固醇升高、三酰甘油水平降低。孟祥方等对65例颈动脉粥样硬化斑块患者使用非诺贝特治疗的研究表明，非诺贝特除了通过降脂作用改善颈动脉粥样硬化病变外，还通过一系列非调脂途径，如改善血管内皮功能，减轻斑块中的炎症反应，抑制血管平滑肌细胞增殖、降低纤维蛋白原、改善胰岛素敏感性等抗AS的作用，从而减退或延缓颈动脉硬化斑块。他汀类与贝特类药物联合应用能达到协同调脂作用，并有助于血脂的全面达标。

3. 烟酸

烟酸是水溶性B族维生素，使用大剂量B族维生素治疗时，可有明显的降脂作用。烟酸可以升高HDL-C，减少VLDL的合成。HDL-C可以在HDL-C受体的介导下将动脉内皮细胞，包括粥样斑块中的胆固醇转移至肝脏，同时可预防和纠正内皮功能失调，有抗炎和抗氧化作用，使烟酸可以发挥抗动脉粥样硬化的作用。研究表明使用最大剂量（300mg/d）烟酸时，LDL-C、甘油三酯、血浆脂蛋白分别下降20%、28%、40%，而HDL-C上升28%，数据表明，烟酸可以有效调脂，减缓AS的进展。有研究表明烟酸联合阿托伐他汀治疗，能更有效降低TG、TC、LDL-C，以及升高HDL-C的水平，在消退颈动脉斑块方面也明显优于单用他汀类药物。

4. 胆固醇吸收抑制剂

胆固醇吸收抑制剂可以抑制小肠吸收食物及胆汁中的胆固醇，从而降低血浆胆固醇水平。依折麦布是临床常用的胆固醇吸收抑制剂，主要作为他汀类的联合用药。有Meta分析结果显示，在共计4 563例研究对象中，依折麦布联合辛伐他汀组较单独口服辛伐他汀组患者血浆LDL-C水平下降15.12%，而血浆HDL-C升高1.89%，甘油三酯降低3.09%。方达飞等研究发现，在2型糖尿病合并AS大鼠中，辛伐他汀与依折麦布联合用药组的降脂效果优于单独使用辛伐他汀组及单独使用依折麦布组（$P<0.05$）。

（二）抗氧化剂

氧化应激可通过氧化作用、诱导血管基因表达，促进局部炎症反应及细胞增殖等多方面参与AS的发生与发展，不但能降低心肌梗死或脑卒中的发生率，还可以降低经皮冠状动脉介入治疗术后再狭窄的发生率。抗氧化剂包括天然抗氧化剂及合成的抗氧化药物。天然抗氧化剂为维生素C、维生素E等，合成的抗氧化药物如普罗布考。血清胆红素是人体内源性抗氧化剂，Kalkan等研究发现，动脉内中膜厚度与血清胆红素水平呈负相关。

维生素E通过减少C反应蛋白（CRP）等炎性反应物的含量，减少反应氮等而产生抗炎、抗氧化作用。维生素C、维生素E也可清除氧自由基，抑制单核细胞粘连，抑制LDL过氧化。许多动物实验显示维生素E可以改善AS。但是大多数天然抗氧化剂的临床研究显示，维生素C、维生素E并不能降低人类心脑血管疾病的发病率和死亡率。这些试验的不确定性可能与入选受试者的性别、药物剂型、药物剂量、患者依从性等有关。

最常见的合成抗氧化药物为普罗布考，又名丙丁酚，其药理机制主要表现在以下3个方面：①普罗布考最基础、最根本的作用是其强大的抗氧化作用；②动脉粥样硬化形成过程中许多细胞因子的基因表达都可受到普罗布考影响；③普罗布考还可增加胆固醇逆转运，降低血浆胆固醇水平，这在一定程度上也抑制了动脉粥样硬化的形成。虽然普罗布考抗AS疗效已得到公认，但由于其降低HDL-C和引起心电图Q-T间期延长等不良反应而在临床应用方面受到限制。一种新型抗AS药物AGI-1067，是普罗布考的单丁二酸酯，具有抗氧化和降低LDL-C水平的双重作用。研究显示AGI-1067能控制AS发展，与安慰剂和普罗布考组相对比，可以使患者血浆纤维蛋白原水平降低。目前，AGI-1067仍在临床试验期。

（三）抗血小板聚集药物

血小板的黏附、聚集参与AS斑块的形成，因此抗血小板药物具有抗AS的重要作用。阿司匹林是抗血小板药物治疗的基础药物，通过抑制血小板激活、抗炎、抗血栓等多种途径阻断及抑制冠状动脉粥样硬化的发生和发展。阿司匹林不仅能够抑制环氧合酶的活性，减少血小板激活物血栓素A2（TXA2）的合成，而且能够通过降低白细胞介素-6（IL-6）、C反应蛋白（CRP）、巨噬细胞集落刺激因子水平来抑制炎症反应，从而降低斑块的形成与进展。研究发现，接受阿司匹林二级预防治疗的患者较无预防治疗的患者发生缺血的概率减少20%，但出血风险也同时增大。

氯吡格雷是第一代P2Y12腺苷二磷酸受体拮抗剂，在冠心病治疗中，氯吡格雷治疗组总有效率较阿司匹林治疗组升高（$P < 0.05$），血小板聚集率亦降低，且心脏不良事件的发生率较低。氯吡格雷联合阿司匹林治疗心肌梗死的效果亦优于单独使用阿司匹林组，研究显示低剂量阿司匹林和氯吡格雷双重抗血小板治疗在冠心病中具有更好的疗效，对于包括颈动脉狭窄的大动脉粥样硬化患者能更有效地预防脑卒中的发生。国内的一项大型临床研究显示双重抗血小板药物治疗21天能够在3个月内显著降低脑卒中复发的风险。联合应用阿司匹林和氯吡格雷能够减少颈动脉狭窄和颅内狭窄患者微栓子的形成，并在SAMMPRIS研究中被证实可以降低脑卒中的风险。但是其安全性以及合用时最佳药效剂量还需要进一步临床研究。

王素香等采用普罗布考、抗血小板制剂及他汀类药物对兔AS进行干预，结果显示，普罗布考、抗血小板制剂及他汀类药物的三联疗法对AS斑块形成和炎性因子表达具有明显干预作用，其作用优于单一的药物治疗。这个研究结果为AS的治疗和预防提供了方向。

（四）抗炎治疗

炎症反应参与AS发生、发展的全过程。炎症浸润是造成AS斑块破裂的重要因素。他汀类药物能降低血浆CRP和促炎因子水平，如IL-1、IL-6、肿瘤坏死因子α等；依折麦布和贝特类调脂药也可降低血浆中IL-6、肿瘤坏死因子α及高敏CRP水平；抗血小板药物也具有抗炎效果。阿司匹林能够抑制血管壁的氧化应激；氯吡格雷能够抑制血小板释放可溶性CD40配体，降低冠心病患者血清CD40

配体水平。研究发现，氯吡格雷能降低高脂饮食兔模型血浆高敏CRP水平，抑制大动脉壁血管细胞黏附分子-1、单核细胞趋化因子-1、肿瘤坏死因子-α和IL-17A的高表达。目前，只有3种抗炎类药物被应用于AS的Ⅲ期临床研究中，分别是氨甲蝶呤、人抗白介素-1β单克隆抗体及Darapladib（一种脂蛋白相关磷脂酶A抑制剂）。白三烯是重要的炎性细胞因子，并对白细胞有趋化作用，而5-脂氧合酶是白三烯代谢途径的重要酶类，最主要的5-脂氧合酶抑制剂是VIA-2291。有研究选择发病3周内的急性冠脉综合征患者191例，随机给予不同剂量的VIA-2291或者安慰剂，治疗12周后，治疗组白三烯B4水平显著下降，且呈剂量依赖性，给予剂量为100mg组超过90%的患者白三烯B4水平下降80%；治疗24周后，治疗组较安慰剂组新增斑块的发生率亦显著降低。

（五）抗高血压药物

一些研究显示控制血压药物，特别是血管紧张素转换酶抑制剂Ⅱ和血管紧张素受体阻滞剂能够改善AS，稳定斑块，减少卒中的发生。

1. β受体阻滞剂

β受体阻滞剂通过降低心率-血压乘积，进而消除或减弱易损斑块处血流动力学的异常，减缓AS的进程。研究发现卡维地洛能够抑制血管平滑肌细胞的增生与迁移，并阻断氧自由基对血管内皮及平滑肌细胞的损伤，能够对抗血管损伤后新生内膜的形成。在冠心病并发快速性心律失常的患者中，比索洛尔降心率的疗效优于酒石酸美托洛尔。

2. 钙通道阻滞剂

研究表明长期应用钙通道阻滞剂可以改善动脉顺应性，降低内皮通透性，抑制白细胞的黏附。陈智凡将96例冠心病合并脑梗死患者随机分成两组，对照组口服苯磺酸氨氯地平，试验组口服苯磺酸氨氯地平联合阿托伐他汀钙片，治疗半年后，试验组疗效明显优于对照组，且甘油三酯、LDL-C水平亦明显降低。氨氯地平属于二氢吡啶类钙通道阻滞剂，临床广泛用于高血压和冠心病心绞痛等疾病的治疗。有研究表明，地尔硫䓬、维拉帕米、尼莫地平、硝苯地平和拉西地平等钙通道阻滞剂均有较好的抗动脉粥样硬化作用。Godfraind给载脂蛋白E敲基因小鼠喂养高脂饮食20周，实验组给予拉西地平，对照组给予等剂量安慰剂，实验结束后取小鼠主动脉（从心脏到髂总动脉分叉处）置于4℃的生理溶液中，染色处理后经肉眼观察可发现，实验组小鼠主动脉粥样硬化斑块及脂质条纹数目较对照组明显减少；除此之外还发现，钙通道阻滞剂不仅能降压，而且能防止高血压并发症的发生，如卒中、外周动脉疾病、心力衰竭及肾脏疾病等。

3. 血管紧张素转换酶抑制药和血管紧张素受体阻滞药

血管紧张素转换酶抑制药及血管紧张素受体阻滞药广泛应用于高血压合并冠心病的治疗。血压水平升高也可加重氧化应激，血管紧张素Ⅱ可增加炎性细胞因子的产生，加速AS的形成。从而推测血管紧张素转换酶抑制药和血管紧张素受体阻滞药可以改善AS，与降低血管紧张素Ⅱ含量，减少炎性因子生成、改善内皮功能相关。研究表明血管紧张素Ⅱ可以激活还原型辅酶Ⅱ氧化酶和黄嘌呤氧化酶，使超氧阴离子生成增多，促进活性氧类生成。血管紧张素转换酶抑制药及其受体阻滞药能够阻断血管紧张素Ⅱ的作用，阻断活性氧类产生，上调超氧化物歧化酶水平，从而抑制血管内皮的增生。其中血管紧张素受体阻滞药的主要药物替米沙坦，是唯一在治疗剂量下即具有激动过氧化物酶增殖物激活型受体γ活性的药物，其激动剂可通过调节巨噬细胞、内皮细胞和平滑肌细胞发挥稳定斑块的作用。相关研究将177例冠心病患者分为两组，随机给予缬沙坦和安慰剂，治疗24个月后，服用缬沙坦组颈动脉内中膜厚度值、血清高敏CRP水平及颈动脉斑块大小、数量和厚度均较治疗前明显下降，而服用安慰剂组则无明显变化。

（六）硝酸酯类药物

硝酸酯类药物是一种抗心肌缺血药物，常用于AS引起的急性心肌缺血发作。其作用机制为：经脱氨作用及一系列反应形成一氧化氮，通过与内皮来源一氧化氮相同的途径使血管舒张。硝酸甘油是控制心肌缺血发作的一线药物，可用于缓解急性心肌缺血症状。预防缺血发作主要使用中效或长效硝酸酯类药物，如异山梨酯和5-单硝酸异山梨酯等。有研究对比硝酸甘油和单硝酸异山梨酯的疗效，发现单硝酸异山梨酯对冠心病心绞痛的总有效率更高。

（七）基因治疗

基因治疗主要通过调节脂质代谢、抗炎等方面以达到预防AS的目的，具体作用机制如下。

1. 调节脂质代谢

（1）LDL与HDL。LDL升高与HDL降低是导致AS形成和发展的主要危险因素。研究发现通过向肝脏定向转染LDL或极低密度脂蛋白受体基因，能够恢复肝脏对LDL的摄取，从而降低血浆胆固醇水平，达到预防AS斑块的形成与发展、治疗高胆固醇血症的目的。HDL过低导致的α脂蛋白血症可通过载脂蛋白A～I基因或卵磷脂胆固醇酰基转移酶基因达到治疗目的。

（2）载脂蛋白。载脂蛋白是构成血浆脂蛋白的重要组成部分，其中载脂蛋白A1、载脂蛋白B100、载脂蛋白E、载脂蛋白J等与AS的形成与发展有密切关系。载脂蛋白A1是HDL的主要载脂蛋白，在胆固醇逆转运过程中发挥重要作用，可以促进HDL对胆固醇的摄取、降低胆固醇的沉积。Li等通过重组腺相关病毒，同时介导人载脂蛋白A1与人B族Ⅰ型清道夫受体双基因对大鼠AS模型治疗时发现，双基因联合治疗的疗效优于单基因治疗。载脂蛋白B100是VLDL、LDL的结构蛋白。Lippi等发现载脂蛋白B100可以作为反义寡核苷酸治疗的目标靶点，与脂蛋白一起，通过切割特定位点阻止LDL和脂蛋白的表达，从而达到治疗高胆固醇血症的目的。载脂蛋白E是脂蛋白的配体、结构及功能蛋白，载脂蛋白E缺失可导致严重的高胆固醇血症和AS发生。研究表明肌内注射携带人载脂蛋白E-2基因的质粒，能明显减少小鼠主动脉的粥样斑块。载脂蛋白J是新发现的与AS形成与发展有关的脂蛋白，Hamada等在载脂蛋白E基因敲除的小鼠中发现，载脂蛋白J基因缺失可通过降低肿瘤坏死因子α的表达阻止AS的发生。

2. 抗炎

（1）CRP基因。CRP是由IL-6刺激肝细胞及活化巨噬细胞合成的一种急性期炎症反应蛋白，能够促进血管内皮增生、迁移及动脉内膜增厚，调节单核细胞聚集，诱导内皮细胞炎性因子表达，从而造成血管内皮损伤。但是有研究表明，CRP水平增加与AS形成无关，只能作为一种炎症标志物。因此，CRP作为基因治疗靶点的可行性还需进一步研究。

（2）Toll样受体（T1R）基因。TLR主要参与促炎症反应，促进免疫细胞成熟分化，调节免疫应答。Edfeldt等发现在AS斑块中，TLR1、TLR2、TLR4的表达明显增加，并可激活核因子κB信号通道，合成与释放一系列与AS相关的炎性细胞因子。

（八）免疫抗动脉粥样硬化

随着AS的免疫机制研究进展，通过免疫调节相关靶点防治AS成为可能，包括主动免疫（疫苗）、被动免疫和其他可以影响免疫反应的药物。

1. 主动免疫抗动脉粥样硬化

抗AS疫苗的研究一直是热点，根据疫苗发挥作用的机制大致可以分2类：一类是通过产生调节性T细胞或其他的免疫因子抑制动脉内膜的炎症，如载脂蛋白B（ApoB）多肽、热激蛋白60等相关的疫苗；另一类是通过产生抗体直接或间接降低血液内LDL的浓度，如胆固醇酯转移蛋白（CETP）、前蛋白转化酶枯草杆菌蛋白酶-9（PCSK9）相关的疫苗。对ApoB-100相关肽疫苗的研究很多，ApoB-100是LDL中主要的载脂蛋白，动物实验表明其具有良好的免疫原性和预防AS的作用。ApoB-100相关肽中p2、p45、p143和p210等具有较好的免疫原性，其中p210为研究最多、最具潜力的表位，相关的疫苗正在进行临床前的安全性评价实验。关于ApoB-100相关肽疫苗抗AS的机制认识也在不断更新。早期研究认为ApoB-100相关肽疫苗通过体液免疫发挥作用，目前更多研究表明其通过调节性T细胞（Treg细胞）和抗炎因子等细胞免疫发挥作用，也有研究表明CD8+T细胞同样发挥作用。以上研究说明ApoB-100的不同肽段有可能通过不同的免疫机制抗AS，仍需要更多的实验探索。此外，HSP与动脉的炎症有关，人HSP60与结核分枝杆菌HSP65及衣原体的HSP60相似，机体抗微生物HSP的免疫反应会与表达于血管细胞的HSP出现交叉反应，促进AS的发生与进展。但是HSP相关疫苗的免疫效果尚不一致，有些研究发现HSP65疫苗免疫动物可以加重AS，而有些研究通过构建HSP相关的疫苗诱导动物产生免疫耐受从而达到预防AS作用，结论的差异可能是由于免疫佐剂和免疫方式不同所致。胆固醇酯转移蛋白是调节HDL与LDL、VLDL间胆固醇转运的关键蛋白。Rittershaus等首次构建TT-CETP疫苗，通过免疫新西兰大白兔发现，与对照组相比，疫苗组的主动脉斑块面积降低39.6%；该疫苗通过Ⅰ期临床试验后进入Ⅱ期临床试验，但没有更进一步的试验结果报道。其他团队也对此进行了一系列的研究，证明CETP相关的疫苗具有一定的预防AS效果。PCSK9疫苗接种动物可以显著降低LDL。尽管没有以AS为直接研究终点，但是LDL是公认的促AS因子，且基因水平的研究证实抑制PCSK9可以延缓AS的发生和发展。

2. 被动免疫抗动脉粥样硬化

与主动免疫不同，被动免疫是直接将相关单克隆抗体静脉输入体内发挥作用，而不借助机体的自身免疫应答。抗AS的疫苗目前仍处于临床或临床前的研究阶段，但是一些相关靶点的单克隆抗体已正式进入临床使用。例如PCSK9可以协助降解肝细胞表面的低密度脂蛋白受体（LDLR），减少肝细胞对LDL的降解作用，增加血液LDL浓度；相反，不管是在蛋白还是基因水平抑制PCSK9的活性，均可以减少LDLR降解，降低血液LDL，减少AS发生。该靶点也被*Nature*评为2015十大最值得期待的发现之一。PCSK9单克隆抗体静脉输入机体内，与血液中的PCSK9结合并抑制其活性，减少肝细胞表面的LDLR降解，降低血液中LDL，发挥抗AS作用。2014年欧洲心脏病学会（ESC）和2015年美国心脏病学会（ACC）会议先后发布PCSK9单克隆抗体终点事件研究，结果显示血浆胆固醇水平下降了61%，1年内不良终点事件发生率由2.18%下降到了0.85%，提示安全性良好。2种PCSK9单抗分别于2015年在美国和欧洲被批准上市，但是与疫苗相比，单抗的价格昂贵难以惠及大众；此外，单抗为蛋白药物，容易引起机体的抗抗体反应，导致耐药。

动物实验及临床数据都已证实免疫应答参与AS的形成与发展，因此通过调节免疫抑制斑块内炎症反应、降低斑块内自身免疫应答防治AS具有广阔前景。研制防治慢性、普遍性、涉及全球人类健康的AS疫苗是令人振奋的，但从动物实验转化为临床研究仍存在诸多挑战，如疫苗的安全性和稳定性、免疫的有效时间、临床试验的终点、对现有的AS治疗措施的影响等。PCSK9单抗已被批准进入临床，具有很好的降低LDL-C的疗效，且能与他汀类药物发挥协同作用，但是，其降低AS及脑血管疾病的远期疗效还有待进一步验证，且单抗价格昂贵是亟待解决的难题。一些临床常用治疗脑血管病的药物也可以通过抗炎作用发挥血管保护作用。免疫疗法抗AS仍需要不断地探索和创新。

（九）手术介入治疗

介入治疗是目前AS的常用治疗方法，其便于操作、危害性较小、术后恢复时间短，在冠状AS急性发作时能够迅速重建血管、恢复血运。最早用于介入治疗的支架是裸金属支架，随着介入技术的不断发展创新，药物洗脱支架面世，该支架较裸金属支架显著降低了经皮冠状动脉介入治疗术后的再狭窄率。生物可吸收支架的研发对于该介入治疗具有重要意义。某公司进行的ABSORB试验是置入可吸收依维莫司洗脱支架的开放性试验，通过随访发现患者无支架血栓的发生，且心脏严重不良事件的发生率亦较低。

越来越多的研究表明AS的斑块形成是一个长期、复杂的过程，是由多种因素作用在不同环节引起的疾病，故从单一因素寻找治疗AS的有效方案是不全面、不科学的。虽然颈动脉狭窄的外科治疗和介入治疗已日臻成熟，但术后较高的再狭窄率已经成为国内外脑血管研究领域的重点和热点。大量临床试验表明了多种西药均有治疗和稳定AS斑块，降低冠心病、脑卒中发病率的作用，目前西药抗动脉粥样硬化取得了一定的效果，包括调脂、抗血小板、抗氧化等药物，但长时间使用并不能中止其病程及改善预后，反而有可能引起很多药物不良反应，如胃肠道、皮下出血、肌肉疼痛等。近几年来，在中医药理论的指引下，众多学者进行了大量中医药防治动脉粥样硬化方面的研究，在中成药、中药复方汤剂等方面取得了较大的研究成果，这为动脉粥样硬化的治疗提供了更多选择。研究表明多种中药在降血脂、抗氧化损伤、保护内皮功能、抑制血管平滑肌细胞异常增殖、降低AS早期事件发生率、减轻AS病变程度等方面，有着明显的疗效，进一步研究、开发抗AS的中药将具有广阔的应用前景。中医学的辨证论治理论体系和治疗的整体性是其最大的优势之一，此外，中药的多靶点综合干预治疗已显示出良好前景。

第二节　中医学对动脉粥样硬化的认识与研究进展

一、中医学对动脉粥样硬化病因病机的认识

中医学无血脂异常、动脉粥样硬化及动脉粥样硬化性心血管疾病的具体病名相对应，根据AS引起的心、脑、肾等重要脏器病变，将其归属于眩晕、中风、头痛、胸痹、胸痛等疾病范畴。AS发生和发展是一个多种危险因素参与的由无至有、由稳定斑块进展为易损斑块的慢性病理过程。易患人群在感受外邪、情志刺激、饮食不节、脏腑衰退等状况下，气血运行失于调畅导致各种病理产物积聚，气滞、津液停聚化生痰湿，气滞、血流失畅化生瘀血，痰湿瘀血蕴久化热。或久居湿热之地，起居不节，长期食用肥甘厚味或烟酒火热之品，导致外邪入侵、内生热毒之邪。也有学者认为七情内伤、情志失调、饮食不节或吸烟、酗酒可伤脾胃，直接影响脏腑气机的正常运行致气滞、血瘀、痰阻。气变于病之始，血变于病之成，气机阻滞可导致津液流通失常，气不行津，津液停聚，聚湿生痰；血涩不行，停而为瘀，致痰瘀互结。痰、瘀可进一步影响气机的升降出入，加重气滞，如此反复形成一个以痰、瘀为主的恶性循环。痰瘀日久，

诸邪闭阻脉络，经络不畅则形成AS有形病灶。有些学者根据痰浊证和血瘀证与血液流变学、微循环、自由基等方面的病理相似性，提出"痰瘀同源"理论，说明二者均为气血运行失常之病理产物。《医林改错》记载"血受热则壅结成块"，《金匮要略》有"热之所过，其血必凝"，认为脏腑气血运行失司而发为本病。AS的基本病机应为本虚标实，虚实夹杂，脾、肾、肝三脏为主的五脏皆虚为本，各种病理产物如血瘀、痰浊、热毒为标实的，累及全身的病理表现。目前对AS的中医病因认识主要在痰、瘀、虚、毒等方面。王椿野等对近年关于AS中医病机以及治疗研究的文献进行归纳总结，总共纳入了72篇文章，涉及病例数3 606例，涉及证候要素约9种，研究结果发现证候要素由高至低分别为血瘀（74.13%）、痰浊（62.92%）、热邪（43.01%），其中医家论点文献59篇，证候要素由高至低分别为血瘀（93.22%）、痰浊（74.54%）、气虚（54.24%）、阴虚（30.51%）、毒邪（28.81%）、热邪（23.73%），提示血瘀、痰浊、热毒等为AS的中医主要病机。申定珠等综合2003年国际动脉粥样硬化学会发布的《预防动脉粥样硬化性心血管疾病临床指南》和2008年弗莱明汉心脏研究报告及补肾中药抗AS临床应用实践提出，AS实际上是一种与机体衰老密切相关的慢性退行性疾病，并认为细胞端粒长度和端粒酶活性改变可能是AS病理进程的关键桥梁，应积极探讨AS从肾论治，从细胞端粒途径调控AS血管老化可能是阐释补肾中药作用机制的有效靶点。张嘉皓等认为，"脉道不利"是冠状动脉粥样硬化性心脏病的基本病理表现。脉道既是气血精微运行的通道，同时也需要气血精微的濡养，如脉道不能贯通，则可变生他疾。现代研究表明，脾气虚是造成胰岛素抵抗、糖脂代谢异常、线粒体功能缺陷和内皮功能紊乱的重要原因，通过调补脾胃能起到胰岛素增敏、防治AS的作用。旷湘楠亦认为，AS与脾气虚相关。"气者，身之根本也""气虚不足以推血，则血必有瘀"，痰瘀蕴结日久易损伤脉络导致AS。王进认为AS与中医温病学说之营分证和血分证有类似的特征。辨证或营分，或血分，或兼而有之，或一脏一腑，或随证变化，似无所适从，然其最终转归仍在血脉。心主血脉，为五脏之首，故其治应强调治心，以通五脏，令全身阴阳调和、气血通畅。肖维刚等认为，营卫均依脉而行，通过脉络相互贯通，与"脉"关系密切。脉络通则营卫和，二者在随脉运行过程中相互感应、交会，弃脉则营卫行无所踪，抛营卫则脉无实可言。若营卫交会失常，脉络失其滋养顾护，无形之邪客于脉中，日久则必生痰瘀，阻于脉道。恰如AS进展过程中内皮损伤、血小板黏附聚集、平滑肌细胞迁移等环节。故从营卫交会角度探讨AS的形成机制具有积极意义。

随着研究的不断深入，中医医家逐步认识到AS病机的本质是"气阳虚、痰浊、血瘀"，本虚标实、虚实夹杂之证。肥胖、高血脂、高血压、缺乏运动、水果和蔬菜摄入不足、吸烟是6个主要的心血管危险因素。本病多发生于老年人，此时人体先天之本先亏，积损正衰，肾气肾精亏损，过食肥甘则伤脾，脾失健运，故后天之本失养，过逸伤气，而吸烟则耗气，故成气虚。脾虚则津液失于蒸化而成痰浊，气虚运血无力而成瘀血，而瘀血亦可生痰，痰浊瘀血集结于脉络，则成气虚痰瘀。有学者认为，气虚血瘀是人体衰老的原因。冠心病的关键病机也是气虚为本。故虽然气滞、寒凝、阴虚和肝郁等也参与了病程的发生与发展，但气阳虚、血瘀、痰浊仍然是其重要病理因素。

综上所述，中医认为AS的形成与脏腑功能失调导致气血津液输布障碍，气滞则血结，气郁则痰生，二者常相互胶着为病，现就痰浊、瘀血与AS病理机制之间的相关性的研究进展综述如下。

（一）痰浊致病与血脂代谢异常

中医所言之痰是体内水湿津液代谢异常，发生停聚，继而形成的病理产物。元代朱丹溪有"无痰不作眩"之说，《金匮要略》记载"心下有支饮，其人苦冒眩，泽泻汤主之"，张三锡认为"中年肥盛富贵酒肉辈，头时眩晕，手足作麻，久久不治，必成偏枯"，这些均明确指出中风和眩晕等疾病与痰浊之间的关系。依据痰浊所致病证的临床表现及中医学基础理论与临床实践，结合现代医学对血脂代谢机制及其功能的描述，可以发现中医所言之痰浊与现代医学所言的血脂十分相似。现代医学所言的血脂主要指血浆中的中性脂肪和类脂，其中与AS的发生和发展密切相关的主要是血浆总胆固醇。高脂血症是指血浆乳糜微粒、极低密度脂蛋白以及低密度脂蛋白水平升高。孙琛琛等对高脂血症与血浆致动脉硬化指数以及痰浊证与血脂指标的相关性进行研究，发现随着血浆总胆固醇、低密度脂蛋白及甘油三酯水平的升高，血浆致动脉硬化指数也呈上升趋势；同时，痰浊证中医证候积分与血浆总胆固醇水平呈正相关。谢曼等比较了服用降脂汤与常规口服拜阿司匹林联合辛伐他汀治疗高脂血症（痰浊血瘀证）的疗效，发现降脂汤组的有效率（97.5%）明显高于拜阿司匹林联合辛伐他汀组（85%），进一步证实了现代医学所言的高脂血症与中医学所言的痰浊证之间高度相关，也表明AS的发生机制与痰浊的致病机制具有高度一致性。现代医学认为AS的发生和发展除了与遗传（内源性）因素有关以外，还与饮食摄入（外源性）因素有关，这一观点与中医学的观点相似。《素问》记载"仆击，偏枯……肥贵人则高粱之疾也"。嗜食肥甘厚味，伤及脾胃，脾失运化、胃气失和，食浊不化，聚而成湿，凝而为痰，滞于脉道，凝聚血中，血行不畅，故而成疾。痰浊之邪亦可阻滞气机，困厄脾气，加剧湿浊形成，浸淫血脉，浊留于脉，凝结成块。上述病机与现代医学的脂质浸润学说十分相似。

（二）痰浊致病与氧化应激动脉粥样硬化

发生和发展的氧化应激学说是当前研究的热点。Oberoi等研究发现，AS的发生与脂质氧化和炎性细胞因子如肿瘤坏死因子α密切相关。虽然目前尚未完全阐明AS确切的发生机制，但其氧化应激过程已得到多项研究的证实。氧化应激主要指多种有害刺激导致机体内活性氧（reactive oxygen species，ROS）生成速率明显高于清除速率，从而导致ROS大量积蓄，并引起一系列级联放大效应。例如，ROS参与低密度脂蛋白的氧化过程，使透过血管内膜的低密度脂蛋白经过脂氧合酶以及反应性氧基团的氧化，成为氧化低密度脂蛋白；这一过程可触发内皮细胞释放巨噬细胞趋化因子和细胞间黏附因子，促使单核细胞分化为巨噬细胞；在清道夫受体A1和CD36的作用下，巨噬细胞可以吞噬低密度脂蛋白并进一步发育为泡沫细胞；泡沫细胞在坏死过程中会吸引更多的巨噬细胞进行吞噬和清除，从而形成动脉斑块。这一氧化应激过程与痰证的病机理论极为相似，均是因为机体各项功能失调而导致病理产物的产生，而病理产物又作为新的致病因素，引起机体的广泛损害。杨震等开展动物模型研究发现，瓜蒌皮可以通过显著降低脂质过氧化物和氧化低密度脂蛋白的含量而改善氧化应激状态，并指出抗氧化活性是瓜蒌皮防治冠心病痰浊壅塞证的机制之一。另有研究发现，瓜蒌薤白半夏汤可以显著降低AS患者血浆总胆固醇、甘油三酯、低密度脂蛋白、氧化低密度脂蛋白和丙二醛的含量，同时增加体内超氧化物歧化酶和谷胱甘肽过氧化物酶的含量，并且瓜蒌薤白半夏汤组和辛伐他汀组的主动脉粥样硬化病变较模型组明显减轻。因此，基于中医学痰浊致病理论，有助于揭示AS氧化应激学说的机制。

（三）瘀血内阻与血流动力学改变

Alexy等研究发现，AS患者的红细胞聚集率、全血比黏度（高切变率和低切变率）以及血浆比黏度较健康人群增加，这与中医学瘀血内阻的相关认识十分相似。《灵枢·痈疽》记载"血泣则不通"，《血证论·吐血》记载"气为血之帅，血随之而运行……气结则血凝"，《医学纲目》记载"中风皆因脉道不利，血气闭塞也"，《血证论》记载"化其瘀滞则偏枯痿废自愈"。由此可见，血瘀证候是AS的重要生物学基础。王淑兰等比较对照组（瑞舒伐他汀钙控制血脂，拜阿司匹林抗血小板聚集，华法林抗凝及激酶肠溶片降低纤维蛋白原水平）与研究组［在对照组用药的基础上，服用动脉斑块汤（具有活血化瘀、软坚散结之功）］颈动脉斑块患者的凝血因子活性（R值）、纤维蛋白原水平（K值、α角）、血小板聚集功能（最大聚集率）的差异，结果显示研究组的有效率明显高于对照组（分别为93.3%和73.3%），由此认为活血化瘀法可以降低颈动脉斑块患者血浆凝血酶原活性和纤维蛋白原水平，同时降低血小板聚集功能，以达到缓解和治疗颈动脉斑块的目的。徐红格研究发现，中药组（自拟中药汤剂）与对照组（拜阿司匹林和阿托伐他汀钙）相比，可以显著降低血浆黏度、全血比黏度（高切变率和低切变率）和血细胞比容，并且增加最大血流速度、最小血流速度、平均血流速度和平均血流量。上述研究均在一定程度上验证了中医学所言的瘀血阻滞与现代医学所言的血流动力学改变之间密切相关，为进一步探究AS的发生机制及防治策略开启了新的研究道路。

（四）瘀血阻滞与血管内皮损伤

研究证实血管内皮细胞损伤与内皮素-1含量升高、内皮型一氧化氮合酶含量降低以及血管生成素样蛋白2对血管内皮细胞炎性系统的激活有关。在内皮细胞分泌的一系列血管活性物质中，一氧化氮是最重要的舒血管因子。当高血压和糖尿病等各种危险因素引起血管内皮细胞受损时，血管内皮细胞可释放内皮微颗粒。内皮微颗粒具有降低一氧化氮合酶活性的作用，继而进一步降低一氧化氮的合成量以及利用率，导致血管内皮依赖性舒张功能下降、血小板聚集性增加，从而加速AS的发生和发展。内皮细胞损伤学说认为，内皮细胞局限性损伤是形成AS的开端，此过程引起血小板和移动的单核细胞被吸引至受损部位，并黏附于暴露的结缔组织。血小板通过释放血小板源性生长因子促进肌细胞向血管内膜移动，进而形成动脉斑块。这一机制与中医学所言瘀血的机制基本一致。武衡等发现，瘀血型血清组大鼠培养液中组织型纤溶酶原激活物和一氧化氮含量最低，而Ⅰ型纤溶酶原激活物抑制因子、Ⅰ型细胞间黏附分子和内皮素含量最高；瘀血型血清组内皮型一氧化氮合酶基因的表达水平较加味桃红四物汤组明显降低，而细胞间黏附分子基因的表达高于瘀血型血清组。余文珍等开展的动物实验发现，活血化瘀药物可以通过上调wnt/β-catenin信号通路的表达，增加血管内皮生长因子基因的表达水平，提示活血化瘀药物对于动脉粥样硬化血管内皮损伤具有保护作用。

二、中医药治疗动脉粥样硬化的研究进展

动脉粥样硬化的成因涉及诸多因素，现代医学主要采取抗聚、抗炎、抗氧化应激及调脂等方法防治AS及相关疾病，虽在临床上取得了一定成效，但很难从根本上预防AS的发生和发展，且治疗费用昂贵，并存在消化道出血、肝肾功能损害等潜在风险，制约着其在临床上的普及应用。而中医药具有多途径、多靶点作用，为有效防治AS提供了可行性。

（一）中药干预

从传统中医学角度认识AS，其病理基础为痰证、瘀证、虚证，故目前主要治则为化痰祛浊、活血化瘀、益气通络、补益肝肾等。用祛湿化痰法治疗AS、高黏滞综合征，试验结果表明该方法能迅速降低TC（血清总胆固醇）、TG（甘油三酯）、全血低切黏度、血浆黏度、纤维蛋白原、血小板聚集率等一系列指标，改善血液高凝状态，减少了因缺血、缺氧造成的靶器官损伤。复方丹参滴丸对动脉粥样硬化斑块有消退作用，与阿司匹林相比较，研究结果表明复方丹参滴丸使AS软斑消退的作用效果与阿司匹林相似。经方血府逐瘀汤加减制成精制血府胶囊可以减少颈动脉血管内膜厚度、消减斑块体积、降低血管面积狭窄率、减少斑块数目和斑块积分，同时能在一定程度上改善血流动力学，降低阻力指数。檀战山等研究表明应用心脉神口服液能通过降血脂、抗氧化、抑制主动脉平滑肌增殖核抗原表达来减轻AS，也可对平滑肌细胞凋亡有诱导作用，从而逆转AS的形成。此外，还有用补阳还五汤、大黄䗪虫丸、抵当汤改良方、桃红四物汤等治疗AS的报道。艾志兵等通过使用小檗碱对AS的兔模型干预治疗，从病理和颈动脉造影上均证实了小檗碱对AS的形成和发展有抑制作用，从另外一个角度证实了AS炎症反应学说。目前研究证实，多种中药可以通过调节脂质代谢、保护血管内皮细胞、抑制脂质过氧化、抑制血管平滑肌增殖、调节增殖与凋亡之间的平衡、抗炎症反应等一系列途径和环节，干预和治疗由AS病变所引起的心脑血管

疾病。中药抗动脉粥样硬化的药理研究进展如下。

1. 调节脂质代谢

血脂代谢异常可导致低密度脂蛋白水平过高而使脂质沉积于血管内壁，加之低密度脂蛋白的氧化过程，均是导致AS发生和发展的主要原因。因此，改善血脂代谢水平可有效抑制AS的形成。随着中药治疗AS研究的进展，已有越来越多的中药被广泛用于调节血脂代谢。刘传亮等研究发现，枸杞子和决明子可以显著降低甘油三酯和低密度脂蛋白水平，并具有改变血流动力学的作用，从而发挥有效抵抗AS形成的作用。山楂是活血化瘀之要药，研究发现，山楂提取物中的山楂总黄酮具有降低血脂的作用，可以明显增加血清高密度脂蛋白水平，增加总胆固醇排泄量，从而达到降低总胆固醇水平的目的，同时还可减少器官内沉积的胆固醇。研究发现预防性给予大鼠不同剂量的姜黄提取物后，它们的血脂呈剂量依赖性下降，TC、LDL降低，HDL升高，LDL/HDL值明显降低，说明姜黄提取物具有降血脂的作用。而葛根素具有降血脂、降血压、保护心脑血管及抗动脉硬化、抗氧化、抗血栓形成、增加冠脉血流量等药理作用，临床广泛用于冠心病、心绞痛、心肌梗死、脑梗死等心脑血管疾病的治疗，疗效显著，用药安全。另外，冯磊等发现茶叶多糖（TPS）能降低高脂模型大鼠TC，升高HDL-C，降低LDL-C，提高血清卵磷脂胆固醇酰基转移酶（LCAT）活力，说明TPS对于AS能起到一定的预防作用。中药可以调节脂肪代谢的关键酶。如吴符火等证实养心草胶囊可以提高LCAT和脂蛋白脂肪酶（LPL）的活性，其机制是提高载脂蛋白A1（ApoA1）浓度来激活LCAT和LPL。陈民等发现补益肝肾作用的中药复方可以有效下调大鼠肝细胞HDL受体*SR-BI*基因表达及蛋白表达、上调LDL受体蛋白表达、抑制肾脏组织的氧化低密度脂蛋白（ox-LDL）受体CD36蛋白表达。罗先钦等用山楂总黄酮给复合因素致脂肪肝大鼠模型灌胃，取肝左叶用反转录聚合酶链反应和免疫组化检测LDL-RmRNA和蛋白的表达，发现山楂总黄酮能够增加肝组织LDL-RmRNA和蛋白的表达，从而调节脂质代谢，影响AS的进展。而且有关中药调节血脂代谢的许多研究均发现，相较于现代医学的降血脂药物，中药不仅显示出较好的疗效，且不易引发不良反应。

2. 保护血管内皮细胞及抑制脂质过氧化

近年来越来越多的学者认识到内皮功能损害是动脉粥样硬化形成的首要和最早环节，内皮功能学说已逐渐超越损伤-反应学说，为学术界所认可。而内皮功能的损害主要表现为内皮细胞的氧化损伤，故通过清除自由基和抗脂质、抗氧化等作用保护血管内皮功能，是近年来中医药抗动脉粥样硬化的研究焦点之一。白静丽等发现化纤通络颗粒能够提高SOD（超氧化物歧化酶）和GSH-Px（谷胱甘肽过氧化物酶）活性及降低MDA（丙二醛）含量。吴大梅等报道应用野葡萄根、猕猴桃根能明显降低血脂，提高大鼠血清中的NO水平并降低内皮素的含量。肖胜等发现通心络胶囊能够降低高脂血症患者血液中ox-LDL的水平，改善血脂代谢障碍，从而起到抗动脉粥样硬化的作用。王绿娅等研究发现余甘子通过调整家兔脂质代谢，提高抗氧化能力，减少脂质过氧化，降低MDA含量，升高SOD活力，保护内皮功能，而起到治疗家兔实验性AS斑块形成的作用。王强等复制实验性家兔AS模型，测定SOD活性和MDA含量，发现通脉胶囊可使MDA降低，而血清SOD升高，说明通脉胶囊抗AS作用的机制可能与其抗氧化、抗血栓等保护血管内皮功能密切相关。肖铭甲等发现，芥菜籽提取物可以有效提高血浆超氧化物歧化酶的浓度，并降低丙二醛的含量，由此可见，芥菜籽提取物具有较强的抗氧化能力，可以预防AS的发生。白云霞等发现乌灵菌粉可以降低血浆丙二醛和甘油三酯的含量，并显著增加高密度脂蛋白、超氧化物歧化酶和谷胱甘肽过氧化物酶的含量。刘艳茹等从银杏叶中提取出银杏内酯B，并进一步发现银杏内酯B同样可以增强超氧化物歧化酶的活性、降低丙二醛的含量，且具有减轻氧自由基损伤的作用。宋爱伟等发现，从中药牡丹皮中提取的丹皮酚可以增加小鼠体内超氧化物歧化酶的含量、降低丙二醛的含量，从而抑制脂质斑块的厚度；实验第28周和第38周时，丹皮酚抑制AS的有效率分别达83.4%和69.6%，而这一作用可能是通过降低血管细胞黏附因子1和基质金属蛋白酶9基因的表达而实现的。由此可见，中药在保护血管内皮、抗氧化等方面具有重要的作用，可预防AS的发生与发展。

3. 抑制血管平滑肌细胞增殖及调节增殖与凋亡之间的平衡

在AS的形成过程中，血管平滑肌细胞迁入血管内膜，吞噬脂质后形成肌源性泡沫细胞，进而发生增殖和迁移后形成纤维帽，即形成AS的纤维斑块。由此可见，阻止血管平滑肌细胞迁入血管内膜及抑制其增殖可有效抑制AS的形成和发展。尉希清等通过构建大鼠颈动脉球囊损伤模型，研究黄芪甲苷对血管平滑肌细胞增殖和修复的影响，结果发现实验组血管平滑肌细胞的增殖均受到一定程度的抑制，且黄芪甲苷抑制大鼠颈总动脉内膜增生的机制可能与其抑制血小板源性生长因子-BB的表达有关。赵苗苗等开展了氧化低密度脂蛋白诱导血管平滑肌细胞泡沫化机制的中药研究，发现黄芪甲苷、羟基红花黄色素A和芍药苷都能够通过有效地抑制凝集素样氧化型低密度脂蛋白受体-1的表达，阻断血管平滑肌细胞泡沫化的发生，从而有效预防AS的发生和发展。张宇等研究了蛇床子素对球囊损伤后大鼠颈动脉内膜增生的影响，发现高剂量和低剂量的蛇床子素均可通过降低新生内膜增殖细胞核抗原的表达，减少血浆肿瘤坏死因子α和白细胞介素-1β的含量，从而不同程度地降低新生内膜面积及内膜厚度与中膜厚度的比值，有效抑制血管平滑肌细胞的增殖。甄彦君等从分子水平探讨玉米苞叶防治AS的作用机制，结果发现玉米苞叶对AS家兔血管平滑肌细胞（VSMC）的增殖与凋亡有明显的调节作用，同时能显著减轻AS斑块面积，减轻动脉管腔的狭窄程度，对于防止AS的进一步发展具有重要作用。檀战山等检测VSMC凋亡和增殖的表达变化，发现主动脉平滑肌增殖细胞核抗原（PCNA）表达减少，VSMC凋亡增加，从而说明心脉神口服液除能降血脂、抗氧化、抑制PCNA表达来减轻AS外，也可以对VSMC凋亡有诱导作用从而逆转AS的形成。由于血管平滑肌细胞的增殖和分化受到多种复杂因素的调控，虽然中药在抑制血管平滑肌细胞增殖和分化方面显示出独特且良好的疗效，但对其作用机制尚不完全清楚，有待进一步深入探究。

4. 抗炎症反应及其他

CRP不仅是AS的标记，而且是一种炎症介质，它可以刺激血管内皮细胞表达粘连分子，使白细胞粘连并释放炎症介质。通过临床试验发现，CRP的基础水平与心脑血管疾病的发病率呈正相关，它反映了AS和动脉血栓形成的严重程度，是目前所发现的建立在病理基础上的预测心脑血管疾病发作、复发和预后的敏感指标。杨五彪等研究发现，黄芪多糖可以使AS家兔的CRP明显降低，说明黄芪多糖具有抗炎症反应、免疫调节之功效，对AS有明显的预防和治疗作用。

5. 对细胞自噬的影响

细胞自噬是近年来AS研究的热点。大量证据显示，进展型AS斑块中存在自噬现象，适度自噬对AS具有保护作用，但过度自噬将导致整个细胞功能崩溃。血管内皮细胞、平滑肌细胞和巨噬细胞的异常自噬会直接影响AS的进程及斑块稳定性。在内皮细胞自噬过程中，陈皮和半夏作为临床经典化痰对药，能够有效抑制参与自噬特异性的基因*Beclin-1*表达，进而上调AS斑块PI3K-Akt途径，降低LC-3 II/LC-3 I 的比值，减少内皮细胞自噬，而这可能是化痰法治疗AS的机制之一。光果甘草定（GD）能通过下调ox-LDL诱导的人主动脉内皮细胞（HAVEC）自噬相关因子*Beclin-1*及*LC-3*的表达，减少HAVEC自噬小体生成，增加HAVEC活性。犀角地黄汤能通过下调大鼠大脑中动脉栓塞模型脑组织自噬相关基因*Beclin-1*、*ATG-5*和*LC-3*的表达，起到脑保护作用。因此中药抗动脉粥样硬化的机制可能与调节细胞自噬水平有关，而调节自噬水平有可能成抗动脉粥样硬化治疗的新靶点。

6. 对细胞凋亡的影响

细胞凋亡亦是导致AS发生和发展的重要原因，而内皮细胞凋亡则可能是诱发AS的始动因素。白藜芦醇、吴茱萸次碱能通过降低LDH及肿瘤坏死因子-α含量，激活辣椒素受体1，促进降钙素基因相关肽（CGRP）mRNA表达，提高内皮细胞存活率，减少其凋亡细胞数目，进而降低溶血磷脂酰胆碱（LPC）诱导的内皮损伤。三棱、莪术能通过升高B淋巴细胞瘤-2基因（*Bcl-2*）表达水平，下调*Bax*表达，抑制内皮细胞凋亡。通心络胶囊能通过激活PI3K/Akt信号通路，上调*HIF-1α*的表达，下调缺氧后血管内皮细胞Caspase-3蛋白活性，降低其凋亡率。郭春雨等采用活血中药（芎芍胶囊）、解毒中药（黄连胶囊）及活血解毒配伍（芎芍胶囊和黄连胶囊）含药血清干预ox-LDL诱导的HAVEC，与模型组比较，结果发现各含药血清组可显著提高细胞一氧化氮水平，抑制诱导型一氧化氮合酶蛋白表达，降低内皮素-1（ET-1）、IL-1β、E-选择素（E-selectin）和细胞间黏附分子-1含量，减少HAVEC凋亡。且活血解毒组细胞相关炎性因子表达较其他组有进一步降低的趋势。在成熟的斑块内，巨噬细胞亦可见到细胞凋亡的特征性表现。巨噬细胞凋亡分泌的细胞因子能促进其在斑块部位聚集及血管平滑肌细胞增殖。荷脂的巨噬细胞凋亡可促进脂质斑块进展，并影响其稳定性。黄连温胆汤含药血清能明显提高巨噬细胞生存率，上调炎性因子IL-10表达，减少巨噬细胞泡沫化及ox-LDL引起的巨噬细胞凋亡，降低巨噬细胞脂质吞噬作用，说明黄连温胆汤的抗AS作用可能与抵抗巨噬细胞凋亡有关。

7. 对细胞内质网应激的影响

研究表明内质网在AS进程中作用显著。血管平滑肌细胞和巨噬细胞在AS斑块内产生大量高分泌蛋白，易诱发内质网应激（ERS），持续的ERS将激活炎性反应和凋亡信号，引起细胞功能紊乱，甚至凋亡，从而导致斑块不稳定。丹参酮ⅡA能通过上调血管平滑肌细胞胞质中ERS标志蛋白基因重链结合蛋白（BIP）表达，放大ERS信号，激活下游的凋亡信号分子，进而逆转AS病变。淫羊藿苷能通过下调同型半胱氨酸（Hcy）诱导的兔血管内皮细胞损伤模型GRP78 mRNA表达水平，减缓内皮细胞ERS，发挥血管内皮保护作用。当ERS时间过长时，细胞内质网功能失调，易致使BIP表达下降，亦能启动内质网相关凋亡程序，导致细胞死亡。葛根通脉饮能通过下调主动脉组织ERS相关蛋白以及BIP表达，抑制Hcy所致兔主动脉组织ERS，发挥抗AS作用。

8. 改善血小板功能和血液流变学

对血小板功能和血液流变学性质的研究是20世纪末至21世纪初二三十年间的研究热点。如王婕等总结文献研究发现某些中药有效成分对降低血小板黏附性作用显著，如白花丹参、川芎嗪等；另一些则能降低血小板聚集性，如白芍总苷、滇丹参等。除此，中药还具有抑制血小板释放反应，影响花生四烯酸代谢、钙拮抗，影响膜糖蛋白等不同作用。郭杨志等报道调脂通脉颗粒可以降低血清甘油三酯及可溶性细胞间黏附分子（sICAM-1）、可溶性血管细胞间黏附分子（sVCAM-1）水平，从而缓解动脉粥样硬化的病变。俞丽华等发现益气活血方、镇肝息风汤、星蒌承气汤3种不同功效的中药复方均可抑制sICAM-1蛋白表达。

（二）针灸治疗

AS属中医痰凝、血瘀范畴，治则以化痰软坚、行气散结、活血化瘀、益气通络为主，应辨证循经取穴，以调整脏腑功能，推动气血灌注周身，津液流通，使已胶结之痰浊瘀血、日久坚凝之斑块软化、消散。王伟志等取人迎、内关、风池、丰隆、足三里等穴，诸穴合用共奏活血化瘀、涤痰散结之功效，结果表明此法能明显降低患者血瘀证候积分，改善患者的临床症状和体征。纠正脂质代谢紊乱，减弱脂质过氧化物（LPO）氧化活性，升高超氧化物歧化酶（SOD）活性，降低内皮素（ET）水平，升高降钙素基因相关肽（CGRP）水平，改善患者血液流变学指标。王占奎等通过颈动脉超声形态学和血流动力学检查发现针灸治疗组较药物对照组颈内动脉粥样硬化（CAS）斑块的厚度和面积明显减少，其中以治疗扁平斑、软斑效果较好，消退率为53.8%；对颈总动脉、颈内动脉、颈外动脉的收缩期峰值血流速度、舒张末期最小值、搏动指数均有不同程度的增加，阻力指数降低，双侧颈动脉的内径增加，颈动脉中膜厚度减小，明显改善了颈动脉和脑动脉血流状况；研究还发现针灸对颈动脉中度、重度狭窄疗效不明显，且对颈动脉收缩期最大血流速度、舒张期最小血流速度影响不大。

总之，虽然从现代医学角度出发，AS的病因病理尚未完全确定，但中药治疗本病已经取得了长足的进步，相关的新药也在不断地开发，以期从靶向治疗方面取得新的突破。目前临床主要从气虚、痰浊、血瘀、毒邪等方面来治疗和控制本病的发展，中医药治疗具有多靶点、多途径干预的优势，中医辨证论治AS有望在一定程度上稳定斑块，减少心脑血管事件的发生。下一步应进一步深入研究中药抗动脉粥样硬化的可能机制，为中医治疗AS提供可信、有效的证据，使该病的中医治疗规范化。

第三节　益元活血理论在抗动脉粥样硬化中的理论创新与临床实践

　　根据传统医学对动脉粥样硬化相关疾病的记载，结合历代医家对动脉粥样硬化的病因病机研究认为，动脉粥样硬化可以从中风、眩晕、头痛、胸痹等疾病论治，认为AS发病的根本在于"本虚标实"，属于中医正虚、瘀血、痰浊的范畴。其病因有二：外责之于现代人长期熬夜、饮食不节，多逸少劳；内责之于脏腑虚弱或五脏六腑失养，功能失司。由于心、脾、肾等五脏功能的减退，造成气机不畅，气血运行失调，内生痰瘀，继而闭塞脉络，引起脏腑阴阳失衡及肢体的气血失调。总的来说，传统医学认为动脉粥样硬化基本病机为本虚标实，本虚以心、脾、肾等脏腑气血亏虚为主，标实以血瘀、痰浊为主。

　　现代人生活节奏快，起居失常、寒暖不调、情志不畅等问题较为普遍。长期的熬夜容易耗伤气津，使正气内虚；长期的压力容易导致肝气郁结，横逆犯脾，从而造成肝郁脾虚；再者，饮食不节容易聚湿而生痰。李东垣提出"内伤脾胃，百病由生"，认为脾胃为滋养元气之源，"元气之充足，皆由脾胃之气无所伤，而后能滋养元气"。因此，脾胃损伤必然导致元气不足而产生各种病变，故有"若胃气之本弱，饮食自倍，则脾胃之气既伤，而元气亦不能充，而诸病之所由生也"，亦有"百病皆由脾胃衰而生也，毫厘之失，则灾害立生"。《黄帝内经》有云"味过于咸，大骨气劳，短肌，心气抑""故多食咸，则脉凝泣而变色"，这就是说，如果在饮食中加入的盐量多，口味过咸，就会造成人的皮肤色黑粗糙，纳入盐分太多，会发生骨骼受损、肌肉萎缩、心气抑郁等现象。陈朝俊指出，高血压、动脉粥样硬化、心肌梗死、中风及肾脏病的增加与过量摄入食盐均有密切关系。现代医学研究表明，过多地摄入食盐对人体的最大危害是导致血压升高。因为人体摄入过多的钠盐后，就会造成体内水与钠潴留，导致血管平滑肌肿胀，血管腔变细，血管阻力增加。同时，血容量增加，加重心脏和肾脏的负担，进一步引起排钠障碍，从而使血压升高。据有关专家推测，人日均摄钠量每增加1g，则收缩压和舒张压平均分别上升0.267kPa和0.226kPa。高盐饮食对血压的不利影响，可进一步造成心肌缺血、心肌梗死、脑梗死等心脑血管疾病。长期的饮食不节，导致机体脏腑功能失调，抵抗力下降，正气内虚，不足以固卫机表，容易感染外邪而致病。长期脾气亏虚，不能运化水谷，则酿生痰浊；"气为血之帅，血为气之母"，气虚不能鼓动血液运行，则导致血液瘀滞于脉络之中，形成气虚血瘀之证。因此认为动脉粥样硬化性疾病的病因为心、脾、肾等脏腑气虚，表现则以血瘀、痰浊为主。

根据历代医家对动脉粥样硬化病因病机的认识，结合多年的临床经验，认为动脉粥样硬化的形成、发展是一个渐进过程。当动脉粥样硬化尚未发展到引起相应器官出现缺血性损害时，临床几乎无证可辨，但斑块突然破裂或栓塞导致的各种心脑血管缺血性病变却是临床突发事件。阻止无症状病变向突发事件的转变，将疾病消灭在萌芽状态，是"上工治未病"思想的最高体现，是中医防治动脉粥样硬化性心脑血管疾病理论的精髓。"未病先防"指未出现疾病的时候要预防疾病的发生，与心脑血管疾病的一级预防相关。"既病防变"指对已经发生的疾病要及时治疗，并要防止其进一步发展和恶化，与心脑血管疾病的二级预防相关。从古代"治未病"的理论指导认识目前尚未出现临床症状的动脉粥样硬化病变的防治具有重要的现实意义。动脉粥样硬化好发于中老年人，本虚为其根本，以脾肾亏虚为最明显。其中元气虚为先，脾气虚则运化功能失司，不能运化津液则日久津液凝结，形成痰浊内阻；肾虚则肾主纳气功能失司，气虚无力鼓动而致气滞血瘀。中医辨证应为"气虚→气滞→血瘀"，气虚无力鼓动气血、无力运化津液为本，津液凝结痰凝、血瘀阻塞脉道是其标。根据此病机特点确立了以"益气活血，化痰散结"为治则的参七脉心通胶囊组方，本方由红参、黄芪、三七、郁金、丹参、川芎、枸杞子、土鳖虫、香附等比例浓缩制备，每粒含活性成分0.3g。方中红参大补元气，心肾脾并补，使气旺则血行，诸脏受益为君药。黄芪补气升阳，利水化浊，三七、丹参、川芎、土鳖虫活血化瘀，行气通脉为臣。郁金、香附理气化痰、开郁通阳以助血行，共为佐使之药。全方合用，共奏益气活血、化瘀散结的功效。

大量的临床和实验研究发现，以益气活血法为治则的参七脉心通胶囊对动脉粥样硬化斑块的干预作用十分明显。研究结果表明其对内皮损伤因子ox-LDL等有明显的抑制作用，进而可能对树突状细胞的黏附和迁移产生抑制作用，通过下调血浆内皮素（ET-1）、促进血清一氧化氮（NO）释放，对高脂血症并颈动脉硬化患者的血管内皮功能有明显的保护作用，能有效降低颈动脉粥样硬化患者内膜厚度，缩小斑块体积。参七脉心通胶囊联合辛伐他汀能通过调节NO/ET-1的平衡，抑制ox-LDL的水平，起到抑制炎症反应的作用，通过调节促炎因子TNF-α、IL-6、抑炎因子IL-10的水平，对斑块的稳定起到积极的作用。在一项细胞实验中发现，参七脉心通胶囊对降低RAW264.7细胞的脂质积累、脂滴、细胞内胆固醇和总胆固醇含量的效果最好。蛋白质免疫印迹试验结果表明，参七脉心通胶囊促进了RAW264.7细胞的反向胆固醇转运（RCT）并抑制泡沫细胞的形成。此外，SOD和MDA数据表明参七脉心通胶囊可以减少RAW264.7细胞的衰老。这些发现表明，参七脉心通胶囊可能通过提高细胞活力和减缓脂质积累和衰老来预防AS患者中ox-LDL诱导的巨噬细胞损伤。因此，推测参七脉心通胶囊的抗AS作用，除了对脂质代谢的影响，同时还对AS血管的炎症与免疫有着积极的治疗作用，从而对AS的发生和发展起到积极的干预作用。陈朝俊提出，TLR-4、TLR-9均表达于树突状细胞，TLR-4信号转导通路的抑制既可以消除由细胞因子等引起细胞激活，又可以阻断致炎细胞因子的产生；TLR-9信号转导通路的激活可促抑炎因子表达增加，两者在动脉粥样硬化斑块形成和发展过程中起着非常重要的作用。

陈朝俊团队发表有《参七脉心通胶囊对颈部动脉硬化粥样斑块稳定的影响》等相关论文16篇，涉及范围涵盖动脉硬化常见脑血管及眼科等多个学科。相关研究成果已有省级科研立项项目"参七脉心通胶囊对颈部动脉粥样硬化斑块稳定影响的临床研究"等。在中医药在脑血管病的二级预防方面做了有益的尝试，并取得了良好的效果，为中医药在相关领域做了有价值的探索，是中西结合诊疗思维方法上的创新，为中医药的现代化事业做出了有益的探索。

第三章

元气与卒中后昏迷

卒中后昏迷是病情危重的表现，意识障碍可以作为预后不良的指标，其中昏迷是最严重的意识障碍，即意识的持续中断或完全丧失，是高级神经活动的极度抑制状态，主要表现为对外界各种刺激的无反应性，同时可伴运动、感觉、反射功能障碍及大小便失禁等。卒中后昏迷是临床上常见的急重症，最易造成患者死亡，而且即使意识恢复，也大多遗留严重神经功能障碍，给患者、家庭和社会带来沉重的负担。卒中后昏迷的发生主要是因为脑血管急性病变，对于卒中昏迷机制的研究，目前主流思想认为是谷氨酸释放的增加及其受体过度激活产生的兴奋性神经毒性，钙离子的胞内超载，神经元凋亡，自由基的大量产生，一氧化氮及自由基等神经毒性物质导致的炎症反应以及线粒体功能障碍等。不断提高对昏迷的诊断治疗水平，尽早使患者意识恢复，脱离危险期，有利于降低卒中死亡率和致残率。

第一节 卒中后昏迷的现代研究

一、维持意识清醒的解剖生理学基础与病理生理

Hintevbuchner和田畸义昭认为意识由两个部分组成：意识的内容及其"开关"系统。意识的内容即高级的皮质活动，包括记忆、思维、定向及情感，还有通过语言、视听、技巧性运动及复杂反应与外界环境保持联系的机敏力。所有这些都取决于大脑半球的完整性，大脑半球任何局部的功能丧失或广泛慢性的损害只表现出对上述意识内容的缩小而不发生诸如昏迷等意识障碍，除非是两侧半球遭受广泛的、来势较急的病变或半球向下移位压迫丘脑或中脑时才会造成昏迷。意识的"开关"系统则可以激活皮质并使之维持一定水平的兴奋性，使机体处于觉醒状态，在此基础上产生意识的内容。"开关"系统内不同部位或不同程度的损害均可发生不同程度的意识障碍。意识的"开关"系统包括特异性上行投射系统和非特异性上行投射系统两套结构，下面分别叙述。

（一）特异性上行投射系统

特异性上行投射系统即经典的感觉传导通路的总称，主要包括：传导深感觉

的内侧丘系；传导听觉的外侧丘系；传导四肢躯干浅感觉的脊髓丘系；传导面部感染的三叉丘系以及传导视觉和内脏感觉的传导束等。各束在脑干中有其特定的路径并向网状结构发出侧支联系，它们最后都终止于丘脑外侧核组或膝状体核等丘脑特异性核团，换元后组成丘脑放射，经内囊后肢精确而固定地投射到大脑皮质相应的感觉区，产生特定的感觉，并对皮质有一定的激醒作用。实验证明除非所有的感觉传入全丧失，否则各传导束对意识水平的影响是很小的。

（二）非特异性上行投射系统

非特异性上行投射系统包括脑干网状结构中的上行激活系统和上行抑制系统两部分。

网状结构的解剖生理特点

网状结构位于脑干中轴位置，在显微镜下观察，其特点是各种大小不等的神经元散在错综复杂的纤维网中，故名。脑干网状结构可分为在中央的"效应区"（占整个网状结构的2/3）和包裹在其周围的"联络区"。效应区里含有较多的大、中型神经元，它们形成几个核团，发出和接受大量的传出、传入纤维。在联络区则主要是一些小型细胞，它们发出和接受大量的传出、传入纤维，主要是接受特异性上行投射系统的侧支纤维并发出纤维与效应区的细胞相联系。网状结构与特异性传导通路比较有两点显著的不同：一是在它的投射通路上要经过较多的神经元转换，这和特异性通路的三级神经元转换相比，神经冲动传导速度要慢，并容易被药物所阻断；二是网状结构内神经元之间依傍性的突触联系使得它不能引起突触的有效放电，而是引起下一个神经元的电紧张变化或维持神经元的兴奋水平，从而对其他部位的神经兴奋起易化、抑制、募集等作用。脑干网状结构对皮质的上行性影响主要是通过非特异性上行投射系统来实现的。

1）上行激活系统

上行激活系统包括上行激活性脑干网状结构、丘脑非特异性核团及紧张性激活的驱动结构三个部分。

（1）上行激活性脑干网状结构的定位和纤维投射。

Plam报告在脑桥下1/3以下损伤脑干背侧部分的网状结构不发生昏迷，而在此水平以上损伤两侧旁中央网状结构即发生昏迷。近来应用Ache染色确知上行激活性脑干网状结构包括脑干网状结构效应区背侧部分的细胞——网状巨胞核、脑桥肉状核和中脑网状核（约占效应区细胞总数的1/3），它们发出纤维上行，在中央灰质和红核之间的被盖部分形成两个密集的纤维束：被盖中央腹侧束投射到边缘系统转而到大脑皮质；而被盖中央背侧束则投射到丘脑非特异性核团。

（2）丘脑非特异性核团。丘脑非特异性核团包括丘脑的腹侧前核、网状核、中央核、中线核和内髓板核等。刺激这类核团能引起广泛的两侧皮质的募集式反应，而刺激那些特异性核团时（如腹外核、腹后核、枕核和膝状体核等），只引起皮质特定部位短潜伏期的电位。丘脑非特异性核团的活动对于大脑皮质的兴奋性有极大的影响。如用微电极刺激特异性丘脑核团时，大脑皮质感觉区内的神经元通常只放电一次，即使增加刺激强度也不能使神经元连续放电超过两三次。若刺激丘脑非特异性核团时，无论刺激强度是多大都不足以引起皮质感觉区神经元的放电，但在这个刺激之后，紧接着再去刺激上述那些特异性核团，大脑皮质神经元便会连续放电达4次以上。可见，丘脑非特异性核团的活动，虽然其本身不能单独引起大脑皮质神经元的放电，但是它可以改变皮质的兴奋状态，增强它的反应性。

综上所述，大脑皮质清醒状态的发生机制是：机体通过各种感官接受外界的适宜刺激，产生神经冲动，通过脑干特异性上行投射系统传至大脑皮质，同时发出侧支到脑干网状结构联络区，再激活位于效应区中的上行网状激活系统，后者的兴奋向上传到丘脑非特异性核团，由此再弥散地作用于整个大脑皮质，对皮质的诱发电位产生易化作用，从而使皮质出现清醒状态。但是，在正常状况下皮质清醒状态是持续的，那么维持这种持续性清醒状态的机理是什么呢？大量的实验证明这依赖于紧张性激活的驱动结构。

（3）紧张性激活的驱动结构。紧张性激活的驱动结构包括丘脑下部后区和中脑中央灰质。它们具有自己特定的纤维通路：先从丘脑下部后区到中央灰质，然后中央灰质再发出纤维下行，并与上行激活性脑干网状结构联系。第一具有短暂作用的交通渠道，主要见于中脑水平。它可能被特异性上行通路的侧支或丘脑上部外侧区的纤维所触发，起急需要的激醒作用。第二种是一个具有紧张性作用的通路，位置在脑桥中部（三叉神经根水平）和下丘基底之间室底灰质的一个区域里，包括背外侧被盖核（Gudden氏背核）在内，同时解剖证据显示激活性网状结构的纤维也进入中央灰质和丘脑下部后区。实验证明，上行激活性脑干网状结构在向上影响皮质的同时，也在这两个结构内放电。于是一个反馈环路就建立起来，即受刺激的中央灰质和丘脑下部后区可以驱动上行网状激活系统，而后者又转而再刺激中央灰质和丘脑下部后区，如此循环不已。这个正反馈环路被特异性传导通路的侧支和体内因素的刺激所触发，在循环的同时不断通过非特异性上行投射系统对大脑皮质诱发电位起持续的易化作用，从而维持皮质的持续性清醒。颅内、外各种病变只要累及上行网状激活系统的任何一个环节都可以导致不同程度的意识障碍，甚至昏迷。临床资料证明，损害发生在中脑和间脑交界处便可发生持久的意识丧失，如小脑幕切迹疝时中脑网状结构因脑干受压、变形、移位、扭曲等所致的血液循环障碍而出现缺氧甚至坏死，关闭了上行激活性通路，造成昏迷。损害若发生在驱动结构即丘脑下部后区和中央灰质（如昏睡性脑炎），患者就可表现为阵发性昏迷。这是由于上行网状激活系统仍保持完好，当外界刺激达到一定的阈值时就可以出现短暂的清醒，此时可以睁眼，简单思维，与人对话，但刺激强度一旦降低，则又进入昏迷。颅外病变最终波及网状结构，使其突触传递发生阻断时，同样也可引起昏迷。脑的缺氧或缺血可使去甲肾上腺素合成停止，从而使包括网状结构（特别是上行网状激活系统）在内的脑组织的神经元间兴奋性介质丧失，神经冲动传导被阻断，大脑皮质兴奋水平极度降低，便可陷入昏迷。网状神经元突触后膜对介质敏感性极度降低时，也可造成昏迷。临床最常见的原因是各种类型的酸中毒，尤其是代谢性酸中毒。当血流pH由7.4下降到7.0或6.95时，可以使脑许多部位包括网状结构在内，突触传递停止，大脑皮质和网状结构功能和联系近于丧失，从而陷于昏迷。这大概是糖尿病、尿毒症或其他酸中毒所致昏迷的重要原因之一，还有脑的代谢性障碍（如低血糖时脑能源缺乏及各种镇静剂、安定剂、麻醉剂及有机磷中毒）都会因严重影响或抑制上行网状激活系的功能而导致昏迷。

2）上行抑制系统

实践说明，在正常生理状态下，皮质的觉醒状态并不会无限制地增加，皮质细胞的兴奋性在不断受到易化影响的同时，逻辑上应该也受到不断地抑制，易化和抑制这一对矛盾的平衡可以使皮质处于一种适宜的兴奋状态。这种抑制效应通常的解释是上行激活作用的缺乏或皮质细胞反应能力的疲劳，这一说法在皮质兴奋过度或持续时间过长时是可以讲得通的。近十几年来，一些学者的研究提出了上行网状抑制系统存在的假说，并认为这个系统包括上行抑制性脑干网状结构和尾状核。

（1）上行抑制性脑干网状结构的定位和纤维投射。

1959年Magni等用巴比妥酸盐选择性地注入椎动脉，造成下位脑干的失活，同时发现清醒式脑电图，提示下位脑干里存在着上行抑制性结构。其后，

Demetrescu等在造成中央灰质损伤的猫孤离脑干标本上观察到高频电刺激脑桥网状结构背部会对原来的皮质诱发电位产生易化作用，而在刺激脑桥网状结构腹侧部时则出现抑制作用。这个实验先造成中央灰质的损伤是为了造成上行激活持续性影响的阻断，因为若中央灰质保持完整，脑桥网状结构腹侧部里也混有上行激活系统的纤维通过，高频电刺激该区不但兴奋抑制系，也可兴奋激活系的纤维，从而产生紧张性觉醒，在觉醒的状态下，再有一个抑制性影响加上来，对皮质兴奋易化和抑制的重叠将产生不确定的结果。由于考虑到化学刺激是兴奋细胞而不是纤维，所以后来该研究者又在中央灰质完整的孤立脑标本上，用化学刺激（乙酰胆碱注射）脑桥网状结构，也产生易化和抑制的分离：刺激脑桥网状结构效应区背侧部分产生标准的易化效应，而刺激其腹侧部分则出现抑制，这就进一步提示脑桥网状结构腹侧部的网状神经元是发放上行抑制的单位。临床上损伤性病变的资料也支持了上行抑制系统的存在。因此，上行抑制性脑干网状结构的定位是在脑桥网状结构的腹侧部分，分布在脑桥中部（三叉神经根水平）以上及延髓的低位脑干里。

（2）尾状核对大脑皮质的抑制性影响及其纤维投射。

Demetrescu等在1960年用高频电刺激尾状核，出现了对原来的皮质诱发电位的易化的减弱或消失，提出了尾状核上行抑制系的假设。后来他们以更加直接的证据支持这个假设。在猫孤离前脑标本上，用高频电刺激尾状核所产生的抑制性影响，可以对抗电刺激上行激活系统产生的对皮质诱发电位的易化。用胆碱能药物刺激尾状核及其他学者通过低频电刺激尾状核，均获得与上述同样的抑制性效应，尾状核产生的抑制，性质上与网状结构产生的抑制是同样的，因此可以说上行抑制性影响，是由脑桥网状结构腹侧部产生，由尾状核向皮质广泛地传递。

现今的资料还证明，上行抑制系统同上行激活系统一样，受到双侧特异性传导路侧支和体液影响的触发，也受到丘脑下部后区——中央灰质驱动结构的维持，并受到特定皮质区的下降性影响的控制。

（三）大脑皮质持续清醒状态的调节

大脑皮质要在中等水平的兴奋时，即适度的持续清醒的状态下，才能对外界刺激发生适宜的反应。解剖生理学资料也已证实，大脑皮质到丘脑非特异性核团和脑干网状结构有直接的纤维联系。这些纤维主要起于大脑皮质运动区、运动前区及感觉区，少量起于枕叶和颞叶，伴锥体束下行到达网状结构。张香桐根据诱发电位的分析，进一步提出存在着"大脑皮质——丘脑间环形通路"，即丘脑非特异性核团和大脑皮质之间存在着往返的神经联系。当外周神经的刺激，经特异性投射系统传导至皮质，皮质发出冲动下至丘脑非特异性核团，在此汇合非特异系统传来的冲动再投射到皮质，使皮层兴奋维持下去。

自从上行抑制系统的假说出现以后，皮质适度的清醒状态的维持可以得到新的解释。上行抑制系统和上行激活系统的两种对立的影响先在皮质内进行复杂的整合而达到一种对立的统一，维持皮质的持续性觉醒。通常，上行激活性影响占有优势。皮质对这种重影响平衡的失调，似乎可以较好地解释在疾病状况下的各种不同的意识水平改变和不同形式的脑电变化，促进了人们对昏迷本质的认识，为昏迷预防和复苏提供了新的治疗线索。

（四）意识障碍的病理机制

意识障碍按其程度大体可分为两类：一类为一过性意识丧失，谓之晕厥；另一类为持续性意识障碍，主要是指昏迷。昏迷是意识障碍最严重阶段，是病情危重的信号。根据病情，可分为：

1. 轻度昏迷

患者的意识及随意运动丧失，偶有不自主的自发动作。被动体位，对外界事物、声、光刺激无反应，偶有不自主的自发动作及眼球转动。对强烈刺激如掐大腿内侧或压迫眶上孔可出现痛苦表情，用针划足底可有防御反射性屈曲或躲避运动，不能回答问题和执行简单的命令。

2. 中度昏迷

患者对各种刺激均无反应，眼球无转动，各种反射减弱（这是与轻度昏迷的区别），有大小便潴留或失禁。呼吸、脉搏、血压可有改变，并可出现病理反射。

3. 重度昏迷

患者肌肉松弛，无任何自主动作，可有去大脑强直现象，对外界一切刺激均无反应。角膜反射、瞳孔反射、咳嗽反射及吞咽反射均消失，各种浅深反射和病理反射消失。生命体征不稳定，大小便失禁。

4. 过度昏迷

患者在深昏迷的基础上出现体温低而不稳，脑干反射功能丧失，瞳孔散大固定，自主呼吸功能丧失，需要以人工呼吸器维持，血压亦需用升压药维持，脑电图呈电静息，脑干诱发电位消失。过度昏迷是"脑死亡"的临床表现。

现代医学认为昏迷的病因和病变部位不同，发病机制亦有不同，基本上可分为颅内病变和代谢性脑病两大类。颅内病变包含脑损伤、肿瘤、梗死、炎症或变性等均有明确的病理损害，CT或磁共振检查可发现相应的病理形态学改变，根据病变部位又可分为幕上、幕下和弥漫性三种。往往是病变累及了脑干网状结构、丘脑弥散投射系统、广泛的大脑皮质或它们间的联系，故引起昏迷。脑干上行网状结构由中脑、脑桥、延髓、丘脑、连接大脑皮质的神经细胞核团和上下行纤维束及交织成网状的神经纤维组成，主管人体的觉醒反应和脑电活动。电刺激入睡动物的脑干网状结构可使其觉醒，脑电活动转变为清醒时的去同步化。各种感觉通路均有侧支进入脑干网状结构，各种感觉刺激都能在网状结构引起诱发电位。当刺激达到一定强度时即能使入睡动物清醒和出现去同步化的脑电活动。代谢性脑病为影响脑细胞代谢而导致的昏迷，如感染、中毒等全身性和脑部外器官的各种疾病的统称。代谢性脑病通常引起弥漫性脑损害，主要在亚细胞结构水平，因而不一定有明确的病理形态学改变。病理改变通常为神经细胞的肿胀，尼氏小体的溶解，神经细胞脱髓鞘改变或坏死等。脑干通常不受影响，由于脑细胞代谢活跃，耗氧量大而本身缺乏能量储备，需不断通过血液获得氧和葡萄糖，同时清除代谢产物才能维持正常功能。

在脑缺氧、缺血、低血糖、缺乏辅酶等情况下，脑代谢受干扰，可发生不同程度的意识障碍。脑代谢耗氧低于$2mL/(100g \cdot min)$的情况下即不能维持正常清醒状态。因高血糖、高血钠失水等因素而使血液处于高渗状态，可引起脑细胞脱水而发生高渗性昏迷。

（五）意识障碍病因

1. 幕上占位性损害

幕上结构主要是大脑半球。大脑只有在相当广泛的抑制或功能损害时才能引起意识障碍。通常，幕上结构的占位性病变极少能直接破坏或抑制双侧半球，病变大到足以引起昏迷的情况也是极少的。幕上占位性病变导致昏迷的原因主要是其继发的血管运动改变或增长的肿物致使幕上腔组织容积增加而压迫、推移乃至阻断了深部丘脑激活机制（紧靠天幕切迹的丘脑中线区域）。所以当幕上病变引起昏迷时，常常提示早期天幕疝的发生。

大脑两半球病变发生的速度是能否产生昏迷的重要因素。大脑半球退行性疾患由于进行缓慢，所以即使皮质已破坏相当广泛但并不出现昏迷。例如，老年病中的阿尔茨海默病，其病理变化特点为两侧大脑半球对称性、普遍性的萎缩，以额–颞叶或额–顶叶尤著，但中央前回、后回较完整。这种患者主要表现为精神症状，且清醒–睡眠周期尚完好，也不出现昏迷。但迅速发生的幕上结构的病变均造成意识障碍，其程度大致与病变大小成正比。

究竟在半球什么部位的双侧病变就足以影响患者的意识状态尚不清楚，有人认为双侧边缘系统的损害最能影响意识状态，但也不确切。能较多地影响意识的比较肯定的解剖部位是优势半球的语言中枢区域，这一点可以从严重急性失语患者中得到证实。通常此类患者表现得十分迟钝且难以苏醒，有人报告如果在优势半球颈动脉注射异戊巴比妥阻断其语言功能，与之同时发生的对清醒状态的抑制也较非优势半球明显。可能的解释是人类语言能影响并激活双侧半球多数活动。

总之，幕上结构即大脑半球的病变只有是广泛的、两侧的、来势较急的，或半球向下移位压迫丘脑或中脑非特异性上行投射系统时才会造成昏迷，否则即使手术切除一个脑叶甚至整球也并不发生意识障碍。

2. 幕下占位性损害

幕下结构的占位性病变或破坏性病变常导致意识障碍，原因是压迫或破坏了脑干网状结构。现仅就网状结构所致昏迷的病理生理改变概述如下。

（1）网状结构的直接破坏便可引起昏迷。

动物实验证明，用特定的手术方法在中脑水平切断两侧特异性上行投射而保留网状结构内侧部（为非特异性上行投射系统通过处），结果动物仍可处于清醒状态。反之，当破坏网状结构内侧部而保留两侧特异性上行投射系统时，虽然此时感觉冲动完全可沿着特异性上行投射系统到达大脑皮层，可是动物却进入持久的昏睡状态。据报道，在急性或慢性实验条件下，破坏猫中脑被盖网状结构内侧部时，低幅快波清醒式脑电图变为高幅慢波睡眠式脑电图，同时动物闭上眼睛，长眠不醒，进入昏迷状态。破坏猴的网状结构头端时，结果更为明显，动物处于完全无反应状态，好似临床上的昏迷，出现睡眠式脑电图，动物往往很快死亡。临床术中病理研究表明，病变累及丘脑后部、中脑或脑桥被盖网状结构后，严重时可表现为昏迷。

从总的位置形势看，丘脑及脑干头端是承受全脑重量的一个"重心点"，上端承受两半球极大的下压，后背承受小脑较重的前压。因此幕上、幕下的病变只要累及非特异性上行投射系统均有导致昏迷的可能。

幕上的大脑半球极度水肿或出血、血肿、肿瘤等，极易使幕上的颞叶海马沟回由幕上转入幕下，致使海马沟回嵌顿于幕切迹（幕孔缘）与中脑之间，使脑干受压移位变形，从而阻断非特异性上行投射系统的传导，而进入昏迷状态。有时，即使血肿或肿瘤已完全切除，颅压已降低，但仍可见部分处于深昏迷状态，这是脑干头端上行网状激活系统遭到完全破坏的结果。

当小脑半球发生出血时，往往直接压迫脑桥上段或中脑，以致破坏上行网状激活系统而出现突然昏迷。

而脑干头端病变（如感染、外伤、肿瘤、出血、梗死）则直接累及上行网状激活系统而致昏迷。

Rossi试图根据临床和脑电图的观察来确定所谓意识障碍的"临界点"。他发现延髓和脑桥下端损害不发生意识障碍，脑桥上端和中脑下端损害常常（但非经常）引起昏迷的临床征象，但脑电图则往往表现为正常（即脑电图和临床相分离），中脑上端和间脑后部损害，则产生典型的昏迷现象，且临床表现和脑电图相一致。因此，他认为脑干损伤的水平在中脑和间脑交界处便可发生持久的意识丧失。临床可以看到，当脑桥中下部受到损害，可以产生一种所谓关闭症候群，患者不语不动，但处于清醒状态，这种假性昏迷，失传出状态，也从另一角度证实这个结论的可靠性。

关于脑震荡所致昏迷的形成原理，近来也倾向于认为是颅脑损伤的瞬间所产生的颅内压升高引起脑干扭曲、拉长等，使脑干网状结构受到损害的结果，其中主要损害激活性网状神经元的胞体、轴突或树突，造成上行网状激活系统损害。

另外，迅速发生的脑疝（如上脑幕切迹疝），几乎无一例外地都发生突然或再度加重的意识障碍和昏迷。这是由于在整个脑疝病程中，中脑网状结构可能受到两种性质不同的损害：一种是脑干由缺氧所致的机能性损害，最后造成脑干本身发生了器质性病变，从而产生不同程度的意识障碍；另一种是脑干受压、变形、移位、扭曲等所致的脑干本身的血液循环障碍，从而引起昏迷。此外，脑疝时，颅内压造成的全脑缺氧也是引起昏迷的重要原因。

我们曾观察到几例发展较慢的脑疝形成的病例，昏迷发生较早的往往是小脑幕切迹疝，因为这种疝一开始就压迫了中脑水平上行网状激活系统。而枕骨大孔疝（小脑扁桃体疝），由于受压的是延髓及脑桥下部，故通常不发生包括昏迷在内的意识障碍。武汉医学院也曾报道一例因小脑脓肿发生的枕骨大孔疝病例，其呼吸已经停止，但意识却保持清醒，这些均说明上述问题。

对于非特异性上行投射系的研究，促进了对昏迷发生机理的分析，并给复苏开辟了道路。如近年来对于中枢兴奋药甲氯芬酯（meclofenoxate）的研究指出，它主要作用于大脑皮质和下视丘，而下视丘后部是上行网状激活系统驱动装置之一，故可以理解该药是通过激发上行网状激活系统来对抗某种原因的昏迷。

（2）网状结构突触传递的阻断可致昏迷。

实际上颅内病变累及网状结构上行激活系统而引起昏迷，仅是临床发生昏迷的原因之一；另外颅外病变或全身病变最终波及网状结构使其突触传递发生阻断，同样也可引起昏迷。

早已确知，神经元间的突触是由一个神经元的轴突末梢和另一神经元的树突、胞体或轴突所形成。在脊椎动物的中枢神经系统内，轴突末梢和神经元的胞体或树突之间的联系为数最多，通常把这种形式的突触称为轴突–胞体式突触和轴突–树突式突触。

近二十年，通过电子显微镜、细胞学、电生理学微电极等技术，对突触的研究有了巨大的进展。现已证明，神经系统两个神经元之间只是相互接触，并没有细胞质的相互沟通。两个神经元相接触部位，称为突触。

突触有其特殊的微细结构。突触前神经元轴突末梢小结的膜（突触前膜）和突触后神经元的胞体或树突膜（突触后膜）之间，有一个大约2nm的裂隙，称为突触裂隙。在突触裂隙内集中了较多的线粒体，里边有多种酶，物质代谢十分活跃。在靠近突触前膜的地方有许多小泡状结构，为突触小泡，是神经末梢化学传递介质合成、贮存场所。突触后膜的地方，也有较多的线粒体，物质代谢也十分活跃。

当沿轴突传来的神经冲动到达末梢小结后，由于电位变化，部分突触小泡移向并穿出前膜而破裂，向裂隙放出化学介质。放出的介质弥散到达后膜，与后膜的"受体"相结合，改变后膜离子通透性，从而对突触后神经元施以电紧张影响，累加后激起后一个神经元产生冲动并继续传导。

在中枢神经系统内作为突触传递的介质曾设想有多种：如乙酰胆碱、去甲肾上腺素、γ–氨基丁酸（GABA）、甘氨酸、儿茶酚胺、5-羟色胺、谷氨酸、门冬氨酸、三磷酸腺苷、P–物质、组织胺、前列腺素等。但目前所知基本符合介质条件的仅有乙酰胆碱、去甲肾上腺素、γ–氨基丁酸、甘氨酸等。乙酰胆碱在周围神经冲动传递中是符合介质条件的，但中枢神经系统内，其作为中枢传递介质尚有疑问，去甲肾上腺素作为中枢兴奋性介质比较肯定。

去甲肾上腺素为苯丙氨酸-酪氨酸的代谢产物。在体内苯丙氨酸可以转变为酪氨酸，但酪氨酸不能转变为苯丙氨酸，生成去甲肾上腺素的过程大体如下：苯丙氨酸→酪氨酸→多巴→多巴胺→去甲肾上腺素。

实验表明，去甲肾上腺素及其前身多巴胺（DA）均不易通过血脑屏障，脑内去甲肾上腺素不能从外周血液中自然得到补充，要靠脑组织自身苯丙氨酸-酪氨酸代谢来供给。因此，一旦网状结构神经元去甲肾上腺素合成阻断，或一些物质入脑后与去甲肾上腺素发生竞争替代作用，或突触后膜对介质敏感性极度减低等，均有使突触传递阻断导致昏迷的可能。

网状结构传递介质去甲肾上腺素合成被阻断所致昏迷中，临床最多见的原因为脑缺氧或脑缺血。脑的缺氧或缺血可使去甲肾上腺素合成停止，从而使包括网状结构（特别是上行网状激活系统）在内的脑组织的神经元间兴奋性介质丧失，神经冲动传导被阻断，大脑皮质兴奋水平极度降低，便可陷入昏迷。

如果网状结构传递介质合成尚好，但体内一些物质通过血脑屏障进入脑内，与其发生竞争替代，使介质不能发挥作用，也有导致昏迷的可能。最近有人提出食物中蛋白质在胃肠道消化过程中所产生的某些芳香氨基酸（如苯丙氨酸、酪氨酸）与肝昏迷发生有关，就是一个很好的例证。苯丙氨酸、酪氨酸等芳香氨基酸在肠内细菌脱羧酶作用下，可形成苯乙胺和酪胺。平时这些代谢物经肠道吸收后，在肝内被氧化分解。当肝功能障碍或门静脉、腔静脉间有侧支循环或短路存在时，这些物质可不经肝脏直接进入体循环，并通过血脑屏障进入脑组织。在脑细胞中，它们在β羟化酶作用下形成苯乙醇胺和新福林。苯乙醇胺和新福林与脑干网状结构的神经传递介质——去甲肾上腺素在化学结构上很相似，通常称为假介质，它们可以发生竞争替代作用而取代去甲肾上腺素。但苯乙醇胺和新福林对神经冲动介质传递作用远较去甲肾上腺素弱。竞争替代的结果势必使整个网状结构兴奋性介质不能发挥正常作用，使传导发生障碍和阻断，而有导致昏迷的可能。临床上用左旋多巴常使肝昏迷患者神志暂时转为清醒，这是因为左旋多巴能通过血脑屏障，在脑组织中先脱羧为多巴胺，再进一步羟化为去甲肾上腺素，再与苯乙醇胺和新福林相竞争的结果。

此外，网状结构神经元突触后膜对介质敏感性极度降低时也有产生昏迷的可能。临床最常见的原因是各种类型的酸中毒，尤其是代谢性酸中毒（如严重的糖尿病，体内代谢产生固定酸-酮体过多，消耗大量碳酸氢钠，致使血中碳酸氢钠浓度降低引起酸中毒；严重的尿毒症，使肾小管泌H^+减弱，酸性物质排除障碍致使酸中毒等）。当血液pH由正常7.4下降到7.0或6.95时，便可以使脑中许多重要部位，包括网状结构在内，突触传递停止，大脑皮层和网状结构功能和联系近于丧失，从而陷入昏迷。这大概是糖尿病昏迷、尿毒症昏迷或其他酸中毒所致昏迷的重要原因之一。

（3）脑代谢性病变。

众所周知，脑组织机能活动所需能量主要来自糖的氧化，但脑组织含糖原极少，所以需要源源不断地从血液中摄取葡萄糖。当糖由正常的80～120mg/dL降低到45mg/dL以下时，就会严重影响包括网状结构在内的脑组织的活动，因而出现低血糖昏迷。除了脑的能源严重不足可以导致昏迷外，严重抑制包括网状结构在内的脑组织的能量代谢也有导致昏迷的可能。肝昏迷的原因可能是多方面的，高血氨抑制脑的能量代谢是引起昏迷的一个重要原因。

已知，肝昏迷患者中有80%～90%血氨增高。血氨大部分来源于含氮物（如饮食中蛋白质过多，肝昏迷合并上消化道大量出血）的分解。当肝功能衰竭，特别是门体分流时，氨不能在肝内解毒合成尿素，而是积聚在血内，并通过血脑屏障入脑，抑制三羧酸循环的进行而影响脑的能量代谢。正常人脑组织中氨的解毒依靠α-酮戊二酸→谷氨酸→谷氨酰胺的途径，因谷氨酸在脑组织中储量不多，当血氨增高时，谷氨酸很快地被用尽，这时便由α-酮戊二酸与氨作用生成谷氨酸进行解毒，结果大量α-酮戊二酸被消耗。在一般组织中，α-酮戊二酸被用去后，可很快通过谷氨酸与丙酮酸或谷氨酸与草酰乙酸之间的转氨基作用而重新产生。脑组织的情况却不一样，由于血脑屏障的存在，血中α-酮戊二酸很难到达脑组织，所以在它被消耗后不易从血液得到补充。所以血氨过高时，脑组织三羧酸循环可因α-酮戊二酸过多消耗而被阻断。加上氨还对参与三羧酸循环的某些酶，如异柠檬酸脱氢酶有抑制作用，这样也会影响三羧酸循环的正常进行。脑组织三羧酸循环受到抑制后，能量生成减少，脑组织缺乏能量的供应，失去正常活动功能，便有发生深度抑制和昏迷的可能。临床用谷氨酸等降血氨药治疗肝昏迷道理也就在此。

因此，对于昏迷患者应该：

（1）重点了解昏迷起病的缓急及发病过程。急性起病者常见于外伤、感染、中毒、脑血管病及休克等。

（2）了解昏迷是否为首发症状，若是病程中出现，则应了解昏迷前有何病症。如糖尿病患者可出现高渗昏迷和低血糖昏迷，肝硬化患者可出现肝昏迷，甲亢患者可出现甲亢危象等。

（3）有无外伤史。

（4）有无农药、煤气、安眠镇静药、有毒植物等中毒。

（5）有无可引起昏迷的内科病，如糖尿病、肾病、肝病、严重心肺疾病等。

（6）对短暂昏迷患者，应注意癫痫或晕厥等疾病。

查体时应仔细观察体温、呼吸、血压、脉搏、皮肤及头颈情况。高热者应注意严重感染、中暑、脑桥出血、阿托品中毒等，低体温者需注意休克、黏液水肿、低血糖、镇静剂中毒、冻伤等；心率过缓要注意颅内高压、房室传导阻滞或心肌梗死，心率过快者常见于心脏异位节律、发热及心衰等；呼吸节律改变类型有助于判定脑部病损部位，要注意呼吸气味（糖尿病酸中毒有水果气味、尿毒症有尿臭味、肝昏迷有腐臭味、酒精中毒有酒味、有机磷中毒有蒜臭味）；高血压可见于脑出血、高血压脑病及颅内高压等，低血压常见于休克、心肌梗死、安眠药中毒等；皮肤呈樱桃红色为一氧化碳中毒；皮肤瘀点见于败血症、流行性脑膜炎；抗胆碱能药物中毒或中暑时皮肤干燥，休克时皮肤湿冷多汗；注意耳、鼻、眼结膜有无流血或溢液等外伤证据。神经系统检查应注意有无局灶性神经系统体征，瞳孔及眼底情况，重压眶上缘有无防御反应及表情反应，重刮足底有无肢体逃避反应，注意眼球位置，腱反射是否对称，及有无病理反射；颅内高压及蛛网膜下腔出血患者，常有视盘水肿出血；双侧瞳孔散大见于脑缺氧、阿托品类药物中毒、中脑严重病变。双侧瞳孔针尖样缩小见于脑桥被盖部出血、有机磷和吗啡类药物中毒；一侧瞳孔散大见于同侧大脑钩回疝；一侧缩小见于霍纳综合征或同侧大脑钩回疝早期。注意有无脑膜刺激征，常见于中枢神经系统感染和颅内出血性疾病。昏迷患者应该根据病情选择相应辅助检查，如腰穿检查（脑脊液细胞学、生化、病毒细胞系列）、头颅CT及磁共振检查，这些检查对中枢神经系统疾病诊断具有重要价值。血检测碳氧血红蛋白有助于一氧化碳中毒的诊断；尿常规异常常见于尿毒症、糖尿病、急性尿卟啉症；疑似肝昏迷患者查血氨及肝功能；血糖及肾功能检测有助于糖尿病酸中毒、低血糖昏迷及尿毒症昏迷诊断；心电图检查可诊断心肌梗死、心律失常导致昏迷。

二、卒中后昏迷的病理机制的研究进展

在解剖机制上，脑干网状结构和大脑皮质结构的功能完整是维持良好意识的两个重要因素，上行网状激活系统与觉醒状态有关系，大脑皮质与精神活动及意识内容有关，以上这些结构发生器质性或者可逆性的病变，导致脑干网状上行激活系统轴索损伤，使神经冲动不能上传，或者大脑皮层广泛损伤，不能使皮层处于觉醒状态，最终导致脑功能衰竭，从而出现卒中后昏迷，其病势凶险，死亡率极高。卒中后昏迷时神经递质生成、释放、存储障碍，导致递质平衡异常及突触传递受阻，如兴奋性神经递质多巴胺的减少。研究表明，多巴胺的量、受体减少，神经递质的兴奋冲动传导受阻，使多巴胺减少或产生后不能发挥其应有的作用亦是引起昏迷的重要原因。研究认为在神经递质的机制上谷氨酸释放的增加及其受体过度激活产生的兴奋性神经毒性，钙离子的胞内超载，神经元凋亡，自由基的大量产生，NO等神经毒性物质导致的炎症反应及线粒体功能障碍等，与意识障碍有关。目前，研究较多的是昏迷与觉醒密切相关的抑制性神经递质、兴奋性神经递质及多种内啡肽。γ-氨基丁酸（GABA）是中枢神经系统中极为重要的抑制性神经递质，其作用是降低神经元活性。GABA与GABA受体结合后，细胞膜的氯离子通道开启，引起氯离子内流，产生超极化电位，降低神经细胞的兴奋性，抑制神经元放电，对抗兴奋反应，产生突触后抑制效应。谷氨酸（GLU）作为最重要的兴奋性神经递质有重要的生理功能，但当其细胞外浓度超过生理水平时，会对脑组织产生毒性。但是谷氨酸产生毒性源于缺血后缺氧和葡萄糖的快速消耗，使三磷酸腺苷（ATP）耗竭，无法维持离子稳态，此时谷氨酸激活脑内的N-甲基-D-天冬氨酸受体（NMDA受体）与其相结合，使钙通道开放，突触膜内钙浓度升高，进而发生一系列生化反应。缺血与谷氨酸及谷氨酸受体之间的作用是相互的，谷氨酸受体的过度激活可以引起缺血程度加重，同样，缺血也可以导致受体功能的改变。缺血可以引起NMDA受体明显下调，随着缺血时间的延长，下调程度更为明显。而谷氨酸神经毒性主要是细胞外大量的谷氨酸导致谷氨酸受体（尤其是NMDA受体）的功能过度活跃，细胞外液中谷氨酸浓度过度升高，谷氨酸可通过其受体介导引起兴奋性毒性作用。谷氨酸转运体对维持细胞外谷氨酸浓度有重要作用，在脑缺血缺氧发生之后，谷氨酸转运体的活性及表达均受到了影响。因而兴奋性谷氨酸转运体（EAAT）在维持其正常功能的同时，可

以通过阻断谷氨酸受体减轻对神经系统的兴奋性毒性损害。β-内啡肽（EP）为内源性阿片肽之一，是一种强烈的阿片受体激动剂，与受体结合后可明显抑制中枢和外周神经递质的释放和神经元的电生理活性，产生一系列病理生理变化。目前已有大量研究表明在脑梗死或脑出血等发生时，血浆β-EP明显升高，造成脑内其他神经递质代谢障碍，使细胞膜Na^+-K^+-ATP酶失活，导致神经元的代谢及电生理活动的抑制作用加强，从而加重意识障碍和中枢神经系统紊乱。近年研究表明，脑缺血时β-EP释放是造成卒中病理损害的重要环节，使用阿片受体拮抗剂纳洛酮治疗脑卒中意识障碍有效，证明内啡肽拮抗剂可减轻、阻止甚至逆转由内啡肽所造成的脑缺血再灌注损伤，拮抗β-EP活性，减少内源性β-EP的释放，降低脑组织总钙和氧自由基水平，缩小梗死体积，防止缺血性损害扩展。脑的能源严重缺乏也是导致卒中后昏迷的病理机制。当缺血性卒中或脑出血导致脑细胞缺血、缺氧时，乳酸增加，细胞内外K^+等离子转移紊乱，导致脑神经组织水肿、肿胀，神经元突触传递失效，导致昏迷。脑水肿、脑疝使颅内压升高均会导致脑组织进一步受压损伤，常见的如压迫中脑或脑桥被盖部，损伤上行网状激活系统、小脑的上蚓部，通过小脑幕切迹形成脑疝；挤压中脑上部和间脑、小脑扁桃体形成脑疝向下迫入枕大孔；挤压延髓发生中线移位而产生昏迷。另外有学者认为，炎症机制亦是脑出血诱发昏迷的成因。

三、卒中后昏迷的体格检查

在评价昏迷患者时，弄清脑干结构功能比其他神经系统检查都更为重要。原因如下：第一，脑干网状上行激活系统位于脑桥上部和中脑的中线两旁，并上行与丘脑及下丘脑形成联系。意识状态的受损往往提示脑干网状上行激活系统和双侧大脑半球的损害。第二，颅神经功能紊乱表明颅神经及其核的损害，或支配它们的神经通路受损。由于颅神经及其核位于脑干的特定位置，因此它们的功能障碍能准确定位脑干某处的病变。昏迷患者的体格检查既困难又费时，四大症状体征的监测是探索器质性昏迷原因的重要线索。

（一）呼吸类型

昏迷患者首要的是监测心血管和呼吸系统。凡有意识障碍的患者，要先搞清楚是否有足够的脑血液供应和氧气供应。弥漫性大脑皮层损害而无脑干损害者通常表现为这样一种呼吸方式：逐渐加深后逐渐变浅的呼吸，两个呼吸周期之间伴长短不等的呼吸暂停，也就是所谓的陈-斯氏呼吸；脑桥平面的损害可造成抽气样呼吸；下位脑干损害则表现为不规则呼吸（共济失调性呼吸）；双侧延髓腹侧部或脑干末端病变可致呼吸停止。

（二）觉醒程度和肢体运动反应

患者能对语言指令和疼痛刺激（如挤压胸骨、甲床）产生适当的肢体运动，对疼痛刺激无反应，表明患者处于深昏迷状态。不对称的运动反应，如一侧肢体瘫痪是不祥的预兆，提示下行运动纤维局灶性损害，同样，肌腱反射（叩击肱二头肌、肱三头肌、髌腱、跟腱）、足底反射不对称也提示下行运动纤维局灶性损害。脑干上部的损害可致特殊姿势，此种姿势既非自发性也非疼痛刺激所致，如四肢强直性伸展的去大脑强直状态，一侧或双侧上肢屈曲、下肢伸直的去皮层状态。以上两种特殊姿势是上行脑干网状结构受累的危险信号。

（三）瞳孔对光反射及大小

光线照射在眼球上可诱导出瞳孔对光反射。视网膜上的神经节细胞轴突通过视神经、视交叉、视束到达顶盖前区，在这里发出副交感节前纤维与动眼神经复合核发生联系，经过E-W核并靠近中脑走行。这些神经纤维激活眼眶内的副交感神经节后细胞，并顺次刺激双侧虹膜上的瞳孔括约肌，从而引起双侧瞳孔收缩。瞳孔扩大受颈上神经节发出并到达虹膜的交感神经支配，位于上胸髓的节前神经元受下丘脑的下行纤维直接调控。大脑皮层的弥漫性损害（如代谢性脑病）呈典型的瞳孔缩小，但光反应存在；脑桥损害也可造成小而有光反应的瞳孔，这是因为瞳孔扩大的神经通路被中断的缘故；镇静药尤其是安眠药引起的瞳孔改变与上述相同。相反，瞳孔对光反射的消失往往提示器质性损害。中脑被盖部病变累及顶盖前区可致瞳孔中等大小（或轻度扩大），对光反射消失。中脑动眼神经平面的损害可致瞳孔对光反射完全丧失，因为损害了从中脑侧面到达动眼神经的下行交感扩瞳纤维，而动眼神经又参与瞳孔缩小的调节。单侧瞳孔扩大可由动眼神经出脑干后受损造成，此时交感扩瞳系统完整而副交感缩瞳系统中断。昏迷患者单侧动眼神经受压最常见的原因包括：后交通动脉瘤、颞叶受挤压进入小脑幕裂孔（如肿瘤）、海马沟回疝。

（四）眼球运动

与眼球运动相关的神经纤维沿着中脑腹侧同上行网状激活系统平行走行。大脑皮层弥漫性损害的患者，眼球呈无目的运动或不自主运动。而来自前庭的刺激可引起眼球的同向运动，如转头、冷热水灌注外耳道试验。分别转动患者的头部向上、下、左、右等方向时，可诱导眼球朝反方向运动。冷水灌注在患者的半规管内造成一种对流，使眼球向灌注侧发生同向偏斜；热水灌注时则产生相反的效应。眼球正常运动反射的丧失是脑干损害的另一种证据。脑桥的局灶性病变累及外展神经仅造成同侧眼球外展不能，脑桥基底部较大病损不仅累及外展神经，而且损坏了脑桥旁正中网状结构（侧视中枢），造成双侧眼球向病灶侧凝视不能；内侧纵束（联系外展和动眼神经核）受损仅使眼球向对侧凝视时同侧内收不能。中脑的病变，无论损害动眼神经的脑干内段、外段，均可致同侧眼球的上视、下视、内收障碍，同时一侧瞳孔对光反射消失，但对侧瞳孔间接对光反射存在。这表明同侧视神经、对侧中脑被盖部和动眼神经通路是完整的。

四、卒中后昏迷的治疗

（一）昏迷的一般处理

一旦发现患者昏迷必须立即积极抢救治疗。其最有效的方法是迅速查明病因，对因治疗。如一时不能明确引起昏迷的病因，先行对症治疗。

1. 急救措施

保持患者呼吸道通畅，及时清理气道异物，对呼吸阻力较大者使用口咽管，亦可使患者采用稳定侧卧位，这样即可防止咽部组织下坠堵塞呼吸道，又有利于分泌物引流，防止消化道内容物反流导致的误吸。因此侧卧位是昏迷患者入院前必须采取的体位。必要时可以给予呼吸兴奋剂，或气管插管行人工辅助通气（呼吸）。

2. 支持疗法及对症治疗

供氧，建立静脉通道，维持有效血循环，维持血压及水电解质平衡。对呼吸异常者提供呼吸支持（面罩气囊人工呼吸、气管插管、呼吸兴奋剂等）；对抽搐者给予地西泮类药物；对心力衰竭、休克等患者给予强心、升压药物，纠正休克；对于大面积脑梗死或者大量脑出血脑疝形成患者必要时可以行外科手术治疗（如去骨瓣颅内减压术、血肿清除术等）；高热者可以予以退热等对症处理及亚低温治疗。给予脑代谢促进剂如ATP、辅酶A、胞磷胆碱等，苏醒剂如甲氯芬酯等。注意口腔、呼吸道、泌尿道及皮肤的护理，防治误吸、坠积性肺炎、褥疮、尿路感染、深静脉血栓等并发症。

（二）卒中后昏迷的特异性治疗

目前对于卒中后昏迷患者意识苏醒无单一特效的药物和治疗方法，在西医常规治疗的基础上强调早期结合多感觉刺激、高压氧舱、神经电刺激、神经干细胞移植等综合治疗达到促进意识苏醒、减少并发症、提高生活质量的目的。

1. 高压氧治疗

高压氧促醒不仅通过增加血氧含量，提高血氧分压和血氧弥散距离来改善脑组织缺氧状态，而且在高压氧下使脑血管收缩，脑血流量减少，脑水肿减轻，颅内压也相应降低。并且高压氧还可通过增强超氧化物歧化酶、谷胱甘肽过氧化物酶等酶的活性来抑制或清除氧自由基反应，从而保护脑细胞膜免受损伤。高压氧治疗既可通过改善卒中后昏迷患者的脑部供氧，促进患者脑部代谢，也可通过抗菌作用预防感染的发生，且其治疗方法简单、副作用小、安全性高，在脑卒中后昏迷患者的治疗中发挥着重要的作用。高压氧治疗既明显缩短了患者的昏迷时间，也明显提高了患者的苏醒率，同时使患者的脑功能得到更好的恢复，可见高压氧配合常规治疗对重型脑卒中昏迷患者的治疗具有重要应用价值，值得在临床中进一步推广及应用。

2. 纳洛酮促醒

西医认为脑内的抑制性神经递质、兴奋性神经递质，以及多种内啡肽都在昏迷与觉醒过程中发挥了重要的作用，即GABA、GLU以及β-EP等多种神经活性物在昏迷与觉醒过程中起着重要作用，其中β-EP为内源性阿片肽之一，是一种强烈的阿片受体激动剂，与受体结合后，可明显抑制中枢和外周神经递质的释放和神经元的电生理活性，产生一系列病理生理变化。纳洛酮属于阿片受体拮抗剂，是临床上常见的镇静药物，通过抑制中枢神经系统抗β-内啡肽的产生，能迅速解除抗β-内啡肽对脑细胞的抑制作用，逆转脑细胞损伤和神经功能障碍，还能提高脑血流灌注，缓解水肿脑细胞的缺氧状态。

3. 渗透性治疗

渗透治疗作为大面积脑梗死、脑出血患者内科治疗的核心策略，临床应用广泛。目前常用的渗透药物包括甘露醇、白蛋白、高渗盐水等。甘露醇静脉滴注后迅速提高血浆胶体渗透压，通过血脑屏障使脑组织间液向血管内转移，并具渗透性利尿作用，从而降低颅内压，但大量使用易见急性肾损害、心力衰竭、稀释性低钠血症等不良反应。白蛋白不易通过血脑屏障，能提高血浆胶体渗透压，增加有效循环血量，大剂量白蛋白能及时使组织间液向血管内转移，减轻脑水肿，且作用缓慢持久，但价格昂贵。高渗盐可在血脑屏障内外形成一个渗透压梯度差，将脑组织细胞和细胞间隙水分渗透至毛细血管内，从而起到脱水降颅压作用，且能改善微循环、减轻血管内皮损伤，但临床应用时可见一些不良反应，如心肾功能不全、高钠血症、脑桥中央髓鞘病变等。Ong等为探讨具有何种人口学、影像学、治疗方案等特点的大面积脑梗死患者渗透治疗存活可能性更大，回顾性分析"GWTG"国家数据库中30例大面积脑梗死患者的临床资料，发现中等严重程度的大面积脑梗死患者（10分≤NIHSS评分≤17分）单纯内科治疗可存活。李连波回顾性分析48例以渗透治疗为主的大面积脑梗死患者，以探讨渗透治疗临床疗效，结果发现及时进行渗透治疗是降低致残率，争取良好疗效的关键。侯春彤等回顾性分析24例大面积脑梗死患者，给予甘露醇降颅内压治疗，配合甘油果糖或白蛋白，24例患者死亡率为16%，存活者的神经系统功能缺损程度较预想轻。该研究认为积极的渗透治疗可降低大面积脑梗死患者的死亡率，减轻致残程度。渗透疗法可减轻脑水肿、降低颅内压、预防脑疝，并有可能改善患者预后，但尚缺乏高质量研究证实其有效性。《大脑半球大面积梗死监护与治疗中国专家共识》的指南推荐存在脑水肿证据时，使用甘露醇和高渗盐水减轻脑水肿和组织移位，并注意监测血钠和肾功能水平（强推荐，中等质量证据）。目前，影响大面积脑梗死预后的因素分析及颅脑水瘀证分布特点的研究表明，渗透药物的使用依赖于临床工作者观察到有颅内压下降的证据，但在何时开始使用、使用何种渗透药物、是否联用、使用剂量上有很大不同，这些问题有待大量临床研究予以解决。

4. 亚低温治疗

目前有关亚低温治疗对大面积脑梗死或者脑出血患者预后的研究也有较多报道，但研究结果暂未统一。Su等进行了一项前瞻性随机对照试验，研究亚低温治疗对大面积脑梗死患者死亡率和神经功能的影响，结果发现6个月时两组死亡率比较差异未见统计学意义，但存活患者的mRS评分比较，低温组较对照组神经功能预后更好。该研究认为亚低温治疗不能降低患者死亡率，但可能改善患者的神经功能预后。

5. 感觉刺激治疗

在病情相对稳定时，尽早采用多感觉通路刺激性治疗，包括视觉、听觉、触觉、味觉、嗅觉和物理通路，有计划地让患者接受各种刺激，刺激脑干上行网状结构，促使患者觉醒，改善脑电活动。例如让患者在室外接受阳光、空气、湿度的刺激；定时播放音乐，听亲人的录音、语言交流；让患者看电视；在鼻旁摆放有刺激性味道的物品；定期抚摸、按摩和擦洗患者躯体、四肢等。促使未受累的脑细胞进行代偿，从而弥补变性受损脑细胞的功能，改变大脑皮质的抑制状态，达到促进自身调节而加快意识恢复的目的。李靖等对国外音乐运动疗法的论文做了收集及数据分析，结果表明音乐运动疗法可促进患者运动功能的康复，可促进植物人的复苏，还可提高患者认知能力、提高生活质量。徐琳峰等在对40例重型脑外伤患者多感觉刺激治疗的对照研究中发现两组治疗后格拉斯哥昏迷指数（GCS评分）、修订的昏迷恢复量表（CRS-R评分）、床旁脑电图（EEG）分级均比治疗前明显升高（$P<0.05$），且明显优于对照组（$P<0.05$），说明在传统康复治疗的基础上加用多重感觉刺激治疗对促进脑损伤患者意识恢复有显著疗效。

6. 神经电刺激疗法

神经电刺激疗法主要包括颈部脊髓电刺激、脑深部电刺激、周围神经刺激（包括正中神经刺激、迷走神经刺激）。前二者为有创电刺激，费用高，需神经外科手术介入，发生并发症风险高，需承担一定的风险，在基层医院推广有一定的难度。而周围神经刺激，尤其是正中神经刺激（MNS）则具有非创伤性、无并发症、易操作且费用低廉等优点，目前开展较多。高国一等在2005—2011年将脑外伤昏迷患者随机分为对照组（常规治疗组）和治疗组（常规治疗+MNS组），治疗时间大于2周，6个月后随访，治疗组（240例）意识恢复清醒比例明显高于对照组（182例），昏迷催醒需要的时间比非治疗组更短，脑血流灌注及脑干诱发电位（BAEP）监测提示治疗组出现明显改善。

7. 神经干细胞移植

神经干细胞多来自胚胎脑组织或成体脑组织，骨髓基质细胞为神经干细胞的另一来源。骨髓间充质干细胞（BMSCs）移植到脑外伤动物模型中，发现具有改善功能预后的作用，脑源性神经生长因子水平升高，可调节炎性及免疫反应，减少神经细胞的凋亡，认知能力也得到改善，BMSCs不仅可通过血脑屏障向缺血易损区域定向迁移，且可改善神经组织及促进神经功能恢复。戴宜武等对45例持续植物生存患者骨髓基质细胞源神经干细胞移植术后第1、第3、第5月进行随访观察，发现患者昏迷指数、脑电图、脑干听觉诱发电位等均明显改善，表明神经干细胞移植在脑损伤及后遗症治疗中有重要作用。但此疗法价格昂贵，干细胞来源稀少，且技术要求高，不易推广，故相比其他治疗优势不明显。

8. 脑保护剂治疗

应用抗自由基药物、钙通道阻滞剂、降低脑代谢等措施可阻止脑细胞发生不可逆改变，包括巴比妥类、尼莫地平、苯妥英钠、脑蛋白水解物、胞磷胆碱、甲氯芬酯、神经节苷脂、依达拉奉等。

第二节　中医学对卒中后昏迷的认识与研究进展

中医认为意识障碍虽病机复杂，表现多端，但神昏之后，不外分辨其属实证（闭证）或虚证（脱证）。闭证以神昏、牙关紧闭、两手握固、面赤气粗、痰声拽锯等为特征。一般热毒、痰浊、风阳、瘀血等阻塞清窍，导致阴阳逆乱，神明蒙蔽者，为闭证，属实。脱证以神昏、四肢厥冷、汗出、目合、口开、鼾声、手撒、遗尿等为特征。凡气血亏耗，阴阳衰竭，不相维系，清窍失养，神无所倚而神昏者，多为脱证，属虚。中医认为卒中后昏迷的病因病机与痰瘀密切相关，"血之与气并走于上"是该病的发病机制。"上"即为脑，脑是人体神明之主、诸阳之会，风火痰瘀侵袭于脑，使得气血逆乱，血脉阻滞或脑部出血，从而引发卒中。中医认为，卒中的病发部位是脑部，属于本虚标实之症，风火痰阻是标，气血两亏是本，急性期卒中以标实为主，病机是痰热血瘀阻塞脑络。本病的发生，病情有轻重缓急的差别，轻者仅限于血脉经络，重者常波及脏腑，所以临床将中风分为中经络和中脏腑两大类。无神志改变为中经络，病轻；有神志改变为中脏腑，病重。

一、历代医家对卒中后昏迷的认识

（一）外因立论

从《素问·风论》至唐宋之际，多以"内虚邪中"立论，强调"外风致中"的观点。《灵枢·刺节真邪》曰："虚邪偏客于身半，其入深，内居荣卫，荣卫稍衰，则真气去，邪气独留，发为偏枯。"明确提出中风的病因为外来风邪伤人。《黄帝内经》将风邪致病特点概括为："风者，善行而数变""风以动之""风胜则动""伤于风者，上先受之"，即症状变化快，来去不定，游走窜动，颤动抽搐，麻木瘫痪，发病部位多在巅顶位。同时，《黄帝内经》中也包含了大量内因致病的论述，提出了其内虚的一面，即"内虚邪中"论，成为后世内风论的发源。

唐宋以前医家认为中风主要由风邪致病，而提出"外风致中"观点，同时对其发病的内在因素，即"内虚"的一面也有一定认识，认为中风病因尚与情志、劳倦、饮食等所致的正气不足有关，即"内虚邪中"论。但在病因上更为强调"外邪"的作用，认为外邪入中是直接导致偏枯不用的关键因素。其源头及代表文献为《黄帝内经》《金匮要略》的相关条文，后世医家无不受其影响。

（二）内因立论

唐宋以后，尤其金元时期，随着医学的发展，许多医家对外风入中的理论提出了不同看法。刘河间力主"内生火热致中风"的观点。李东垣认为主因"正气自虚"。元代王履从病因学角度首次提出了类中风的概念，将中风病因分为真中风邪、非真中风邪两大类，促使了中风病因由"外因致中"向"内伤积损"的转变，此"类中风"的概念也为其后明清大多数医家所继承发展。至明代，张景岳力倡"非风"论。至清代，叶天士综合诸家学说进一步阐明了"肝风内动""内风致中"的理论。

内风论是经唐宋之后医家从各个不同角度阐发而确立，使中风的认识基本臻于完善，达到了分则见其偏，合则见其全的地步，即由于内伤积损、气血亏虚、肝肾阴虚等，导致痰瘀内生，阴阳失衡，阴虚阳亢，阳化风动，挟痰瘀火邪，或横窜经隧，或迫气血并走于上所致，比较客观地反映了该病本虚标实，病变错综复杂而非由单一因素所致的特点。

（三）内外风两纲立论

清代以后，对中风病因病机的认识渐趋全面和统一，医家对外风论有了重新认识，认为外风和内风都可致中风，两论不可偏废。清代吴谦《医宗金鉴》论中风"风从外中伤肢体，痰火内发病心官，体伤不仁与不用，心病神昏不语言，当分中络经腑脏，更审虚实寒热痰"当为其中的代表。尤在泾也说："中风之病，昔人有真类之别，盖以贼风邪气所中者为真，痰火食气所发者为类也。以愚观之，人之为病，有外感之风，有内生之风。"

二、卒中的病因

（一）年迈体弱，内伤积损

《黄帝内经》云："年四十而阴气自半，起居衰矣。"《杂病源流溪烛·中风源流》亦云："人至五六十岁，气血就衰，乃有中风之病。"李东垣也指出："凡人年逾四旬，气衰之际，或忧喜忿怒，伤其正气，多有此疾，壮岁之时，无有也。"年老者气血亏虚，内伤积损，或纵欲伤精，或久病气血耗伤，或劳倦过度，使气血更衰，气虚则血行不畅，脑脉瘀阻；阴血虚则阴不制阳，风阳动越，挟气血痰火上冲于脑，蒙蔽清窍而发病。故卒中多见于中老年人。

（二）痰浊内生，化热生风

《素问·通评虚实论》说："仆击、偏枯……肥贵人，则高梁之疾也。"《丹溪心法·中风》也指出："湿土生痰，痰生热，热生风也。"《临证指南医案·中风》亦说："平昔酒肉，助热动风为病。"说明饮食不节也是发生中风的原因之一。如过食膏粱厚味，脾失健运，气不化津，反聚湿生痰，痰郁化热；或肝木素旺，木旺乘土，致脾不健运，内生痰湿；或肝火内热，炼津成痰，痰热互结，风阳夹痰而横窜经络，上蒙清窍，发为本病。随着社会经济及人口老年化的发展，心脑血管疾病的发病率在不断上升，血脂增高，糖尿病患病率也日益剧增，而卒中多在糖尿病、高脂血症基础上并发而来。

（三）情志过极，化火生风

《素问·生气通天论》云："大怒则形气绝，而血菀于上，使人薄厥。"《素问·玄机原病式·火类》云："多因喜怒思恐悲五志有所过极而卒中者，由五志过极，皆为热甚故也。"七情失调，肝气郁滞，气血滞流，瘀阻脑脉；或素体阴虚，水不涵木，复因情志所伤，肝阳暴涨；或五志过极，心火暴盛，风火相煽，血随气逆，上扰元神，神明不用而发病。

（四）气候骤变，气血阻滞

在年老体弱，气血亏虚，痰湿内聚，阴阳失调的基础上，极易由于气候骤变，外风入中，特别是冬春季节，寒使血凝，气血运行不畅，脑脉痹阻，元神失养而发病。因此，卒中主因虽然是内因，而气候变化往往是卒中发生的诱因。陈朝俊指出："外风不可偏废"，外界气候因素是卒中发病的一个重要诱因而应予重视，还特别提出，每年"秋台风"到来之际，是出血性脑血管病高发之时。

三、卒中的病机

根据卒中的发病特点，卒中的基本病机可以概括为"虚、火、风、痰、气、血"六端，其中以虚为根本。

虚：正衰虚损概括了卒中病机正虚的一面，始论于《黄帝内经》，至当代已被公认为卒中发病的基础病机。《素问·上古天真论》曰："女子……五七，阳明脉衰，面始焦，发始堕；六七，三阳脉衰于上，面皆焦，发始白。"《圣济总录·卷第六·卒中风》曰："卒中风之人，由阴阳不调，脏腑久衰气血衰弱，荣卫乏竭，故风之毒邪，尤易乘间而入。"李东垣提出"气虚致中"学说，认为元气虚衰，脉络瘀阻，发为卒中。并认识到卒中的高发年龄"凡人年逾四旬，气衰之际……多有此疾"。

痰：痰是水液代谢障碍形成的病理产物，其形成与肺、脾、肾、三焦的气化功能失常关系密切。痰一旦形成，可随气升降流行，肥胖少动及嗜食膏粱厚味之人易患卒中，其原因为易内生痰湿。朱丹溪明确从痰立论："中风大率主血虚、有痰""半身不遂大率多痰……在右属痰""湿土生痰，痰生热，热生风"。

瘀：《黄帝内经》有论曰，"阳气者，大怒则形气绝，而血菀于上，使人薄厥"，论及了血液停滞于脑转发为卒中。唐容川说："化其瘀则偏枯痿废自愈也。"王清任论"半身不遂"病机属气虚血瘀："元气既虚，必不能达于血管，血管必停留为瘀。"陈朝俊认为瘀血是卒中的基本病理转归。瘀血的形成多与气虚或气机郁滞，血少脉弱，寒凝或热邪煎熬有关。瘀血一旦形成，则阻滞脉络，阻碍气机，进一步影响气血运行。瘀血理论在近代日益受到重视，瘀血闭阻脑窍，局部气机停滞，脑髓失养，即可发为卒中。

火：卒中病机中的火包括心火、肝火等内生火热。《黄帝内经》有"诸禁鼓栗，皆属于火""诸逆冲上，皆属于火"的论述，概括火邪致病的特点，与卒中相符。孙思邈指出"凡中风多由热起"，《中风精淫》曰："五脏之性肝为暴，肝火横逆则风自生，五志过极皆生火，火焰升腾则风亦动。"陈朝俊认为：内火之生多与阴精亏虚，五志过极有关。如情志内伤，抑郁不畅，常导致肝郁气滞，发为肝火；若思虑劳心过度，耗伤心阴，日久心阳偏亢，则发为心火；心火充盛又可引动肝火，导致肝火上炎；肝火充盛为肝之阳气升发太过，可引起肝阳上亢诸证，如肝阳化风、肝风内动、风火相煽、肝阳暴涨、血随气逆、充于脑络，或溢出脉外，而发生昏仆猝倒之卒中危证。

风：卒中病机之风主要指内风（肝阳化风），脏腑阴阳失调所致，体内阳气亢逆无制而形成的一种病理状态。多由于情志所伤或操劳过度耗伤肝肾之阴，以致阴虚阳亢，水不涵木，浮阳不潜，久之阳愈浮而阴愈亏，阴不制阳，肝之阳气升而无制，亢而化风，形成风气内动。《黄帝内经》云："诸风掉眩，皆属于肝"，《先醒斋医学广笔记》曰："真阴既亏，内热弥甚……热极生风，亦致猝然僵仆类中风证。"

水瘀互结：张学文据《金匮要略·水气病脉证并治第十四》"血不利则为水"的理论、水和血的生理病理特点，结合自己数十余载的临证经验创新性地提出"颅脑水瘀"理论，对卒中及多种疑难脑病的临床诊治具有极大的指导价值。张学文认为卒中均有瘀血形成，继而瘀血内停、水津外渗，渐成水瘀互结颅内，因此颅脑水瘀是卒中的病机关键。其病机与大面积脑梗死、脑出血、脑水肿有契合之处，从而为大面积脑梗死或脑出血的"颅脑水瘀"理论建立了基础。

四、中医治疗卒中后昏迷的研究进展

针对卒中后昏迷的病因病机，治疗应分清标本虚实，以醒脑开窍、活血化瘀为主，痰热蒙窍者予清热化痰开窍，痰热互结者予活血清热化痰，热结腑实者予通腑泄热，肝肾阴虚者予滋补肝肾，心脾两虚者予补益心脾等。临床上常常采用醒脑静注射液来治疗卒中后昏迷，也取得了一定的疗效。醒脑静注射液作为一种中药制剂，具有凉血行气、开窍醒脑、清热解毒等功效，其主要成分有麝香、栀子、冰片、郁金等。其中麝香能开经络，通诸窍，具有提神醒脑之功效；栀子能入三经，清热解毒凉血，解痰瘀热邪；冰片能通诸窍，散郁火，开窍醒神；郁金能行气活血，化痰开窍。研究表明，小剂量麝香能兴奋中枢神经，促进大脑功能恢复；栀子、郁金具有消炎镇痛，减轻脑水肿，降颅内压作用。还有研究表明，醒脑静注射液可以增加脑血流速度，从而增加脑血流量，增加损伤脑组织的供氧，改善卒中患者的意识障碍及神经功能受损程度。

经络是人体气血运行、联络脏腑、沟通内外、串通上下的通路，针灸能疏经通络、运行气血、调和阴阳，调控生理、病理及脏腑功能。针灸为主的综合疗法可提高脑干网状觉醒系统的兴奋性，解除大脑皮层的抑制状态，促进患者的意识恢复，起到醒神开窍之效。近年来对针灸促醒的研究非常热门，动物实验及临床研究越来越多，因其疗效显著，简便易行，副作用小，价格低廉等优点，在昏迷患者的治疗中被广泛应用。但针灸方法多种多样，且差异性大，缺乏系统性、规律性、统一性的评价标准。动物实验研究表明，针刺一方面可调控颅脑损伤模型大鼠凋亡相关基因表达，减少继发性脑损伤所致脑细胞凋亡；另一方面可增加相关细胞因子的表达，促进神经再生。石学敏提出的醒脑开窍针法主穴取内关、人中、三阴交，辅以极泉、委中、尺泽、合谷，先取双侧内关，用泻法，再雀啄人中使之流泪或眼眶盈泪，三阴交用补法，补泻兼施，治疗首发脑卒中患者2 523例，治愈率达59.02%，且在顿脑外伤后昏迷促醒治疗中亦应用广泛，能有效促进患者意识恢复。吴微波等在常规治疗基础上加用靳三针治疗持续性植物状态（PVS），选取颞三针、足三针为主，结果治疗组痊愈12例，好转5例，无效1例；对照组18例中痊愈8例，好转5例，无效5例，治疗组有效率明显优于对照组。涂小华等将102例重型脑损伤患者随机分为针刺组和电刺激组，各51例。在神经外科常规治疗及护理基础上，针刺组给予针刺治疗，以水沟、内关、三阴交穴为主；电刺激组给予功能性电刺激（FES），选择性刺激患侧上肢肌肉。30天后比较两组的昏迷转清醒率、苏醒时间及临床疗效：患者昏迷转清醒率针刺组为82.4%，电刺激组为56.9%（$P<0.01$），针刺组苏醒时间较电刺激组明显缩短（$P<0.01$），临床疗效针刺组亦明显优于电刺激组（$P<0.01$）。储浩然等用针刺井穴、重灸督脉的方法治疗6例患者，结果2例促醒，1例显效，2例有效，有效率达83.3%。曹奔放等在早期针刺联合运动疗法对神经外科昏迷患者的促醒疗效观察中指出，早期针刺联合治疗能提高昏迷患者的清醒率，降低致残率和死亡率。曹文胜等采用头穴、体穴加高压氧舱疗法治疗持续性植物状态患者26例，成功促醒18例，好转7例，有效1例。卢淑金等对85例重型颅脑损伤患者均行中西医结合常规护理治疗及高压氧治疗，实验组在此基础上加听觉、抚摸、针灸、中药足疗等中医感觉刺激疗法，治疗后实验组GCS评分、清醒率明显高于对照组（$P<0.05$），临床疗效亦明显优于对照组（$P<0.05$）。

通过对古代医家文献典籍的回顾与近现代中医临床研究的分析，我们不难发现，祖国医学对卒中后昏迷的病因病机有了进一步的认识，治疗方法更加多样化、综合化，不再使用单一的中药方剂、针灸、推拿、足疗，而是倾向于使用常规药物治疗、中药方剂、针灸、推拿、足疗、感觉刺激等综合疗法来治疗，尽可能改善患者的意识状态及预后，提高疗效。

第三节　益气升清法在卒中后昏迷患者促醒作用中的理论创新与临床实践

卒中是由于患者年老体衰，脏腑功能失调，正气虚弱，加之情志过极，劳倦内伤，饮食不节，气候骤变等，致使机体阴阳失调，瘀血阻滞，痰热内生，心火亢盛；或阴亏于下，肝阳暴亢，风火相煽，气血逆乱，上冲于脑，挟火挟痰，横窜经络，蒙蔽清窍；或血不循脑脉，血溢于脑，脑失濡养而形成本病。其病位在脑，与心、肝、脾、肾密切相关。其发病机制归纳起来有虚（气虚、阴虚、血虚）、火（肝火、心火、痰火）、气（气逆、气陷）、血（血瘀）、风（肝风、外风）、痰（风痰、湿痰、热痰）六端。其中尤以"脾肾亏虚"为根本原因。本虚（脾肾亏虚）是卒中的异中之同，标实（风、火、痰、瘀）是卒中的同中之异。其往往相互关联，在一定条件下，相互影响，相互作用。其轻者风痰横窜经络，阻滞气血运行，经络失养而口眼歪斜，语言謇涩，半身不遂，称为中经络；重者肝阳暴涨，阳升风动，气血逆乱，挟痰挟火，上闭清窍转而突然昏仆，不省人事，称为中脏腑，多为闭证。若病情进一步发展，肝风痰火炽盛，正气亏虚，正不胜邪而致阴竭阳亡，阴阳离决而为脱证。中经络失治误治可致病情加重导致昏仆、不省人事而发展为中脏腑，或闭证转为脱证，为病情加重，预后欠佳；中脏腑经积极治疗，神志逐渐转清醒，或脱证转为闭证，为病情好转。

一、卒中的诊断

卒中属中医"中风"范畴，临床以突然昏仆，不省人事，口角歪斜，偏身麻木、肢体偏瘫、语言謇涩不利为主要临床表现。

不论患者为出血性中风还是缺血性中风，根据有无意识障碍，临床上又将中风分为中经络和中脏腑两大类，这种诊断分类方法，执简驭繁，有很大实际意义。中风的辨证论治目前仍以中经，中络，中脏，中腑分类方法较为明确。当前，随着科学技术的不断发展，运用各种先进设备辅助检查，如CT、MRI等相关检查，为进一步作出明确诊断提供了可靠的依据。但是，中医对中风的诊断，仍以中医的四诊八纲为依据，以辨证论治为核心。

二、对中风中脏腑的认识

中风伴有意识障碍，名曰"中脏腑"，主要表现是突然昏倒，不省人事，即西医学中脑血管意外并昏迷。中脏腑根据正邪情况，有闭证和脱证之分，临床以闭证较为多见，但是闭证与脱证可相互转化，又可同时并见。闭证治疗不及时或误治，或正不胜邪，可转为脱证。脱证经过治疗，正气渐复，症状逐渐消失，亦可有好转之机。然中风一证，古时位于四大难证之首，而卒中后昏迷至今仍是难中之难。按照传统医学观念，中风患者一旦发生昏迷，能够苏醒甚至康复者微乎其微。昏迷是脑血管堵塞或出血后引起的患者对外界刺激无反应，不能被唤醒的一种严重的意识障碍，是高级神经活动的高度抑制状态。其主要发病机制是脑干网状上行激活系统轴索损伤使神经冲动不能上传，或者大脑皮层广泛损伤，不能使皮层处于觉醒状态，是脑功能衰竭的突出表现，其病势凶险，死亡率极高。目前对于缺血性卒中后昏迷的促醒治疗，西医多采用脑保护、促醒等措施，如静脉注射纳洛酮、高压氧治疗等方法，疗效十分有限。而中医药重视整体调节，辨证施治。中药复方及多成分单药是针对卒中多因素、多环节的复杂机制进行多环节、多靶点干预，具有较大的优势，因此充分发挥中医药防治脑血管疾病的优势具有重要的意义。

三、益气升清理论溯源

益气升清理论肇始于《黄帝内经》，形成于李东垣，成为当今社会疾病治疗的一大理论特色。《黄帝内经》非常重视脾胃的作用，有许多关于脾胃生理功能和病理改变的论述。《素问·经脉别论》曰："饮入于胃，游溢精气，上输于脾，脾气散精，上归于肺，通调水道，下输膀胱。水精四布，五经并行。"《素问·平人气象论》云："人以水谷为本，故人绝水谷则死，脉无胃气亦死。"说明饮食入胃，经过脾胃的运化传输作用化生成水谷精气，通过脾气的升发作用输布于全身。水谷为人之本，如人绝水谷，胃无受纳，脾不散精，气血生化乏源，则生命凋零。

汉代张仲景提出"见肝之病，知肝传脾，当先实脾""四季脾旺不受邪"的论点，认为脾气充旺，才能五脏之气俱旺；反而，脾胃之气伤，百病丛生。说明张仲景非常重视调护脾胃，并且创立了一系列调理脾胃的方剂。如：小建中汤、黄芪建中汤、大建中汤等。三方具有复建中气、温扶脾阳的特性，被称为建中法，用于治疗内伤杂病，尤其是虚劳诸证方面。

李东垣深得《黄帝内经》之旨，认为《黄帝内经》有关脾胃的生理、病理论述意味深长。结合当时社会环境和百姓生活现状及其丰富的临证实践经验提出了"内伤脾胃，百病由生"的论点。脾胃气虚，升降失调，清阳不升，浊阴不降，清浊相干，百病丛生。依据《黄帝内经》"不足补之"和"下者举之"的治疗原则，在治法上主张"引甘多辛少之药，使升发脾胃之气"，提出益气升清之法，而且创立了以补中益气汤、升阳益胃汤、升阳散火汤等为代表的一系列益气升清的名方。因此，自李东垣始，益气升清理论逐渐形成。

四、运用升清法治疗卒中后昏迷机制思考

依据卒中的发病学特点，结合临床实际，卒中发病当以"脾肾亏虚"为其本源，其中当以气虚为先。他认为气虚无力运化津液，日久痰浊内阻；气虚无力鼓动，而致气滞血瘀。脾虚生化无源则气血亏虚，脑失所养，或脾虚运化失司，痰湿内生，蒙蔽清窍。中医辨证应为"气虚→气滞→血瘀"，气虚无力鼓动为本，脉道不通是其标。对于中风偏瘫，陈朝俊认为是由于元气亏损所致。卒中其他症状，如口角歪斜，为半边脸无气，无气则半脸缩小；眼部无气则不能睁目；半边无气则口不能开、口角流涎；语言謇涩亦为气虚所致；大便干燥为气虚无气力催粪便下行；小便失禁为气虚不固；头为清阳之府，正气亏虚，清气不得上升，故脑窍闭塞发生昏迷，正如张锡纯认为"若气之上升过少，又可使脑部贫血，无以养其脑髓神经，亦可至昏厥"。而正气亏虚的原因一为先天禀赋薄弱，正气素虚；二因正邪抗争，元气大伤；三由治疗不当，耗气伤血。

因元气为诸气之本源，脾气之使动，元气虚则脾气弱，水谷精微运化失常，继则诸气无以为充。而血液的循行，有赖于心气的推动，肺气的敷布，肝气的疏泄，即所谓"气行则血行"。元气又称"原气""真气"，是人体各种气中最重要、最基本的气，由先天之精化生而来，受后天水谷精微的不断滋养和补充。所以《灵枢·刺节真邪篇》说："真气者，所受于天，与谷气并而充身者也。"人体的各个脏腑组织得到元气的激发，才能发挥不同的功能，元气是人体生命活动的原动力。只有元气充沛、心主血脉、肺主气、脾主运化、肝主疏泄、肾主水和藏精才能各司其职。一旦元气不足，心气、肺气随之虚弱，血行无力，肝失疏泄而气滞，则会引起血行不利，导致血瘀。所以卒中痰瘀之所成，盖由气虚而致。清代王清任在治疗血瘀证方面有其独到之处，指出有的医生看病，"始而滋阴，继而补阳，补之不效，则曰虚不受补，不知皆是瘀血之证"。强调治病应以气血为主，治病之要诀在于明气血，气有虚实，血有亏疲，并创立了以活血为主的方剂，主治各类瘀血病证。其中治疗中风半身不遂最具代表性的方剂补阳还五汤久用不衰，疗效显著。

卒中临床宜重视脾胃气机升降与五脏调摄，脾胃的功能和运动变化是维持人体生命活动的重要环节。脾胃"犹兵家之饷道也，饷道一绝，万众立散，胃气一败，百药难施，一有此身，必资谷气，谷入于胃，洒陈于六腑而气至，和调于五

脏而血生，而人资之以为生者也，故曰后天之本在脾"（明代李中梓《医宗必读》）。在人体的生命活动中，脾胃既是气血化生的场所，也是水谷精微运化的场所。胃主受纳，脾主运化，脾胃化生水谷之精气，使得津液能够上升，糟粕能够下降，使得肝疏泄有度，肺宣降通畅，心火下降，肾水上腾，从而人体阴阳自和，才会健康。如果脾胃气机升降失调，则气血不能化生，气血之源匮乏，逐渐导致气血双亏，精少气衰，不能濡养五脏六腑，四肢百骸，同时脾胃气机升降失调也会使人体的枢机不利，肝气不得升，肾水不得滋，心火不得下，肺气逆于上，百病化生。

脾胃为枢机，为百病之源，故治百病首当治脾胃。脾胃升降主要是脾的升清和胃的降浊，其升降的关键在于脾胃之气的健旺。只有脾胃健旺，才能保证脏腑气机升降的动力来源，才能保证气血生化有源。当中又以脾之阳气更为重要，所谓"阴阳之要，阳密乃固"。

故卒中后昏迷应以益气健脾为治病之要，佐以升阳，催动气机枢纽，百病可安。故临床以黄芪、白术、党参等补益脾胃中气，用升麻、葛根、柴胡等气厚味薄之类具有生浮之性的药物升举阳气，临证常用四君子汤、参苓白术散、补中益气汤、升阳益胃汤等益气升阳方药。同时在临证用药的过程中，也应克服升散过度，但同时亦应升降有度，升中有降，降中有升，在升阳益气的同时常加黄芩、黄连之类苦寒降火，降中寓升或升中寓降。

目前对于脑血管意外昏迷的促醒治疗，西医多采用静脉注射纳洛酮、高压氧治疗等方法，疗效十分有限。陈朝俊博览中医经典，研究名医病案，分析发病机制，筛选有效方药，使中医药在中风中脏腑患者促醒方面取得了突破。他指出：中风中脏腑患者的治疗，目前西医多采用溶栓、取栓、脱水、脑保护及手术等方法。中医学则主张"急则治其标"，针对风、火、痰、瘀、毒、腑实等标实之证，常用息风清热、通腑化痰、祛瘀解毒等法，然效果皆不如人意，大量卒中患者遗留后遗症。况且现每遇斯证，众多临床医生常不加辨证，一味醒脑开窍，妄投安宫牛黄之剂，虽亦救治不少患者，但更多患者用之乏效。究其根本，乃不明该病机理，但治其标，对于扶正固本之法重视不够。

《黄帝内经》云："头为清阳之府"，清阳不升，则神识昏聩，神明失用。患者正气亏虚的原因一为先天禀赋薄弱，正气素虚；二因正邪抗争，元气大伤；三由治疗不当，耗气伤血。因此在治病用药时，西药脱水剂及中药大苦大寒、辛温燥烈、辛香走窜、逐血破结等竣猛药物应格外慎重。故陈朝俊以益气升清、活血通络为治疗原则，在补阳还五汤的基础上总结出"中风升清方"，全方由黄芪、赤芍、红花、桃仁、川芎、石菖蒲、当归、地龙、三七、熟地黄、全蝎、柴胡、升麻等药组成。该方用补阳还五汤为底以补气活血通络，其中黄芪用量较大，可用至80～120g，不但要求用量大，还要求逐渐增加用量，且愈后继服，以达气旺则血行，活血而不伤正之目的。有研究发现不同剂量黄芪的补阳还五汤能不同程度改善患者血液流变学相关指标，改善血黏度、提高血液流动性，从而达到改善微循环、减轻血瘀证的效果。其中以120g黄芪的补阳还五汤对血液流变学相关指标的影响最明显，对血黏度、红细胞刚性指数、红细胞变形指数均有显著调节作用，还能降低患者血纤维蛋白原的作用，提示具有一定的抗血液高凝状态的作用。这一结果也体现了中医关于气虚则血瘀、气旺则血行的观点，与中医气能行血的理论相契合。升麻、柴胡味轻，具阳升之性，能引中气升达向上，为该方之"精髓"所在。张锡纯言"柴胡为少阳之药，能引大气之陷者自左上升；升麻为阳明之药，能引大气之陷者自右上升"，二药相配，升阳举陷、畅达气机。李东垣谓柴胡"升也，阴中之阳"，如补中益气汤、调中益气汤等，均借助柴胡升阳之性，配以升麻、黄芪等以升中焦清阳之气，凡清阳下陷、中气不足者多用之。通过长期临床观察发现，该疗法使得昏迷患者GCS评分明显高于治疗前，多数患者经治疗后能转醒，不仅对于重症缺血性卒中后昏迷患者有促醒作用，而且对语言、肢体感觉及运动等方面的恢复程度也较为理想，患者在神经功能缺损评分、实验室检查如血脂、纤维蛋白原、影像学等指标上也有明显改善。在很大程度上减少了致残率，帮助部分患者恢复了正常的工作和生活能力，且未见任何不良反应及明显毒副作用。在临床中我们采用益气醒神方结合针刺治疗脑梗死意识障碍，分为治疗组、方药组和针刺组，各组在进行基础治疗的同时，治疗组给予益气醒神方加针刺治疗，方药组给予益气醒神方，针刺组给予针刺治疗，结果治疗后3组昏迷程度GCS评分较治疗前差异有统计学意义（$P<0.05$）；治疗后治疗组GCS评分差值较方药组、针刺组明显改善，差异有统计学意义（$P<0.01$）；治疗后治疗组总有效率88.9%，与方药组55.5%、针刺组58.3%比较，差异有统计学意义（$P<0.01$）；方药组与针刺组总有效率比较，差异无统计学意义（$P>0.05$）。说明益气醒神方结合针刺对脑梗死意识障碍有显著疗效。中药现代药理研究表明，补气药同样具有钙离子通道阻滞剂、自由基清除剂、兴奋性氨基酸拮抗剂和改善脑细胞代谢的作用。如禹志领等对升阳益气之葛根的研究表明，葛根总黄酮能显著对抗反复性脑缺血大鼠脑组织水肿，成剂量依赖型降低

Ca^{2+}含量。陈国俊等对黄芪提取物的研究表明，黄芪皂苷可明显降低大脑中动脉栓塞（MCAO）大鼠缺血再灌注后自由基损伤代谢产物丙二醛（MDA）含量，提示可减少自由基的损害。柯庆等预先予以黄芪注射液可使沙土鼠缺血后脑组织谷氨酸（GLU）含量降低，提示黄芪抗缺血性脑损伤的作用可能与防止缺血后兴奋性氨基酸的升高有关。同时亦有研究表明，芳香开窍药可以提高血脑屏障的通透性。

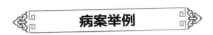

病案举例

◎ **病案1**

李某，女，44岁。患者因"突发意识不清2小时余"为主诉，于2016年10月2日由急诊拟"脑干出血"收入院。入院时症见：患者意识不清，呼之不应，无睁眼无示意，疼痛刺激四肢轻度屈曲，面色潮红，牙关紧闭，气粗口臭，喉间可闻及痰鸣，间有肢体抽搐，恶心、呕吐胃内容物，无发热，二便未解。舌质红，苔黄腻，脉弦滑数。查体：体温（T）36.5℃，脉搏（P）102次/min，呼吸（R）20次/min，血压（BP）165/106mmHg。专科情况：GCS评分5分（1-1-3）。意识不清，呼之不应，无睁眼无示意，疼痛刺激四肢轻度屈曲，牙关紧闭，双侧瞳孔等大等圆，直径约2.0mm，对光反射消失，鼻唇沟无明显变浅，无口角歪斜，颈稍抵抗，疼痛刺激四肢轻度屈曲，生理反射减弱，双侧巴宾斯基征（+），余病理征未引出。急诊头颅CT：脑桥出血。中医辨证属中风中脏腑——阳闭证，以清肝息风、辛凉开窍为法，予鼻饲安宫牛黄丸辛凉透窍，并用羚羊角汤加减以清肝息风、育阴潜阳。对症治疗近1个月后，患者病情趋于稳定。10月31日查见患者静卧不烦，面色黯淡，可自主睁眼，无示意，无对答，疼痛刺激双上肢轻度屈曲，可配合家属轻微张口接受清水润口。GCS评分：8分（4-1-3）。舌质暗淡，苔薄，脉沉。用药如下：黄芪80g、党参15g、白术10g、炙甘草5g、当归10g、柴胡10g、升麻5g、石菖蒲20g、陈皮5g、胆南星10g、砂仁5g、益智仁15g、青蒿10g、淡竹叶5g。每日1剂，共3剂，水煎取400mL分早晚两次温服。治疗20天后，患者神志状况有所改善，可自主睁眼，不能言语，左手指可轻微活动，右侧肢体活动不遂。继续治疗10余天，患者可遵嘱转头、发声示意、左侧手臂渐能抬离床面。

◎ **病案2**

邵某，男，54岁。患者因"右侧肢体无力并言语不利7小时"为主诉，于2017年3月23日由急诊拟"左侧大脑大面积脑梗死"收入院。入院时症见：患者嗜睡状，呼之可睁眼，双眼部分向左凝视，无对答，右侧肢体可遵嘱抬起，左侧上下肢无活动。入院第二天患者病情进展，呼之无睁眼，疼痛刺激见右侧肢体屈曲，面白唇紫，喉中痰鸣，手足发凉，舌苔白腻，脉沉滑缓。查体：T36.7℃，P66次/min，R18次/min，BP153/96mmHg。专科情况：GCS评分5分（1–1–3）。意识不清，呼之不应，无睁眼无示意，疼痛刺激右侧肢体屈曲，双眼左侧凝视，双侧瞳孔等大等圆，直径约3.0mm，对光反射迟钝，左侧巴宾斯基征（＋）。头颅MRI：左侧大脑半球大面积脑梗死。中医辨证属中风中脏腑——阴闭证，以豁痰息风、辛温开窍为法，予涤痰汤加减煎服。对症治疗1周，患者痰涎大减，面色黯淡，仍呼之无反应，舌质暗淡，苔白，脉沉缓。用药如下：黄芪120g、党参15g、白术10g、炙甘草5g、当归10g、柴胡10g、升麻10g、石菖蒲30g、陈皮5g、薏苡仁30g、赤芍15g、益智仁15g、地龙15g、红花15g、淡竹叶10g。每日1剂，水煎取400mL分早晚两次温服。加减治疗15天后，患者意识状况有所改善，逐渐可自主睁眼，不能言语，患侧肢体无活动。后续继以益气升清、活血化瘀为法治疗，2个月后患者意识清醒，言语不能，可在家人扶助下站立数分钟。10个月后已可在家人扶助下乘轮椅门诊复诊。

【按】此两案患者，考虑中风的发病根本均在于脾肾亏虚，但标证不同。李某发病时表现为意识不清，牙关紧闭，气粗口臭，躁扰不宁，大小便闭，苔黄腻，脉弦滑数，考虑肝阳暴涨，阳升风动，气血上逆，挟痰火上扰清窍，故辨证为阳闭证；邵某发病时意识不清，面白唇暗，静卧不烦，四肢不温，痰涎壅盛，舌苔白腻，脉沉滑缓，考虑痰湿偏盛，风挟痰湿上扰清窍，内闭经络，故辨证为阴闭证。治疗过程遵循"急则治其标，缓则治其本"的原则，分别予以清肝息风、辛凉开窍和豁痰息风、辛温开窍对证治之。待风阳、痰湿等标证一祛，脾肾亏虚、元气不足的本证开始显现，由于气虚不能运血，气不能行，血不能荣，气血瘀滞，清阳不升，表现为意识不清，面色黯淡无华，舌质暗淡，脉沉细无力。且久卧者更伤气，根据当下舌脉，辨证以气虚证为主，且中医认为离经之血亦为瘀血，故治以益气升清为法，方以升清方酌加化痰开窍、清轻升举之品，则清阳得升、气足血行，脉道自通。

第四章

元气与卒中后抑郁

第一节　卒中后抑郁的现代研究

一、卒中后抑郁的临床特点

卒中后抑郁（PSD）是指发生于卒中后，表现为一系列抑郁症状如情绪低落、兴趣缺失等为主要特征的情感障碍综合征，常伴有躯体症状，其危险因素和发病基础与卒中相同，是卒中后常见且可治疗的并发症之一，如未及时发现和治疗，将影响卒中后患者神经功能的恢复和回归社会的能力。关于PSD的诊断，Robinson和Jorge认为PSD是因卒中造成的心境障碍，患者必须具备对事物丧失兴趣、抑郁的情绪或其他伴随的4个症状（睡眠障碍、身体不适、能力下降、悲观无价值感），且这些症状持续≥2周。PSD不仅影响患者的生存质量，也妨碍神经功能的恢复。而身体的残疾、卒中的严重程度以及认知障碍程度均是影响抑郁症的发病因素。因部分患者存在认知及语言障碍，表现出一系列的交流困难，所以PSD的发生不易察觉，但严重影响患者的预后。

最近的流行病学资料显示，PSD在卒中后5年内的综合发生率为31%。PSD可以发生在卒中后急性期（<1个月）、中期（1～6个月）和恢复期（>6个月），发生率分别为33%、33%和34%。大量研究发现，PSD与卒中的不良预后密切相关，不仅可以导致住院时间延长，神经功能恢复障碍，独立生活能力进一步丧失，甚至可以导致死亡率升高。研究表明卒中后患者回归社会的能力不仅与脑损害后神经功能缺陷、肢体残疾程度相关，也与患者抑郁状态和程度密切相关。大量证据证明卒中后残疾的严重程度和抑郁程度相关。有研究指出，PSD会严重损害患者的日常生活能力，在相似的卒中程度下，PSD患者较非PSD患者的日常生活能力显著下降，且表现出更严重的残疾程度。临床研究发现，PSD可能加重卒中患者认知功能的损害。PSD与卒中患者的社会功能影响是交互和复杂的，PSD影响患者卒中后功能预后及社交功能，多项研究发现PSD增加卒中患者的自杀观念，以及提高短期（12～24个月）和长期（5～10年）的致死率。因此早期识别、准确诊断和及时治疗具有十分重要的临床意义。

在我国，卒中患者的首诊以及后期治疗主要在神经内科，因此大多数PSD患者的诊断和治疗也是在神经内科完成的。然而，目前多数神经科医生尚不能及时、正确识别和处理PSD，影响了卒中患者的神经功能恢复，使这部分患者的致残率、病死率、复发率居高不下，甚至导致认知损害及精神行为异常，严重降低患者的生活质量，造成病情迁延，增加患者的痛苦，加重家庭及社会的负担。根据疾病分类学，PSD为抑郁的一种特殊类型，目前尚没有明确的概念和诊断标准。国际疾病分类第10版（ICD-10）第5卷"精神与行为障碍"把PSD归入"器质性精神障碍"，美国精神障碍诊断和统计手册第5版（DSM-V）把其归入"由于其他躯体疾病所致抑郁障碍"，中国精神障碍分类及诊断标准（CCMD-3）把其归入"脑血管病所致精神障碍"。

PSD的临床表现多种多样，一般分为核心症状和非核心症状。PSD的核心症状：①大部分时间总是感到不开心、闷闷不乐，甚至痛苦；②兴趣及愉快感减退或丧失，对平时所爱好有兴趣的活动或事情不能像以往一样愿意去做并从中获得愉悦；③易疲劳或精力减退，每天大部分时间都感到生活枯燥无意义，感到度日如年，经常想到活在世上没有什么意义甚至生不如死，严重者有自杀的倾向。PSD的非核心症状：①生理症状，如体重减轻、入睡困难、眠浅多梦、易惊醒和早醒、不明原因疼痛、食欲减退或亢进、性欲减退等；②精神症状，可伴紧张不安、焦虑和运动性激越等；③其他症状，如犹豫不决、自我评价降低，自责，自罪，无价值感，自杀和自伤，注意力下降。

此外，PSD还具有如下临床特点：①患者一般并不主动叙述或掩饰自己情绪的不良体验，而多以失眠、疼痛、消化道症状、流泪、遗忘等躯体症状为主诉；②有些患者表现为依从性差，导致卒中症状加重或经久不愈；③PSD患者常伴随一定的认知功能损害，可表现为执行功能减退、记忆力下降、注意力不集中等；④PSD患者的抑郁多为轻中度抑郁，常伴发焦虑或者躯体化症状。

另外，由于不少PSD患者存在症状不典型或交流障碍，故诊疗过程中的"察言观色"尤为重要。医师应仔细观察患者的言谈举止和面部表情，以觉察患者内心的情感活动。如发现患者愁眉苦脸、叹息、流露出悲观、自责和绝望等情绪时，即使患者口头上未明确有情绪低落、兴趣减退等表述，也应高度警惕其为PSD患者。如果发现患者有可能的抑郁症状，则需要更多的时间和耐心与患者交谈，并对照使用抑郁症状评估量表，以免漏诊或误诊，必要时转诊精神科进行专科诊断和治疗。

抑郁症是卒中后的常见病症，PSD与卒中的不良预后密切相关，因此早期识别、准确诊断和及时治疗具有十分重要的临床意义。临床有些学者提出是否可以对卒中后抑郁的高危人群进行早期筛查与干预以提高疗效，但目前其风险因素和预测因子尚不明确。2005年Hackett等报道了一个PSD预测因子的系统评价方法，结果显示患者的认知障碍、卒中严重程度和身体残疾与PSD显著相关，同时社会因素与PSD呈正相关，但是这个系统评价方法是解释性的而不是预测性的，因此对于识别抑郁症风险较高的患者并不适用。2013年Ayerbe等报道了PSD的10项预测因子，发现卒中前的抑郁病史与PSD高度一致，同时发现患者的认知障碍、卒中严重程度、缺乏社会或家庭支持及焦虑与PSD的发生相关。2016年Guiraud等发现PSD新的预测因子，卒中前不良生活事件及卒中发病后6个月内的生活支持与PSD相关。DeMan-van等发现精神病史、卒中前兆及吸烟史与PSD有关。同时年龄（＜70岁）、家族史、神经质和中风严重程度是PSD的风险因素，女性是急性和亚急性期PSD的重要危险因素。尽管过去几十年对PSD的危险因素进行了大量研究，仍缺乏临床证据。

二、PSD发生的机制或学说

关于PSD的发病机制，现代医学尚无准确的描述，PSD发病可涉及生理、社会和心理等多个方面，目前两种假说机制较为认可：神经生物学机制（内源性机制）和社会心理学机制（反应性机制）。

（一）神经生物学机制（内源性机制）

1. 神经解剖假说

PSD与卒中病灶部位的相关性一直是研究和争论的热点，导致抑郁症状的脑部解剖位置目前尚有不同的认识。多数研究认为，人类左侧大脑半球与抑郁症状的发生明显相关，并提出左额叶和基底节区域是PSD发生的关键部位，病灶距离额极越近，PSD发病率越高，抑郁症状越严重。Robinson和Jorge提出左大脑半球梗死与PSD密切相关，并证实卒中病灶前极到额极的距离与抑郁程度呈显著负相关。一项以磁共振成像为基础的中国患者的队列研究发现，PSD患者额颞叶和内囊区梗死发生率更高，但是左右两侧大脑半球并无差异，卒中后脑损害的病灶大小和数量与PSD的发生率和严重性相关。丘脑、基底节及深部白质的慢性腔梗病灶的累及相对单个病灶来说是更为重要的PSD预测因子。研究认为与脑卒中后抑郁症产生相关的脑定位损害依次为大脑前动脉支配的前部脑叶、颞叶，大脑中动脉支配的前中部脑叶、枕叶、豆状核外囊、丘脑、脑桥基底部、髓质，其中主要的是额叶/颞叶基底节脑干腹侧这一环路。近来越来越多的学者认为额叶基底部（无论为哪一侧）的病变与PSD的关系更为密切。而顶叶与脑桥背侧则被认为是与PSD无关的区域。如Kim等研究发现梗死部位与抑郁有着密切关系，基底节梗死的抑郁平均分值明显高于基底节外的梗死，这可能是基底节梗死导致多巴胺和5-HT代谢障碍所引起的一种器质性抑郁。Starkstein发现所有发生PSD患者的CT扫描提示侧脑室与脑的比值和第三脑室与脑的比值显著增大，但无皮质萎缩。这些脑室与脑的比值增大表明存在皮质下萎缩，认为卒中前就已存在皮质下萎缩，这可能是发生PSD的一个重要易感因素。左侧额叶和基底节区是PSD发病的关键部位，卒中后会损伤相关电路——额叶皮质下电路和边缘皮质纹状体苍白球背侧丘脑电路。例如基底节区损伤会导致眶额通路和前额叶5-HT功能紊乱、白质脱髓鞘等，影响去甲肾上腺素能神经元和5-HT能神经元的传导通路，从而5-HT、DA、NE等生物胺的利用度降低，诱发PSD。单小英等检测发现PSD组血液和脑脊液中5-HT、DA、NE等生物胺明显低于对照组可证明此假说。另有研究发现多灶性损伤比单发性损伤更易引起PSD，Kim等对单侧单一病灶患者进一步检测发现额叶发病率最高，其次是颞叶、延髓、豆状核、脑桥基部、枕叶、丘脑、小脑。此外，在急性或亚急性脑卒中阶段，PSD的严重程度还与具体病变部位密切相关，Yang等发现卒中后轻度抑郁多位于左侧背侧丘脑和左侧壳核，重度抑郁则多位于右岛叶、右侧壳核和右侧上纵束。也有学者认为，神经胶质细胞的变性或功能障碍，特别是星形胶质细胞，在抑郁症的发病中也起着至关重要的作用，神经胶质细胞源性营养因子的主要功能是开发和维护神经元和神经胶质细胞，保护其免受氧化应激的影响。在抑郁症患者中，神经胶质细胞源性营养因子及其信使RNA的表达水平均下降，且神经胶质细胞源性营养因子减少与PSD的严重程度呈正相关。另外，有学者认为，脑卒中时产生的活性氧会引起神经组织的氧化应激、脂质过氧化、蛋白质氧化以及DNA损伤，这一病理过程可能是诱导PSD的主要机制。

2. 神经递质学说

研究认为PSD是一种器质性情感障碍，其神经生物学基础主要是5-HT、去甲肾上腺素和多巴胺系统的失衡，在PSD患者的血清和脑脊液中也能发现5-HT明显减少。"胺类递质失衡"假说认为卒中后脑内某些与胺类递质相关部位的损伤，导致体内NE、5-HT、多巴胺等含量降低，最后导致抑郁症状的发生。其中

5-HT这种神经递质可以维持大脑皮质和海马突触之间信息，参与神经元的可塑性，在海马神经发生中起到至关重要的作用。研究表明脑部缺血阻断了神经递质从脑干向大脑皮质的运输，导致了边缘系统、额叶、颞叶、基底核区神经递质利用率下降，破坏了调节情绪的额叶-纹状体-苍白球-丘脑-皮质环路，使该区域5-羟色胺和去甲肾上腺素合成减少，从而诱发抑郁。PSD患者通过服用5-羟色胺选择性重摄取抑制剂（SSRI）、选择性5-羟色胺和去甲肾上腺素再摄取抑制剂以及去甲肾上腺素与多巴胺再摄取抑制剂（NDRI），抑郁症状可明显缓解，可进一步支持以上理论。

3. 细胞因子炎症学说

叶建宁等认为卒中后炎症反应与PSD有密切关系，炎性因子CRP增高，PSD发病率及PSD患者抑郁严重程度随之增高。CRP作为机体炎症早期反应蛋白可以介导炎症的发生，炎症在某些情况下可以导致机体内环境紊乱，影响神经递质的分泌，导致PSD的发生，但炎性因子CRP与PSD发生的具体机制目前尚不清楚。白介素-1（IL-1）、肿瘤坏死因子-α（TNF-α）、白介素-6（IL-6）等释放可长期刺激单胺神经递质系统，并产生一定的毒性作用使其功能下降，导致PSD的发生。Maes等发现卒中损害部位尤其是在边缘区如额皮质腹外侧、双侧皮质及基底核等因卒中产生的许多炎性细胞因子如IL-1、TNF-α可能导致炎症性过程扩大效应，并广泛激活吲哚胺2,3-双加氧酶活性，促使其区域内单胺递质系统功能障碍，导致PSD的发生。Mccann等Meta分析发现卒中与下丘脑-垂体-肾上腺轴和神经炎症的失调有关，在动物模型中使用糖皮质激素和白细胞介素作为拮抗剂，实验证实IL-1介导卒中后快感缺失。

4. 基因多态性学说

有研究显示，有个人和（或）家族抑郁病史可能是导致PSD的危险因素之一。一项中国PSD患者的基因研究发现，5-羟色胺2C受体基因与男性PSD强相关，表明5-羟色胺2C受体的基因变异可能是中国人群PSD的致病机制之一。5-HT转运蛋白相关基因以及载脂蛋白E（ApoE）等与PSD发生有关，Kohen等对75例PSD患者和75例卒中非抑郁患者进行5-HT转运蛋白相关基因的对照性检测，发现5-HT转运蛋白相关基因与PSD发生呈显著相关。中国学者的研究表明，5-羟色胺受体基因多态性与国内男性患者PSD的发病相关，*rs12837651T*等位基因与*rs2192371G*等位基因在PSD发病中占重要地位，特别与男性患者的PSD密切相关。

（二）社会心理学机制（反应性机制）

1. 社会学因素

卒中可引起神经功能损害，机体出现应激反应激活下丘脑-垂体-肾上腺轴（HPA轴）而导致抑郁。Cameron等发现PSD状态2年内与配偶精神状态明显相关，反映了社会支持系统在PSD的发生过程中起到了一定的作用。研究发现高龄和性别是卒中及其预后的重要预测因素。从老年人独居、参与社会活动减少、神经退行性变引发的语言障碍、与年龄相关的并发症等方面研究年龄对PSD的影响，相关研究证明老年组（年龄≥60岁）发病率28.8%，非老年组发病率17.5%，原因可从两个方面考虑：①老年人体内单胺氧化酶的含量较高，耗竭人体5-HT、NE含量导致抑郁发生；②随着机体生理的老化，老年人心理承受能力下降，遭遇躯体损伤、神经功能受损和生活状态改变更易发生PSD。相关研究发现女性比男性更容易发生PSD，可能与女性更易受到心理、应激因素的影响导致心理失衡有关。但也有研究显示PSD的发生与年龄、性别无明显相关性。

2. 心理学因素

卒中的突然发生使患者的生活自理能力降低，神经功能缺损，加上社会和经济环境发生改变，易造成患者心理应激障碍，产生心情低落、快感缺失、压抑、悲观失望等抑郁情绪，久之可发展为PSD。研究表明创伤后应激障碍在卒中患者中非常常见，它与患者对卒中的主观感受相关，且伴随着抑郁或者焦虑样症状。若患者本身性格内向，不爱与他人交流，心理承受能力较差，同时存在神经症、疑病症以及癔症等人格倾向的患者，患PSD风险比一般人要高。内在不稳定个性也是PSD主要发病因素之一，性情急躁、争强好胜的人一旦发生卒中，心理压力过大，甚至超出自己的承受范围，患PSD的风险要高于正常人。

三、PSD的筛查与诊断标准

PSD是卒中后常见症状，但易被我国临床医师忽略，加之PSD的临床表现形式多样，不被关注，导致众多潜在的PSD患者未得到及时、有效的识别与治疗。因此，对PSD患者进行筛查、评估和诊断显得尤为重要。应对所有卒中患者进行多时间点筛查PSD，除询问卒中的病史外，着重询问患者的心境、反应力、注意力、记忆力、睡眠、食欲、体重等内容。如果患者有明显的抑郁症状存在，则需要更多的时间对患者的抑郁程度进行严格评估，有必要对照诊断标准进一步明确诊断，但重度PSD患者建议请精神科医师会诊或者转诊。

1. PSD的筛查

PSD可以发生在卒中急性期及康复期的任何阶段，常见于卒中后1年内，所有卒中后患者均应该考虑发生PSD的可能性。在筛查过程中，还应对PSD的风险因素进行评估，包括卒中后生存状态、功能依赖、认知损害、既往抑郁史、日常生活自理能力等，若有2个及以上的风险因素则容易发生PSD。由于评估PSD的最佳时间尚未确定，故PSD筛查建议在卒中后的多个不同阶段进行。特别是在病情反复（如急性加重或经久不愈）或治疗地点变更（如从急性治疗地点到康复治疗地点或在回归社会前）的时候，重复筛查是十分必要的。目前国内卒中人群数量庞大，对卒中患者推荐使用一些简便易行的问卷以筛选可能的抑郁患者，如采用"90秒四问题提问法"或者患者健康问卷-9项（Patient Health Questionnaire，PHQ-9）量表。若"90秒四问题提问法"的回答均为阳性，或PHQ-9量表的前两项（①做什么事都没兴趣，没意思；②感到心情低落，抑郁，没希望）回答为阳性，则需要使用抑郁症状评估量表进一步评估抑郁严重程度。在实际临床工作中，临床医护人员可根据患者的具体情况和医生的经验，针对性地采用"90秒四问题提问法"进行询问。

2. PSD量表评估

对于经以上筛查后阳性的卒中患者，需进一步进行抑郁量表的评估，以判断抑郁症状的严重程度，指导临床诊断和治疗。抑郁症状评估量表分他评和自评，他评量表包括汉密尔顿抑郁量表（HAMD）、蒙哥马利-艾森贝格抑郁评定量表（MADRS）等。自评量表包括Zung抑郁自评量表（SDS）、Beck抑郁自评量表（BDI）等。

1）专家推荐量表

（1）患者健康问卷-9项（PHQ-9）量表　PHQ-9是一种抑郁症状自评量表，用于抑郁症状的快速筛查和症状评估。量表共包含9项，对应精神疾病的诊断和统计手册-Ⅳ（DSM-Ⅳ）中抑郁症的9项诊断标准。每项可选4种程度，每种程度分别对应得分0～3分，总分0～27分。评分5～9分提示轻度抑郁，评分10～14分提示中度抑郁，评分15～19分提示中重度抑郁，评分20～27分提示重度抑郁。该量表的优点是简单易行，适用于各种临床环境，且具有较好的信度和效度。

（2）汉密尔顿抑郁量表　由Hamilton于1960年设计制定，是临床上应用最普遍的经典抑郁症状他评量表，适用于有抑郁症状的成年患者。原始量表有17项，后更新有21项和24项两个版本，主要对7类因子进行评估：焦虑/躯体化、体重、认知障碍、阻滞、睡眠障碍、绝望感、日夜变化。HAMD17项版本评分<7分提示正常，评分7～17分提示可能有抑郁（轻度抑郁），评分17～24分提示肯定有抑郁（中度抑郁），评分>24分提示严重抑郁（重度抑郁）。据报道HAMD的效度为0.65～0.90。

（3）Zung抑郁自评量表　该量表可用于门诊患者的初筛、情绪状态评定及调查等。该量表分四组特异性症状：精神性情感障碍，躯体性障碍，精神运动障碍，抑郁的心理障碍。量表共有20项，总分80分。使用时将20项的总分乘以1.25再取整数可得标准分。标准分在50分以下为无抑郁，标准分50～59分提示轻度抑郁，标准分60～69分提示中度抑郁，标准分70分以上提示重度抑郁。

除了常规的抑郁评估量表，还包括一些特殊人群的评估量表，如适用于老年患者的老年抑郁量表（GDS），适用于失语患者包括中风失语症患者的抑郁调查表-10（SADQ-10）和失语症抑郁量表等。

2）其他推荐量表

（1）蒙哥马利-艾森贝格抑郁评定量表（MADRS）　MADRS是临床上应用广泛的抑郁症状评估量表之一。该量表评分相对简单，但对患者的症状变化较敏感，可以反映抗抑郁治疗的效果，监测患者的病情变化。量表共10项，总分60分，评分越高，抑郁的程度越高。MADRS<12分提示无抑郁症状，12≤MADRS<22提示轻度抑郁，22≤MADRS<30提示中度抑郁，MADRS≥30提示重度抑郁。据报道，蒙哥马利-艾森贝格抑郁评定量表的效度较高（0.80～0.90）。

（2）流行病学中心研究-抑郁量表（CES-D）　CES-D是由美国国立精神卫生研究所于1977年设计的抑郁症状自评量表，在临床上多用于流行病学调查、抑郁筛查和抑郁症状评估。与其他抑郁自评量表相比，CES-D更着重于个体的情绪体验，较少涉及抑郁时的躯体症状。本量表共有10项，总分60分。评分≤15分提示无抑郁症状，评分16～19分提示可能有抑郁症状，评分≥20分提示有抑郁症状。

（3）Beck抑郁自评量表（BDI）　BDI是临床常用的抑郁症状自评量表。本量表有21项，总分63分。评分越高，抑郁倾向或程度越深。评分1～10分提示正常，评分11～16分提示轻度情绪紊乱，评分17～20分提示临床临界抑郁，评分21～30分提示中度抑郁，评分≥31分提示严重抑郁。

（4）医院焦虑抑郁量表（HADS）　　HADS主要应用于综合医院患者中焦虑和抑郁情绪的筛查。本量表共14项，其中7项评定抑郁（共21分），7项评定焦虑（共21分）。抑郁评分0～7分为无症状；抑郁评分8～10分为抑郁症状可疑；抑郁评分11～21分为肯定存在抑郁症状。

3. PSD的诊断

经典抑郁症的诊断必须以结构化的精神病学诊断工具（例如DSM-V或者ICD-10）作为诊断标准，但是针对PSD，目前尚无统一的特异性诊断标准。所以在临床实践过程中，推荐症状学的诊断和抑郁评估量表的得分相结合的诊断模式。抑郁评估量表采用评分的分级标准，几乎所有量表均可分为轻度、中度、重度，用于描述抑郁的严重程度。参考国内外的PSD结构化诊断标准，结合神经科、精神科相关领域专家的临床经验，总结了PSD的诊断标准。

推荐PSD诊断标准　　同时满足以下条件的患者，我们诊断为PSD。

（1）至少出现以下3项症状（同时必须符合第1项或第2项症状中的一项），且持续1周以上。①经常发生的情绪低落（自我表达或者被观察到）；②对日常活动丧失兴趣，无愉快感；③精力明显减退，无原因的持续疲乏感；④精神运动性迟滞或激越；⑤自我评价过低，或自责，或有内疚感，可达妄想程度；⑥缺乏决断力，联想困难，或自觉思考能力显著下降；⑦反复出现想死的念头，或有自杀企图/行为；⑧失眠或早醒或睡眠过多；⑨食欲不振或体重明显减轻。

（2）症状引起有临床意义的痛苦或导致社交、职业或者其他重要功能的损害。

（3）既往有卒中病史，且多数发生在卒中后1年内。

（4）排除某种物质（如服药、吸毒、酗酒）或其他躯体疾病引起的精神障碍（例如适应障碍伴抑郁心境，其应激源是一种严重的躯体疾病）。

（5）排除其他重大生活事件引起的精神障碍（例如离丧）。

备注：如果（1）项中，患者出现了5个以上的症状，且持续时间超过2周，我们可考虑为重度PSD。

研究表明一定的实验室检查可以早期发现并诊断PSD，若进行早期干预，可以促进患者神经功能的恢复，改善抑郁症状，提高患者的生活质量。

P300电位测定　　P300电位测定是反映感知、记忆、理解、判断、推理和情感等心理活动，其中内源性成分P3波、N2波与认知功能密切相关。P3波客观地反映着大脑认知功能和判断功能，N2波是认知过程的前阶段表现或称之为识别的准备期。王夏红等通过对68例PSD患者和70名健康者进行P300电位测定，结果显示PSD患者N2波、P3波潜伏期延长。因此P300电位作为判断大脑高级功能的客观指标，能及早发现认知功能的损害。

地塞米松抑制试验（DST） 标准DST方法是在第1天23:00取血测定血浆皮质醇基础浓度，并给受试者口服地塞米松1mg后，第9h、17h及24h各取血1次，测定其皮质醇含量，如等于或高于5ug/dL即为DST阳性。目前认为PSD患者NE、5-HT等递质水平低下可致下丘脑-垂体-肾上腺（HPA）轴异常致DST脱抑制而呈阳性。垂体-肾上腺素在中枢的基本作用部位是在边缘系统中脑环路，上行到网状激活系统参与HPA皮质对情绪和精神进行调节，HPA轴异常又可加重与促进PSD的病情发展。通过DST检测既可以反映脑卒中患者HPA轴异常，又可能有助于早期发现PSD患者，减少漏诊率。

血清C反应蛋白（CRP）测定 Maes认为由于CRP是机体炎症早期反应蛋白，其水平可能代表机体的炎性状态，炎症在某情况下可导致机体环境失衡及代谢紊乱，并直接或间接影响患者的脑内神经递质分泌平衡状况，从而导致抑郁的发生。CRP增高与脑卒中病情进展及严重程度有关，脑卒中患者早期血清CRP增高越明显，则病情越重，预后越差，发生反应性PSD的可能就越大。

因此对于卒中患者可以早期进行PSD的筛查并干预，以提高临床疗效，改善患者的预后，减轻患者的痛苦。

四、卒中后抑郁的西医治疗

（一）PSD治疗总则

PSD既与卒中脑损害及伴随的认知损害、功能残疾、生活质量下降等有关，又与既往情感障碍病史、人格特征、应对方式、社会支持等社会心理因素有关，应综合运用心理治疗、药物治疗和康复训练等多种治疗手段，以期达到最佳的治疗效果。在参照循证医学证据的同时，充分遵循个体化治疗的原则并考虑风险因素及患者（家属）意愿等，选择治疗手段及治疗药物。应注意监控和评估治疗的依从性、疗效、不良反应及症状复发的可能性。PSD患者如出现以下情况之一，建议请精神科医师会诊或转诊精神科治疗：①重度PSD；②伴有自杀风险〔自杀想法和（或）自杀行为〕；③治疗效果不明显如复发性抑郁、难治性抑郁或抑郁症状迁延难治等；④伴有精神病性症状。

（二）药物治疗原则

药物治疗以缓解症状、提高生活质量和预防复发为目标。在个体化基础上，综合考虑风险因素（如癫痫、跌倒和谵妄）及药物的不良反应选择抗抑郁药物。治疗过程中，应监控和评估药物治疗的依从性、疗效、不良反应、症状的变化等。治疗剂量应个体化，初始剂量为最小推荐初始剂量的1/4～1/2，缓慢增加；药物治疗要足量足疗程，在抑郁症状缓解后至少应维持治疗4～6个月，以预防复发。药物正规治疗后4～6周抑郁症状无明显改善者，考虑请精神科医师会诊。

1. 5-羟色胺选择性重摄取抑制剂（SSRI）

5-羟色胺选择性重摄取抑制剂能选择性抑制突触前5-羟色胺能神经末梢对5-羟色胺的再摄取而产生疗效，为目前一线抗抑郁药，临床代表性的药物包括舍曲林、艾司西酞普兰、西酞普兰、氟西汀、氟伏沙明、帕罗西汀。临床研究证据表明SSRI类药物对PSD有效，但由于针对PSD人群的大样本随机对照试验开展得少，故仍无法形成指导临床的有力证据。基于经典抑郁最新的循证医学证据显示，舍曲林和艾司西酞普兰的疗效和安全性均优于其他SSRI药物，且舍曲林在老年卒中患者中的配伍禁忌较少，故被推荐为首选的SSRI类抗抑郁药。PSD推荐舍曲林常规剂量50～100mg/d；艾司西酞普兰常规剂量10mg/d；西酞普兰常规剂量10～20mg/d；氟西汀常规剂量20～40mg/d；帕罗西汀常规剂量20～40mg/d；氟伏沙明常规剂量100～200mg/d。初始剂量建议为最小常规剂量的1/4～1/2，缓慢加量。SSRI类药物的常见不良反应包括恶心、呕吐、便秘或腹泻等，但多数可耐受，且治疗数周后逐渐减轻或消失；少数患者会出现口干、食欲减退或食欲增加、失眠或嗜睡、出汗、头晕、性欲减退等。禁忌证：所有的SSRI类药物过敏；或正在服用单胺氧化酶抑制剂；有癫痫的患者和活动性颅内出血患者慎用。

2. 5-羟色胺去甲肾上腺素再摄取抑制剂

5-羟色胺去甲肾上腺素再摄取抑制剂类具有5-羟色胺和去甲肾上腺素双重再摄取抑制作用，代表药物有文拉法辛和度洛西汀。文拉法辛常规剂量75～225mg/d；度洛西汀常规剂量60～120mg/d。不良反应：心率增加甚至心律失常、Q-T间期延长。一般不良反应：消化道症状、口干、性欲减退、便秘、恶心、失眠、头晕焦虑、多汗等。禁忌证：过敏；或服用单胺氧化酶抑制剂者；有癫痫的患者慎用。

3. 去甲肾上腺素及特异性5-羟色胺能抗抑郁药（NaSSA）

去甲肾上腺素及特异性5-羟色胺能抗抑郁药类通过增强NE、5-HT递质并特异阻滞5-HT2、5-HT3受体，拮抗中枢去甲肾上腺素能神经元突触前膜α2受体及相关异质受体发挥作用，代表药物为米氮平，常规剂量15～45mg/d。推荐初始剂量为7.5mg/d，缓慢加量。常见不良反应：口干、镇静、食欲减退或食欲增加。

4. 三环类抗抑郁药（TCA）

三环类药物是紧接单胺氧化酶抑制剂之后的另一类抗抑郁药，20世纪50年代以后，三环类抗抑郁药已成为抑郁患者的首选治疗手段，取代单胺氧化酶抑制剂，TCA药物疗效与SSRI相似，但其不良反应影响了三环类药物的临床应用。TCA药物的药理学机制是通过抑制5-HT和NE的再摄取，也有M1、α1和H1受体阻断作用，起效较快。结合我国现状，因其疗效好且价格低廉，同样也作为PSD的药物治疗选择之一。TCA药物以阿米替林、丙米嗪、氯米帕明、多塞平为代表药物，剂量应个体化，初始剂量为最小推荐剂量的1/4～1/2，缓慢加量，剂量较大时，需分次服。但TCA不良反应较其他新型抗抑郁药更为明显，使用时需注意以下不良反应：口干、视物模糊、便秘、直立性低血压、心动过速，以及嗜睡、体重增加、锥体外系症状、性功能减退、自主神经紊乱等。不良反应较重者，宜减量、停药或换用其他药。

5. 其他可用于PSD的药物

曲唑酮具有5-HT2A受体拮抗和选择性5-羟色胺和去甲肾上腺素再摄取抑制作用，此外还有相对较强的组胺H1、肾上腺素α2受体拮抗作用。常规剂量50～100g/d，不良反应较三环类药物少，常见有嗜睡、头昏、头痛、视物模糊、口干、便秘、直立性低血压等。黛力新是氟哌噻吨和美利曲辛复方制剂，常用于抑郁合并焦虑的治疗，常用剂量每天1～2片（每片含氟哌噻吨0.5mg和美利曲辛10mg），常见不良反应为睡眠障碍、头晕、震颤和胃肠道不适。

6. 他汀类药物的作用

研究发现他汀类药物通过阻断吲哚胺2,3-双加氧酶（IDO）来增加色氨酸的水平，但是确切机制尚不清楚。

7. 抗抑郁的中药制剂

代表药物有乌灵胶囊和舒肝解郁胶囊。乌灵胶囊具有镇静、安神、抗焦虑抑郁作用，作用机制可能是使脑摄取谷氨酸和抑制性神经递质γ–氨基丁酸的数量增加，使其合成增加，同时还能提高大脑皮质对GABA受体的结合活性，明显增强对中枢神经的镇静作用。乌灵胶囊单用或联合抗抑郁药治疗PSD均有效，轻度抑郁可以单用乌灵胶囊，中重度抑郁可以使用乌灵胶囊联合抗抑郁药（西酞普兰、舍曲林、帕罗西汀等）治疗。舒肝解郁胶囊是由贯叶金丝桃（也称圣约翰草）、刺五加组成的复方中药制剂，其抗抑郁机制可能为抑制中枢多巴胺、5–羟色胺和去甲肾上腺素等神经递质的再摄取，使突触间隙神经递质浓度升高及影响可溶性NSF附着蛋白及其受体，促进囊泡转运和释放，增加突触间隙神经递质水平。舒肝解郁胶囊治疗轻中度PSD患者有较好疗效，且舒肝解郁胶囊不良反应较少。

8. 卒中后抑郁伴发其他精神疾病的治疗

伴有严重焦虑的PSD患者，通常可联用NaSSA类抗抑郁药（如米氮平）或抗焦虑药物（如坦度螺酮）；伴有睡眠障碍的PSD患者，可适当增加镇静安眠药（如苯二氮类或佐匹克隆等非苯二氮类镇静安眠药）治疗；伴有严重精神病性症状的患者，可联用非典型抗精神病药物（如奥氮平、阿立哌唑、喹硫平等）；伴有躯体化症状的患者，可酌情考虑对症治疗。但临床医师应注意药物与药物间的相互作用。

9. 维生素D的作用

维生素D是神经甾体激素，通过色氨酸羟化酶2合成5–羟色胺，并在大脑中起调节作用。维生素D缺乏可影响神经递质的合成，如5–羟色胺、去甲肾上腺素和多巴胺，同时参与大脑形态的改变。维生素D对神经元有保护作用。Wang等研究发现维生素D水平是PSD的重要决定因素，但是该研究存在一些局限性。首先，在纳入的对象中，严重失语症患者和病情严重的患者被排除，这低估了PSD的实际发生率；其次，选择患者PSD后1个月评估，可能混淆"反应性抑郁症"和"真正的抑郁症"；最后，随访时间短，PSD与损伤部位的相关性难以建立。因此，需要随机对照试验进一步研究，以确定维生素D用于预防和（或）治疗PSD的益处。

（三）心理治疗

卒中后因神经功能缺损、认知功能下降，患者往往会情绪低落，不愿与外界交流，生活能力下降。心理管理是治疗师运用专业的理论知识与技术对患者进行治疗，其目的是唤起患者的积极情绪，发挥心理防御能力，从而改善甚至消除抑郁情绪。这种心理管理包含诸多内容：良好的医疗保障（阻止致命性并发症的发生），关注卒中患者的需求而非患有疾病的患者，专业的治疗、护理，护理人员的参与及更好地整合资源等。心理管理在PSD的治疗过程中是不可或缺的，同时也需要家庭和社会的支持。所有卒中患者都应获得个体化的心理支持、健康教育等。研究表明，缺乏社会支持可能预示着PSD的持续时间延长。PSD症状较轻且不伴认知与交流障碍者可考虑单一心理治疗，症状较重严重影响卒中康复、日常生活及社会功能者，心理治疗疗效不佳者，可考虑药物治疗和（或）联合心理治疗。认知行为疗法（CBT）是治疗抑郁症的一种成熟方法，对卒中后的康复很有用，可以减少PSD，促进个体卒中后早期恢复。文章治疗也称为诗疗法，主要用于治疗精神障碍，同时也可以推荐用于卒中患者PSD的治疗。它是一种心理治疗方法，教育读者正确对待消极思想和消极情绪，然后提供答案并在日常生活中实施，是一种用于治疗神经症、情绪及行为障碍的辅助工具。诗歌疗法是另一种文学治疗形式，改善卒中后的认知功能，帮助患者恢复正常生活，为PSD幸存者的生活增添新的感觉，可以帮助患者与诗人建立情感联系，让自己得以自愈。艺术疗法是目前被用于各种疾病治疗的新方式，通过使用节奏，感官刺激，颜色和象征来提供非语言体验以克服心理残疾的治疗。Geretsegger等尝试用音乐治疗各种疾病，这种方法可以改善孤独症患者的语言发展，行为调整，交流和情绪反应。另外，在有创伤性脑损伤的患者中施以音乐疗法，可观察到患者情绪、重音方法和声场的改善。

（四）其他物理治疗

1. 改良电休克治疗（MECT）

改良电休克治疗广泛用于抑郁症治疗。MECT通过诱导自主神经系统，刺激副交感神经T对重度抑郁症有益处，可用于PSD的治疗。但同时MECT可造成心律失常及缺血性心脏病，需要谨慎使用。

2. 高压氧治疗

高压氧治疗是指在气压超过一个大气压的环境中吸入纯氧气。由于脑组织血管丰富，高压氧可以促进侧支循环形成，保护"缺血半影区"内的神经细胞，同时改善脑代谢、恢复脑功能。王金枝在常规治疗的基础上给予PSD患者高压氧治疗，通过比较治疗前后神经功能、生活能力、症状及不良反应等的情况发现，高压氧治疗可以促进患者神经功能恢复、提高生活能力，改善抑郁症状，且不良反应较少。林妙君等将120例PSD患者分为治疗组（60例，给予针灸联合高压氧治疗）和对照组（60例，给予氟西汀治疗），治疗后发现，治疗组的效果较对照组好，针灸联合高压氧治疗促进了神经功能的恢复，并减少了不良反应发生。

3. 康复运动治疗

运动对改善PSD症状有积极作用，运动可预防或减少亚急性和慢性脑卒中。Eng和Reime研究发现，卒中后进行4周或更长时间的锻炼可降低PSD的发生率。康复运动不是简单意义上的体育锻炼，是指渐进式的阻力训练、肢体功能训练、有氧运动、跑步机训练、使用专业理论的个性化训练，是基于物理治疗和心理健康教育的锻炼。美国运动医学院建议每周进行150min的锻炼，包括心肺、耐受力、神经系统训练。运动训练可以提升运动功能和主观能力及促进缺血后记忆和认知的恢复。正常运动模型包括约束跑步机和电子引发的自动肌肉收缩。运动训练可以提高心理承受能力并促进神经恢复及大脑损伤后的修复。同样，运动可以改善轻度至中度PSD患者的焦虑状态和卒中后功能缺陷症。多项临床研究显示，如果早期开始运动训练可以控制脑水肿，细胞凋亡和氧化损伤。以上研究并未明确运动与PSD间的作用机制，尚不能明确运动本身是否可改善抑郁症状，但作为医疗机构，为每位卒中后幸存者制定一个适宜的运动计划，对防止PSD的发生至关重要。

4. 经颅直流电刺激治疗

有研究认为经颅直流电刺激治疗PSD的效果略优于安慰剂。此外，抗抑郁药因禁忌证、药物间的相互作用及不良反应等使其应用受限，特别是对于老年患者。经颅直流电刺激是潜在的治疗PSD的无创手段，它是建立在抑郁症患者左背外侧前额叶皮质功能减退，而右背外侧前额叶皮质功能极度活跃的基础上，阳极电极刺激左侧以增加皮质运动，阴极电极放在右侧以减少皮质运动，从而实现抗抑郁。Valiengo等认为，经颅直流电刺激是治疗PSD有效且安全的手段，其不会诱发认知障碍和躁狂症。

婚姻是PSD的保护因素。Liu等研究发现已婚人士在卒中1年后抑郁事件发生率较未婚低，已婚有助于降低卒中风险。此外，受过高等教育的已婚患者卒中1年后抑郁发病率低于对照组。

PSD是心身疾病，通常是卒中后不可避免的并发症。目前在确定风险因素、诊断和治疗方面取得了很大进展，能够及时进行预防和康复治疗。然而，PSD的病理生理学机制知之甚少，因此深入了解PSD发生的机制，对于未来的研究具有重要意义，有助于开发更具体的治疗干预措施。着重探索PSD病理生理学因素包括炎症、神经网络的破坏、遗传易感性、神经营养因子的改变、去甲肾上腺素能改变、多巴胺和5-羟色胺通路的变化。在心理社会因素方面，卒中前的抑郁，认知障碍和卒中严重程度是PSD较好的预测指标。筛选工具可用于识别PSD，但是需要进一步研究才能找到最佳的治疗方法。抗抑郁药可用于PSD治疗，SSRI优于TCA，其他抗抑郁药的临床疗效尚未得到验证。心理治疗已引起关注，其中研究者更倾向于文章疗法、艺术疗法和音乐疗法，这些已被证明有效且无任何副作用。另外，社会支持、婚姻生活和受教育程度也是PSD的保护因素。关于PSD患者全基因组的报道非常少，需要深入研究以揭示PSD的潜在生物标志物。

第二节　中医对卒中后抑郁的认识与研究

一、历代医家对卒中后抑郁的认识

中医典籍中并没有与卒中后抑郁相类似或相对应的病名，可归属于中医"郁证"之范畴，属于"郁病"与"中风"合病。卒中后抑郁既存在中风气血失调、痰瘀互结的特点，又有气机不畅、情志不舒等郁病的特点，"郁病"是继发于"中风"而出现的证候。由七情内伤、忧思太过、肝气郁结等引起；在中风的基础上，痰湿积聚，阻滞经络，上蒙脑神；或忧郁伤肝，气滞血瘀所致；其病位虽在脑，但多与肝、心、脾有关。

早在《黄帝内经》中即有"忧愁者，气闭塞而不行"的记载。《素问·六元正纪大论》中有五运之气太过不及而致土郁、木郁、金郁、火郁、水郁之论述，提出"郁极乃发，待时而作"，并提出了"折其郁气，资其化源"的总治则。《景岳全书·郁证》提出"因病致郁"和"因郁致病"的学说，"郁由乎心"，认为气机不畅，血瘀阻络为其病机。《景岳全书》有"若忧郁病者则属大虚，本无邪实"的记载。金元四大家之一的朱丹溪在继承《黄帝内经》理论的基础之上，将病因重点由外感逐渐转向内伤。他在《丹溪心法·六郁》中已将郁证列为一个专篇，指出"气血冲和，万病不生，一有怫郁，诸病生焉。故人身诸病，多生于郁"，首倡"六郁"说，提出"气郁、血郁、痰郁、湿郁、热郁、食郁"，认为以气郁为先，而后血、痰、热、湿、食等诸郁才能形成，并提出治郁"调气为先"的治疗大法，并因此创制了名方越鞠丸。正如《医方论·越鞠丸》中云："凡郁病必先气病，气得流通，郁于何有？"认为气机的流畅是治疗郁证的根本，气机不畅，血瘀阻络为病机核心。由此可见情志内伤是中风后抑郁症之重要病因。但情志因素是否造成郁病，除与精神刺激的强度及持续时间的长短有关之外，也与机体本身的状况有极为密切的关系。正如《赤水玄珠·郁门·郁》所论，有素虚之人，一旦事不如意，头目眩晕，精神短少，筋痿气急。《杂病源流犀烛》云："诸郁，脏气病也，其原本于思虑过深，更兼脏气弱，故六郁生焉。"其意在强调机体脏气弱是发病的内在因素。患者对忽然的生理功能障碍引起的生活自理困难无法接受，因而产生恐惧、消极、悲观、烦躁的心理反应，情志不舒，肝失条达，而致肝气郁结；气机失调，气血运行受阻，瘀血内生；肝郁乘脾，脾失健运则生痰；痰浊、瘀血遇情志刺激，随气升降，上扰脑窍，则神明被扰，其主要病理变化是气郁、痰瘀、正虚。因此，中医学认为卒中后抑郁的病机有情志失调、脏腑失调、痰瘀闭窍致郁等，又以肝郁、痰浊、血瘀致病者为多。

现代中医学者对卒中后抑郁的形成以及卒中与抑郁之间的关系有了更加深刻的认识，提出了许多新的观点。肝主疏泄，调畅气机，性喜调达而恶抑郁，卒中后抑郁属"因病而郁"，"郁病"为"中风"之变证，是在中风的基础上，由于风、瘀、痰、火胶搏郁结致使气血郁滞不畅，肝气失其条达，神明失其清展而情绪低落，出现抑郁。滕晶认为情志内伤是卒中后抑郁之重要病因，脏腑虚衰是卒中后抑郁之病理基础，气郁、痰瘀、正虚是卒中后抑郁之病理变化。丁舟等认为郁证初起总属情志所伤，气分郁结，最终导致肝失疏泄，脾失运化，心神失常，脏腑阴阳气血失调而为病。管汴生提出卒中后抑郁的首位和基本病机是肝气郁结。周晓辉指出血瘀肝郁是PSD的主要病机，故而疏肝解郁，行气活血为其治疗原则。黄初宜等认为卒中患者，由于头部存在气血郁滞，气机升降不畅等情况，日久可致全身气血运行失常，五脏六腑皆受其累，抑郁状态也随之形成。金普放认为PSD基本病因责之为情志内伤，基本病理为气机郁滞，发病关键有二：其一，风、火、痰、瘀蕴结于内，不得宣泄，上犯清窍，神明失用，因实致郁；其二，气虚及阴血不足，心神失养，神不守舍，因虚致郁，临床多见虚实夹杂之证。治疗当虚实兼治，舒郁怡情，安魂定魄为主，采用自拟舒郁怡情煎治疗可取得较好的疗效。

"脑为元神之府"，痰浊瘀血作为中风的主要病理产物，最终导致神明失用。金越等研究认为，卒中患者多痰湿偏盛，而痰阻气滞，易见郁证。陈国胜等认为瘀血、痰浊停留脑部不去，新血不生，气机不畅，清阳之气和五脏气血不能上充濡养于脑而致神明失用发为本病。"神不足则悲"，患者卒中后忧愁思虑，心血暗耗、脾气郁结，而脾失健运，气血乏源，心无所主，神明则乱。

肾主骨生髓，脑为髓海，患者久病之后，肾中精气不足，脑失所养，"元神之府"功能失调。张滨斌和刘泰等通过临床研究得出，肾虚精亏是PSD的基本病机。韩宁指出中风后气血逆乱，肾精受损，精气亏虚，精髓化生不足，元神失养是PSD的基本病机，为致病之本。

黄春元认为PSD主要是由肝郁气滞，心虚胆怯，气血阴阳失调所致。患者卒中后情志不畅，肝失条达，肝气郁结，横逆犯脾，脾失健运，酿湿成痰；肝郁气滞，血脉瘀阻，痰瘀互结，使气机更加阻滞，而致精神情志失常，乃致病之标。

张金生认为PSD是在卒中的基础上演变而来的，是由于风、痰、瘀、气、血、虚相搏，致使气机郁滞不畅，肝气失其条达，肾脑失职，神明不安而致病，提出"从肝脑论治卒中后抑郁症"的观点，强调肝为起病之源，脑为传病之所，元神病变又加剧肝失疏泄，二者相互为恶，以致情志失常而发病。初期以肝失条达，肾脑失职，神明不安为主；中期以肝肾亏虚、阴阳失调、精血暗耗、髓海失充，肝脑同病为主；后期因病迁延难愈或复发，更进一步加重病情，进入以脑病症状为主、肝病牵制脑病的互相交恶的状态。因此，从肝脑论治卒中后抑郁，就是针对疾病的本质和疾病发展过程中的主要矛盾进行，是治疗卒中后抑郁的根本原则。

综上所述，卒中后抑郁的病因病机可归纳为内伤、七情所致的气血郁结，脏腑功能失调，其中情志内伤是卒中后抑郁的重要病因，脏腑虚衰是卒中后抑郁的病理基础，气郁、痰浊、血瘀是卒中后抑郁症的基本病理变化，由于气血逆乱，影响脑主神明而发病，其病位在脑，与心，肝，脾，肾密切相关，证属本虚标实，多虚实夹杂。

目前对PSD的中医证候分型存在一定的争议，其主要病机为情志失调、脏腑失调、痰瘀闭窍致郁等，以肝郁、痰浊、血瘀致病者为多。治法以疏肝解郁，化痰开窍，活血化瘀及益气养心为主。

二、中医药治疗卒中后抑郁的研究进展

（一）古方治疗卒中后抑郁

"郁病虽多，皆因气不周流，法当顺气为先"（《证治汇补》）。气机不畅，主以理气。左刚等遵循《黄帝内经》之法，"木郁达之"，对40例（治疗组）PSD患者用丹栀逍遥散来疏肝解郁，40例（对照组）给予盐酸氟哌噻吨片。8周后结果显示：治疗组9例好转，9例显效，16例痊愈，有效率为85%，治疗组疗效好于对照组。杨迎民对患者行常规治疗后，治疗组给予加味四逆散，对照组给予盐酸氟西汀，结果总有效率治疗组为90.9%高于对照组（74.4%），且无不良反应。黄春玲等认为小柴胡汤对PSD的改善优于百忧解，且无不良作用。周曾璇等的研究表明，补阳还五汤治疗卒中后抑郁在总体疗效及安全性方面比西药更好。张艳霞等指出PSD的发病机制是在于"郁"，气郁为先导，肝阳上亢复合血郁，故用血府逐瘀汤治疗卒中后抑郁30例（观察组），其认为该方具有活血平肝及疏肝解郁的功效，结果观察组总有效率为93.33%，对照组（盐酸氟西汀）总有效率为73.33%，两组患者临床总有效率具有差异性（$P<0.05$）。鲍继奎等认为痰浊、瘀血阻闭脑窍，神机失用，导致精神、思维异常是PSD发病的基本病机。若痰浊瘀血并见者，当痰瘀共治，拟方通窍活血汤合涤痰汤加减对50例（治疗组）PSD患者进行治疗，结果汉密尔顿抑郁量表、神经功能缺损、日常生活活动能力均优于对照组（盐酸氟西汀），提示活血开窍法治疗PSD，能显著改善患者的抑郁状态，并能促进患者肢体功能的恢复，提高日常生活活动能力。方芳等探讨滋水清肝饮对卒中后抑郁的治疗作用，认为该方以滋阴清热、镇心安神为主。方中以六味地黄丸滋阴补肾、壮水制火；柴胡、栀子、牡丹皮清泄肝火，当归补血活血；茯神、酸枣仁镇心安神；郁金行气解郁，凉血止血；合欢花开郁安神。结果显示，观察组与对照组的疗效差异无显著统计学意义（$P>0.05$）；但观察组对神经功能缺损程度和日常生活活动能力的改善明显优于对照组（$P<0.05$）。

（二）辨证分型治疗

辨证论治是中医理论的特色之一，很多学者结合临床经验，根据不同的病因

病机，对卒中后抑郁进行辨证治疗，临床疗效令人满意。卒中后抑郁是在中风的基础上发生的，兼有中风和抑郁的特点，其临床表现复杂多样，病变涉及脏腑较多，且易受患者自身因素影响，通常以脑病为中心，可涉及他脏，先虚后实，虚实相兼，临床辨证比较复杂，各家观点存在差异，证型名目繁多，目前尚无统一的分型标准。部分学者采用中国中西医结合学会精神疾病专业委员会在九江会议上制定的"抑郁症的中西医结合辨证分型标准"，分为肝肾脾虚、肝血瘀滞、心脾两虚、脾肾阳虚四型。多数医家则根据其病变规律，充分认识情志因素在本病发生中的重要作用，以脏腑为纲，以虚实为目，辨别新久虚实，对本病的辨证分型分析认识有许多独到之处。如余尚贞从肝的证候表现及心脾肾虚的证候体系出发，把PSD分为肝病和心脾肾虚两大证型。肝病型：①肝气郁结、气滞血瘀证；②肝阴虚、阴虚阳亢证；③肝寒证。心脾肾虚型：①心脾两虚；②肾气虚或肾阳虚证候；③心肾两虚，心肾不交。治疗上以治肝为先，调补心脾肾为总则，予以辨证施治。马云枝等提出PSD以四种证型多见：肝气郁结型治宜疏肝理气、解郁安神，方选柴胡疏肝散加减；痰气交阻型治宜行气解郁、化痰开窍，方选顺气导痰汤加减；心脾两虚型治宜健脾益气、养心安神，方选归脾汤合甘麦大枣汤化裁；脾肾阳虚型治宜温肾壮阳、健脾安神，方选右归饮加减。齐铁钢等将68例PSD患者分为治疗组46例和对照组22例，治疗组进行辨证分型，其中忧郁伤神型用加味甘麦大枣汤加减，肝郁化火型以丹栀逍遥散加减，结果发现治疗组的抗抑郁疗效和神经功能康复均显著高于对照组，有效率分别达95.6%和93.5%；而对照组有效率分别为54.5%和81.8%，治疗组疗效明显优于对照组。

（三）自拟方药治疗

肝主疏泄，调畅气机，性喜调达而恶抑郁。患者卒中后情志不舒，气机郁滞，气滞则血瘀；气机不畅，则津液输布失职，津聚成痰，痰瘀交阻，进一步加重肝气郁结，形成恶性循环。"头者，精明之府""六府清阳之气，五脏精华之血，皆汇于头"（《医述》），若瘀血停留于脑，则气血不能上注于头，以及痰浊上蒙清窍，皆可导致神明失用，发为抑郁。因此，调理肝之气血，畅达肝性，增强其疏泄功能，是治疗郁病的根本法则和选方用药之前提。

1. 疏肝活血解郁

张金钊指出PSD主要为肝失疏泄、心神失养、气血失调所致，故以疏肝理气、解郁活血为法，拟方活血解郁汤（郁金25g，柴胡20g，远志15g，川芎15g，石菖蒲15g，桃仁15g，香附12g，丹参15g，当归12g，红花15g，白芍8g，陈皮8g）治疗卒中后抑郁44例，其认为该方可活血开窍、疏肝理气，结果该方治愈15例，显效21例，总有效率为95.45%，明显高于对照组79.07%。宋淑玲等认为卒中后抑郁总的病机为脏腑阴阳血气失调，治疗宜选用理气开郁、调畅气机、活血通络的方法，故此拟方逐瘀开郁汤用于治疗PSD患者（36例），方中当归、川芎、赤芍、生地黄、桃仁、红花活血养血，通经活络；柴胡、枳壳、赤芍、甘草疏肝解郁调畅气机；石菖蒲、郁金、合欢花、夜交藤醒神开窍，宁神益智；香附、甘松疏肝醒脾。方中诸药合用，既能通过养血活血改善卒中后遗症，又能通过疏肝解郁，调畅气机治疗卒中后抑郁。结果中药组HAMD评分下降较帕罗西汀组显著，总有效率明显提高，美国国立卫生研究院卒中量表（NIHSS）评分下降明显（$P < 0.05$），具有统计学意义。李志彬用活血解郁汤（桃仁、红花、丹参、川芎、当归、地龙、黄芪、柴胡、白芍、郁金、香附、枳壳）治疗卒中后抑郁总有效率86.7%。项尚等采用解郁清心颗粒（柴胡、香附、白芍、当归、白术、茯苓、郁金、合欢皮、炙甘草）联合疏肝调神针刺法治疗卒中后抑郁合并睡眠障碍，患者HAMD及匹兹堡睡眠质量指数（PSQI）评分、IL-6及TNF-α水平、入睡后清醒时间、睡眠潜伏期均显著改善。张荣华等用舒郁乐胶囊（郁金、柴胡、香附、石菖蒲、茯苓、丹参、益母草）治疗30例，3周前HAMD减分不如西药百优解，但6周和9周后疗效与百优解无差异。李真用活血舒郁胶囊（柴胡、当归、赤芍、桃仁、红花、黄芪、水蛭、白术、郁金、石菖蒲、天竺黄、地龙、远志）治疗100例PSD，总有效率90%。陈卫垠等自拟郁乐疏（柴胡、郁金、丹参、延胡索、栀子、石菖蒲、郁金）治疗卒中后抑郁19例，4周后抑郁症状即有改善，12周后治疗组与对照组（百优解）有显著性差异。

2. 理气化痰解郁

韩春敏等认为肝郁脾虚、痰浊中阻是本病的关键，治疗上应以祛痰化痰、疏肝理气为主。因此在常规用药基础上，加用柴胡解郁化痰汤（柴胡、枳实、白芍、白蒺藜、竹茹、茯苓、橘皮、香附、石菖蒲、郁金各15g，胆南星、半夏、炙甘草各10g，合欢花30g）治疗卒中后抑郁，并与帕罗西汀作对照，结果表明中药对脑梗死后神经缺损的恢复帮助更明显，值得临床推广。闫咏梅等使用醒脑解郁汤（石菖蒲、郁金、半夏、巴戟天、川芎、地龙、陈皮、竹茹）治疗PSD总有效率达94.74%。

3. 化痰通络解郁

杨媛等认为肝郁、气滞、血瘀为本病的主要发病机制，治以疏肝解郁、行气化瘀，并配以健脾利湿为法，拟方解郁化痰汤（珍珠母30g，丹参15g，赤芍、郁金各12g，石菖蒲、柴胡各10g，远志8g，水蛭6g）治疗，结果观察组应用解郁化瘀汤治疗后，总有效率达97.14%，显著高于对照组（帕罗西汀）的74.29%，同时，抑郁自评量表及HAMD评分均显著低于对照组，且不良反应少，差异有统计意义（$P<0.05$）。陈志颖指出卒中后抑郁的基本核心是肝气郁结，气郁化火生痰，痰瘀交阻，元神失养。拟方舒郁安神汤（柴胡10g，白芍、柏子仁、酸枣仁、郁金、远志各12g，香附、当归、丹参、川芎、石菖蒲、合欢皮各15g，珍珠母20g，随证加减）疏肝解郁，祛痰化瘀，养心安神。结果缓解了患者的紧张、焦虑情绪，促进了神经功能康复，临床总体疗效优于对照组（氟哌噻吨美利曲辛片）。

4. 补肾解郁

王冬柏结合此病本虚标实的特点，从肾论治，以益肾补虚为原则，用补肾疏肝汤（石菖蒲30g，熟地黄20g，白术、柴胡、郁金、远志、山茱萸各15g，山药、鸡内金各12g，桃仁、合欢皮、茯苓各10g，法半夏、牡丹皮各9g）治疗卒中后抑郁50例，结果有效率为90.0%，优于艾司西酞普兰对照组（78.0%）。王涛从肝肾阴虚辨证论治卒中后抑郁，拟方滋水涵木解郁方（柴胡12g，当归、山药、合欢花、生地黄各15g，牡丹皮、泽泻、赤芍、白芍各10g，柴胡、茯神各12g，香附、山茱萸各6g，夜交藤30g）用于治疗组（50例），并与氟哌噻吨美利曲辛片对照，结果两组治疗后HAMD评分较治疗前降低，而且从第四周起治疗组疗效优于对照组，第六周时差异尤为显著，治疗组疗效明显优于对照组，且无不良反应发生。提示采用滋水涵木解郁法治疗卒中后抑郁的肝肾阴虚证型疗效理想。

（四）针灸治疗

针灸治疗具有操作简便、痛苦小、费用低、疗效确切、患者易于接受等特点，针灸由单纯针刺、灸法向多种治疗方法结合的模式转变，如头针、体针、电针、耳针、火针、耳穴压豆、刺络放血、拔罐、刮痧等综合治疗，疗效确切，无不良反应，近年来受到一些学者的重视。《黄帝内经》载，取心胆之经穴，刺之灸之，则太息可平，郁结可消。《黄帝内经太素》总结对于厥阴经头痛、悲戚善泣情伤之症，此为足厥阴肝经血脉壅滞，当行"刺尽去血"之放血疗法。《针灸甲乙经》也记载了足少阳胆经丘墟穴之解郁妙用，对于心胸不舒不畅、太息闷胀等症"皆以丘墟主之"。脑为"元神之府"，郁症、癫症、狂症等神志病无一不与脑有着密切联系，故多取头部穴位以使脏腑气血调和，阴阳趋于平衡，从而达到安神定志，醒脑解郁的功效。正如《针灸大成》云："百会者，当主心烦闷，惊悸难定，神气恍惚。"黄元御在《灵枢悬解》中解释道，期门穴是肝经之募穴，主肝之所病，因此"凡是木郁诸疾，莫不刺之"。随着医生、患者对卒中后抑郁重视程度的提高，以及针刺治疗作为"绿色疗法"的广泛应用，临床对于针刺治疗PSD进行了大量研究。除了体针疗法外，还有头针、腹针、眼针、耳针等不同针刺手法，均取得了良好的临床疗效。骆承伟等运用针刺治疗卒中后抑郁216例，均分为治疗组和观察组，在常规治疗的基础上，治疗组选取大椎、风池、神堂、膈关、魂门、阳纲、神门、环跳、太冲穴，肢体功能障碍患者加用曲池、外关、合谷、足三里、昆仑等穴；失语或构音障碍者加用廉泉穴，1～2日/次，共治疗30次。应用抑郁自评量表（SDS）及NIHSS进行疗效评价，结果表明针刺疗法在改善抑郁症状及神经功能方面较常规治疗具有明显优势，且不良反应发生率显著低于常规西药治疗。付磊采用四神聪联合五脏背俞穴治疗PSD，发现针刺在改善患者抑郁症状、提高血浆5-HT水平方面与西药疗效相当，但在提高患者生活质量及安全性方面，明显优于西药治疗。高琛在口服西药盐酸氟西汀的基础上，对30例患者运用头部电针疗法：选用百会、四神聪、神庭、印堂、本神（双）及阳白（双）穴，进针后捻转得气，分别用电针仪连接神庭和印堂穴、本神和阳白穴，疏密波，留针30min，每天2次，每周6天，持续治疗8周；同时对患者进行汉密尔顿抑郁量表和日常生活能力改良量表评分。结果发现头部电针疗法能明显改善患者抑郁症状，提高日常行为能力，且在治疗过程中未出现不良反应，值得临床推广。冯玲等采用头针针刺额中线、顶中线、双侧额旁线、病灶侧顶颞前斜线和顶颞后斜线预防卒中后抑郁，结果显示患者PSD发生率显著低于常规治疗的对照组，认为头针针刺早期干预卒中患者可以预防PSD的发生。王亚丽等针刺治疗卒中后抑郁，治疗组针刺取穴：百会、内关、神门、四神聪、合谷、太冲、三阴交，风痰阻络和肝气郁结者加丰隆、阴陵泉、天突、廉泉；肝阳上亢和郁火内蕴者加行间、侠溪；气虚血瘀和心脾两虚者加气海、血海、心俞、脾俞；肝肾不足者加太溪、关元、肝俞、肾俞。同时配合百会灸治疗，取穴巨阙、膻中、内关、足三里，每次灸30min，灸后局部微热。结果总有效率治疗组为95.7%，优于对照组（针刺常规治疗）的86.4%，说明百会灸配合常规治疗有利于控制患者的抑郁症状，改善PSD的疗效显著。陈真悟观察腹针与体针治疗PSD的临床疗效，将60例患者分为腹针组和体针组各30例，腹针组选用引气归元（中脘、下脘、气海、关元）及双侧滑肉门穴；体针组选用百会、印堂、两侧合谷穴及太冲穴。两组患者均进行1个月共12次治疗，并随访1个月。结果显示，腹针与体针在治疗PSD方面均取得较好效果，提高了患者的生活能力；在提高患者生活能力方面，腹针与体针无明显差异，均可在临床中应用。万国强等在常规治疗的基础上，对观察组（30例）患者行热敏灸治疗，取穴印堂、百会、大椎、至阳、心俞、肝俞、肾俞等，其认为热敏灸比普通艾灸能更好地起到补肾健脾、温经通督、健脑调神、振奋肝阳的作用，恢复肝的升发与疏泄功能。治疗后，抑郁程度改善及神经功能恢复的总有效率，观察组为83.3%、90%，对照组为73.3%、63.3%。宋书昌等观察了辨证取穴治疗卒中后抑郁的临床疗效，主穴百会，忧郁伤神证，取神门、神庭；肝气郁结证，取太冲、行间；气郁化火证，取合谷、内庭；阴虚火旺证，取太溪、行间；心脾两虚证，取内关、阴陵泉，有效率达94.29%，显著高于药物组（盐酸氟西汀胶囊）68.57%。同时，在改善患者HAMD评分、主要躯体症状评分方面也显著优于药物组（$P<0.01$或$P<0.05$）。该项研究表明，针刺辨证取穴法治疗PSD可以有效改善抑郁症状和躯体症状，值得临床推广。

　　黄史乐等将93例PSD患者分为针药组、西药组与电针组3组，每组各31例，针药组予五神针（主穴：百会、强间、双侧本神、双侧天冲，连接电针，强度以患者耐受为宜，持续30min）配合盐酸氟西汀口服治疗，西药组予盐酸氟西汀口服治疗，电针组予电针治疗，操作同针药组，电针治疗每周5次，3周为1个疗程，共治疗2个疗程。结果电针组、西药组及针药组总有效率分别为80.00%、73.33%、86.67%，组间比较差异有统计学意义（$P<0.05$）。孙祥龙选取160例PSD患者，随机分2组各80例，观察组给予头针为主（取额中线、双侧额旁1线、双侧额旁2线、双侧额旁3线，采用平补平泻法，每穴行针30s，留针30min）结合电针治疗，对照组给予盐酸氟西汀口服治疗，两组观察治疗28天，结果治疗组总有效率为75%，对照组为80%，两组比较差异无统计学意义（$P>0.05$）。其认为头乃元神所居，故头针可以调神通络、宁心安神，电针通过增强对局部取穴的针感而增强疗效，达到与西药相当的疗效。杨沈秋等以头针配合药物治疗PSD患者，头针治疗部位选用额前区、额区，治疗8周，结果显示经治疗可缓解患者卒中后抑郁症状，且能明显改善认知功能。李厥宝等采用电针治疗PSD患者21例，取双侧合谷、太冲穴，治疗8周，结果显示有效率为90.9%。徐国庆等选取老年PSD患者80例，随机分为电针组（取穴：百会、印堂、四神聪、太冲、神门、内关、三阴交、太溪、心俞）和药物组（盐酸氟西汀分散片）各40例，治疗8周后电针组和药物组有效率分别为95%、92.5%，两组治疗效果相当（$P>0.05$）。

现代研究表明电针百会、印堂可降低皮层5-HT的代谢，相对增加5-HT的含量，提高5-羟色胺能神经的活性，并协调NE与5-HT之间的关系，增加NE的代谢，且电针百会、三阴交可调节HPA轴，从而发挥抗抑郁作用。电针刺激百会、三阴交可降低大鼠5-HT的代谢，提高5-羟色胺能神经元的活性，并可协调NE与5-HT之间的平衡来发挥抗抑郁作用，因此针刺疗法可作为安全有效的治疗方法用于抑郁症的治疗。申鹏飞等运用醒脑开窍针法（取穴：内关、水沟、百会、印堂、三阴交）治疗PSD，与西药对照组阿咪替林相比，结果针刺组有效率72.8%，西药组有效率56.6%，两组差异显著（$P<0.05$），认为针刺治疗PSD能醒神开窍，调神解郁，一方面促进受损脑组织的修复，另一方面促进脑内5-HT和脊髓内NE的大量释放。鲍超采用健脑调神针法，取穴大椎、四神聪、上星、鸠尾、悬钟。治疗前后进行HAMD评分，结果治疗组有效率90.6%，对照组有效率80.00%，治疗组疗效优于对照组。聂斌等治疗PSD，与对照组相比，电针组、西药组患者的HAMD和日常生活能力评分（Bathel指数评分）下降，高级中枢损伤严重程度评分（MESSS评分）上升比对照组快（$P<0.05$）；电针组、西药组总体疗效优于对照组，电针组、西药组总体疗效相似。因此认为电针能改善抑郁表现，促进神经功能康复。

（五）针药结合疗法

何丽娟运用子午流注针刺法联合氟哌噻吨美利曲辛片治疗PSD，以常规针刺取穴、辨证配穴作对照，结果显示，针药结合较单纯针刺疗效更佳。赵辉等运用针刺联合西药氢溴酸西酞普兰片治疗PSD，以单纯针刺和单纯口服西药作对照，结果显示，二者联合疗效均优于单纯疗法，机制可能与上调5-HT水平有关。王多德等运用醒脑开窍针刺联合疏肝通络汤加减治疗PSD，以西药盐酸阿米替林作对照，结果显示，研究组疗效优于对照组，且研究组血清脑源性神经营养因子（BDNF）和5-HT水平均高于对照组，提示针药结合具有抗抑郁作用，机制可能是提高血清BDNF和5-HT水平。孙培养等运用通督调神针刺法结合西药盐酸氟西汀治疗PSD，以单纯口服西药盐酸氟西汀作对照，结果显示，针药结合能缩短抗抑郁药物治疗PSD的起效时间，且能提高总体疗效。姚贞宇等运用针刺联合逍遥散治疗PSD，以单用逍遥散作对照，结果显示，针药联合疗效更优。陈婉珉等运用醒脑开窍针刺法联合舍曲林治疗PSD，结果显示，针药结合总有效率优于西药治疗，有利于缓解抑郁状态。针药结合治疗PSD以针刺结合抗抑郁西药为多见，部分是结合中药或中成药，其中，西药以5-HT再摄取抑制剂为主，此类药物均存在不同程度疗效滞后的问题，针药结合一方面能进一步提高临床疗效，另一方面也能缩短抗抑郁西药的起效时间，有利于增加患者治疗的依从性。

（六）针刺联合特色疗法

占道伟等运用针刺配合康复训练治疗PSD，结果提示，针刺配合康复疗效优于单纯康复治疗。王峰等运用针刺结合穴位注射治疗PSD，针刺取百会穴，心俞、肝俞穴注射红花注射液，结果提示，针刺结合穴位注射在改善抑郁症状方面与西药相当，但在提高患者生存质量方面优于西药。王非等运用针刺配合耳穴电针治疗PSD，耳穴为神门、脑干、心、肝、肾，两耳隔日交替取穴，以口服盐酸氟西汀胶囊作对照，结果提示，针刺配合耳穴电针是治疗PSD的有效方法，疗效优于西药。姚丽君等采用通督调神针刺法结合认知疗法治疗PSD，以口服西药盐酸帕罗西汀片作对照，结果显示，针刺结合认知疗法抗抑郁疗效明显优于西药，且不良反应少。王明明等运用针刺"百会五针"结合放血疗法治疗PSD，针刺取百会、四神聪，放血取手部井穴和背俞穴，以西药盐酸帕罗西汀片作对照，结果提示，针刺联合放血疗法疗效优于抗抑郁西药。张林等运用针刺联合耳穴贴压治疗PSD，以口服盐酸帕罗西汀片作对照，观察组在西药基础上加用针刺联合耳穴贴压治疗，结果显示，针刺联合耳穴贴压治疗PSD安全有效，疗效优于单纯西药治疗。陈顺喜等运用调神开郁针法结合心理干预治疗轻型PSD，结果显示，针刺联合心理干预抗抑郁疗效优于单纯心理干预，并能提高患者肢体功能和生存质量。陈赟等以通调针刺法配合心理干预治疗PSD，以抗抑郁西药帕罗西汀作对照，结果提示，针刺配合心理干预能有效改善PSD患者抑郁状态和提高生活能力。张瑶等运用针刺与五行音乐疗法相结合治疗PSD，结果提示，结合组在改善抑郁、改善神经功能缺损及提高日常生活活动能力方面均优于对照组。针刺结合特色疗法治疗PSD，方法众多，特色鲜明，疗效显著，可以根据患者具体情况选择相应的治疗方法，采用个体化、综合化的治疗方案，能更好地提高临床疗效。

（七）艾灸疗法

邓艳莉等运用温和灸治疗PSD，主穴为百会、内关、太冲、合谷，每穴灸5min，每天1次，以口服盐酸氟西汀胶囊作对照，两组均给予心理指导。结果显示，在改善患者抑郁、早醒、悲观失望等方面，温和灸与抗抑郁西药疗效相当，且温和灸能明显提高患者神经康复水平和日常生活活动能力。王亚丽等在针刺基础上加用百会灸治疗PSD，主穴为巨阙、膻中、内关、足三里，每次灸30min，以常规针刺作对照，结果显示，针灸结合疗效优于单纯针刺。秦远文运用艾灸百会穴联合自拟郁金方治疗PSD，以单纯自拟郁金方为对照，结果显示，艾灸联合中药疗效更优。单宁运用艾灸六神穴配合心理干预治疗PSD，"六神穴"为神门、神道、神庭、神封、神藏、四神聪，悬灸法，每穴灸5min，每天1次，以口服抗抑郁西药盐酸氟西汀胶囊作对照，结果提示，治疗组疗效优于西药组，且不良反应低于西药组。潘红珊等运用艾灸联合艾司西酞普兰及经颅磁刺激治疗PSD，对照组予单纯艾司西酞普兰治疗，结果显示，艾灸联合治疗组疗效优于单纯西药组。相较于针刺，艾灸治疗PSD临床报道相对较少，多以温和灸为主，且多联合药物或其他疗法，取穴多以百会穴为主穴，可能与艾灸自身的操作特点有关，今后可以开展更多关于艾灸治疗或者针灸结合治疗PSD的研究。

（八）其他特色疗法

除常规中药、针刺、艾灸疗法外，其他特色疗法，如音乐疗法、穴位贴敷、子午流注纳甲法、十三鬼穴疗法、芒针刺、梅花针叩刺等方法也在临床中用于卒中后抑郁的治疗。杨敏观察比较穴位贴敷（中药巴戟天穴位贴敷双侧神门、三阴交）、普通针刺（百会、印堂、双侧神门、双侧三阴交）、盐酸氟西汀（每天1次，每次20mg）三种方法治疗卒中后抑郁的疗效，研究表明穴位贴敷、普通针刺、口服抗抑郁药在改善患者抑郁症状、提高神经功能和生活能力方面疗效相当，但穴位贴敷疗法相对方便，患者易于接受并坚持治疗。林法财观察"心身同治"的针刺联合穴位注射及五行音乐疗法治疗PSD的疗效。对照组口服盐酸舍曲林片，每天50mg，治疗A组针刺百会穴联合阳陵泉穴位注射灯盏细辛注射液2mL，治疗B组在A组的基础上，根据中医辨证，按照以情胜情的原理选择与情志相胜的音乐，每天2次，每次20min，其中1次在施针时播放。5次为1个疗程，每个疗程间隔1天，连续治疗3个疗程。结果表明针刺百会结合阳陵泉穴位注射，针刺百会、阳陵泉穴位注射结合五行音乐疗法均可有效治疗卒中后抑郁，可达到与西药相当的疗效。但在改善中医症状、抑郁程度、神经功能缺损恢复、日常生活能力方面，针刺、穴位注射结合五行音乐疗法的疗效明显优于西药和单纯针刺结合穴位注射治疗，表明对于心身疾病采用"心身同治"法，疗效更好。还有学者传承运用古老针灸的子午流注纳甲、十三鬼穴及特殊针刺手法芒针刺、梅花针循经叩刺等方法治疗卒中后抑郁，均能有效改善患者抑郁程度，值得临床推广应用。

目前，中医治疗PSD具有疗效肯定、诊疗费用低、患者易于接受、依从性好、毒副作用小等优点，与西药联用还可减少西药的毒副作用，近年来取得了较大进展。中医治疗PSD注重从整体出发，着眼于整体防治，改善卒中后抑郁的同时可以促进神经功能康复，改善患者愈后。但中医治疗PSD的临床研究也存在着不足之处，如中医对PSD的病因病机认识尚未完全统一，临床观察局限于各家临床经验的总结，大多数临床研究样本量小，缺乏多中心、大样本、双盲设计的循证医学研究，以致临床研究评价论证欠严密，如何让卒中后抑郁的中医临床研究在中医证型及治则方面更标准化、规范化和系统化，是我们亟待解决的重点问题。

第三节 益气解郁法对卒中后抑郁的理论创新与临床应用

一、卒中后抑郁的临床发病特点

本病发于卒中之后，故基本病机与卒中相同，元气亏虚仍是其根本。中医认为"正气存内，邪不可于""邪之所凑，其气必虚"，因此，从一定意义上讲，疾病的发生都可概括为邪气之"实"和正气之"虚"。基于这一理论思想，《黄帝内经》在中风病因病机的认识上，是以"内虚邪中"立论，认为"邪之所凑，其气必虚"。《灵枢·刺节真邪》指出"虚邪偏客于身半，其入深，内居荣卫，荣卫稍衰，则真气去，邪气独留，反为偏枯"，揭示"（真）气虚"是中风的重要病理基础。《金匮要略·中风历节病脉证并治》中云，"夫风之为病，当半身不遂，或但臂不遂者，此为痹，脉微而数，中风使然""脉络空虚；贼邪不泄，或左或右；邪气反缓，正气即急，正气引邪，喎僻不遂"，认为中风是由于气虚不足所致。隋代巢元方《诸病源候论》指出"半身不遂者，脾胃气弱，血气偏虚，为风邪所乘"，进一步阐发了气虚是中风发生的重要病理基础。唐宋以后，特别是金元时期，则以"内风"立论。鲍远程等对283例脑梗死患者进行症候研究发现：受试对象总体上以气虚证和血瘀证出现频率最高，受试者中表现为二证相兼和三证相兼的比例最高，一证独见的受试者中，以"气虚"和"血瘀"型最多；二证并见的，以"气虚+血瘀"型最多；三证并见的，以"血瘀+气虚+痰湿"最多；四证并见的，以"内风+内火+血瘀+气虚"最多。由此可见，气虚、血瘀是缺血性卒中患者的最常见的证候要素，符合本病以虚衰为本，虚实夹杂的病机的特点。张俊平等对1 663例卒中始发态证候及急性期证候演变规律进行了探讨，结果显示：始发态气虚证的发生概率为32.97%，气虚证与痰湿证、血瘀证呈正相关关系。气虚易生痰湿，气虚则阳气虚少，必从"寒化"，气血运行迟滞，必然引起脑髓失于濡养，神机失用而生中风；气虚，脾失健运，则生痰湿；气行则血行，气虚则血瘀，瘀血阻络，脑髓气血亏虚而生风，说明气虚证是卒中发生的基本因素之一。且气虚的发生概率及均值与疾病的严重程度有关，卒中功能评分越高，气虚证发生概率越高；气虚证的持续存在，提示卒中康复预后不良，说明在卒中康复过程中应重视对气虚证的干预，而早期给患者予益气治疗，初步观察确能提高疗效。王森等研究了缺血性卒中急性期症候演变规律，发现急性起病时引起神经功能缺损的主要证候为痰证；而发病48h痰证与气虚证成为神经功能缺损的主要证候；发病72h导致神经功能缺损的主要证候变为痰证、气虚证和火热证，说明气虚证在缺血性卒中急性期即占有重要地位，发病早期气虚证与瘀证，瘀证与痰证相关，气虚运血无力，则瘀血内阻，正如《医林改错》所云："元气既虚，必不能达于血管，血管无气，必停留而瘀。"气不化津，津凝成痰，痰阻血滞，痰瘀互结。进一步分析发现：气虚证得分与NIHSS评分相关，可知气虚在本病发展过程中起到关键性的作用，它既是造成疾病由虚致实，虚实错杂，不断恶化，甚至阴阳离决的主因，又是加重神机受损的重要原因。马斌等对卒中的症候因素研究发现，发病第7、第14天痰证始终是第一位，热证随着时间的推移，在发病第14天重要性下降，而气虚重要性在发病第14天逐渐上升，居于热证之前。张杨等研究了缺血性卒中气虚证出现频率与神经功能缺损程度的关系，研究表明气虚证出现时点多的患者神经功能缺损程度较气虚证出现时点少的患者更重，且气虚证出现时点多的患者治疗第14天时神经功能缺损程度的改善比气虚证出现时点少的患者明显，进一步提示气虚证出现的频率对中风神经功能缺损程度有一定影响，而积极扶助正气治疗对改善卒中的神经功能缺损程度具有重要作用。早期干预气虚证，减少气虚证的发生，具有重要的临床意义，对患者的预后尤其是神经功能缺损程度的早期改善有着较积极的作用。另有研究显示风痰瘀的患者临床较早出现气虚证，因此对这些患者要更注重早期进行扶正的治疗。辛喜艳等研究表明中风各时点，无论急性期还是恢复期，气虚证患者较非气虚证患者NIHSS评分更高，即神经功能缺损程度更重，提示气虚证对卒中神经功能缺损程度有一定影响，为卒中急性期积极采取扶助正气治疗提供了一定的数据支持。采用Logistic回归分析探讨不同时点各证候要素与卒中远期预后的关系，结果显示：气虚证贯穿始终，不同时点气虚证的存在均预示远期预后不良，尤其发病后第7、第14天B值分别为–0.714和–0.867，提示卒中急性期气虚证的存在与发病第90天预后不良有着密切的关系。因此，卒中急性期气虚证可作为判断卒中远期预后不良的有效指标，扶助正气治疗对疾病远期预后具有重要影响。

根据中医基础理论及现代临床研究结果，陈朝俊认为气虚是卒中发生发展的重要病理基础，重视气虚证的辨证论治对卒中的预后具有重要的影响，该理论用之于指导临床治疗可以明显改善卒中的预后，如对于大面积脑梗死昏迷患者，陈朝俊采用益气升清方治疗，具有提高患者格拉斯哥评分、促醒、减轻脑水肿、避免去骨瓣减压手术、促进神经功能恢复、改善患者预后的作用，值得进一步研究与推广。

二、卒中后抑郁的基本病机为气虚邪郁

《黄帝内经》以后，各代医家多宗《黄帝内经》关于"郁"之义旨，无不从气机痞塞、情志不舒、饮食积滞、痰湿内蕴等方面入手，总结其乃"蕴结留滞"之义，但并未对此症立名确义，直到后来明代虞抟的《医学正传》才以"郁症"正式定此病名。《黄帝内经》侧重情志因素是引起气机失畅、耗伤五脏之神的重要原因。有道是"忧思伤心，忿怒伤肝"，五脏六腑功能的平衡状态皆可因为悲戚、哀愁等情志因素所扰所动，五志和七情太过或不及均可导致气机郁滞而生郁。"五郁相因为病"理论由赵献可提出，且以木郁致诸郁为常。赵献可认为，木生火，木郁可引起子火变生"郁"，如其所述"木郁则火亦郁于木中矣"，同时致胆木少阳之气不伸、不畅、不达，"胆木不上伸则下克脾土"，己土左旋不

利则上及肺金，戊土右转失运则下涉肾水，最后导致肺金肾水并病。因此，肝木之郁是引起其他诸脏的关键病机，火土金水诸脏腑之郁乃木郁之果。朱丹溪在《丹溪心法》中强调了气失调畅为郁病病机之关键，且首推气郁为先。朱丹溪提出，体内水湿运化可因气机瘀滞而失司，长期的水湿蕴滞可引起热蕴，进而导致郁热形成，湿气可因热邪蕴蒸变生成痰，又成痰蕴，痰郁于内又可阻塞气机而致血行失畅，血郁由生，脏腑因血郁失养，脏器消弱，水谷难化而引起食积之郁。此乃木郁引起的一连串"郁"效应，六郁相因，拓展和深化了关于郁病病机的认识。师从朱丹溪的戴思恭也推崇气机致郁之说，同时还提出中焦致郁之论。"郁病多在中焦"，己土为脾，戊土为胃，脾升胃降。《四圣心源》强调枢轴圆周运动理论是人体生理病理的主导，脾土左旋而升则水木肾肝之气亦升，故水木不郁；胃土之气右旋而降则金火肺心之气亦降，金火不滞，如此人体脏腑之气升降有序，运环调和。脾胃自和则他脏和，气机自调不滞。《伤寒论》和《金匮要略》中虽然没有明确地以全章论述郁病的病因病机，但所载"梅核气""脏躁"和"百合病"等症表明了"郁病"重要病机为情志不舒、气机郁滞不通。故治疗上以调和七情五志、通达气机为先，这对后世医家调情志、理气机以治郁产生了深远影响。

卒中后患者突然出现日常生活能力降低，语言及认知功能障碍，家庭负担重，以及合并的躯体疾病等改变可导致抑郁的发生，与目前被广泛接受的"生物-心理-社会"模式发病机制理论相一致，故中医认为卒中后抑郁皆因气血不和而致郁病，这与现代卒中后抑郁原发性内源性学说较为相近，机体脏气虚弱是卒中后郁病发病的内在因素。

结合卒中与郁病的发病与病因病机特点，陈朝俊认为卒中后抑郁属于郁病与卒中合病，既存在气血亏虚、痰瘀互结等卒中的特点，又有情志不舒、气机不畅等郁病的特点，郁病是继发于卒中而出现的证候，为因病致郁，病机多为本虚标实。卒中患者发病后常遗留肢体功能、语言、精神等障碍，生活质量严重下降，易出现情绪低落、悲观失望、兴趣降低等，可使肝失疏泄，气机不畅，加重痰瘀湿阻，使卒中病情加重而发为PSD，故气虚邪郁是PSD发生的主要根源。其病机特点既有卒中之痰瘀阻滞脉络所致半身不遂、麻木、言语不利等；又有情志不畅、肝气郁结所致的情绪低落、兴趣减少、思虑过度、悲观失望等，因此，可将PSD的主要病机特点归纳为气虚邪郁（邪郁包括：气郁、血瘀、痰阻等），并且气虚与邪郁互为因果，相互影响，形成恶性循环，加重病情。

三、益气解郁为治疗卒中后抑郁的根本大法

"郁病"可引起气血逆乱、阴阳失调。《素问·至真要大论》总结治郁需舒畅逆乱之气血，使气血调畅、平和，道破了郁病的治疗总则。《黄帝内经》提出五郁之治，即舒达肝木之郁、发越心火之郁、掘夺中焦之郁、通泄肺金之郁、折截肾水之郁。因肝气主升，主疏泄，"七情之病，多从肝生"，故"解甲木之郁，畅诸郁之结"更是治疗郁病之基础。越鞠丸和六郁汤，此二方均以香附、川芎、苍术、神曲、栀子加减分消气、血、湿、痰、食、火六大郁，从而冲和气血，开散诸郁。另外，朱丹溪擅用香附开郁利气，认为郁病多是致因过度思虑，气机不伸，而先受病，故创用越鞠丸以总疏诸郁，即倡导"顺气为先"。调理肝之气血，畅达肝性，增强其疏泄功能，是治疗郁病的根本法则和选方用药之前提，综合文献研究结果，目前临床多采用柴胡、香附、川芎、合欢皮、青皮等药物来疏肝解郁，同时由于"气为血之帅，血为气之母"，血与气休戚相关，常采用川芎、赤芍、牡丹皮、桃仁、红花等活血药以达行气之目的。

理气药耗气伤气，临床中一些医家往往重视"折其郁气"，而忽视了《黄帝内经》"资其化源"的重要性。脾胃作为人体气机升降枢纽，郁证往往引起脾胃中焦的升降失司，出现胸闷，厌食，胃胀或腹胀，或缺乏食欲，饮食偏少等症状。《脾胃论》曰："凡怒愁思恐惧，皆损元气，夫阴火之炽盛，由心生凝滞，七情不安故也。"且因脾胃乃枢轴之土，须以"调中为要"，治疗上当运脾胃之气，使中焦运化得调。但临证前尚需谨五行生克之法，重视五脏并治齐调，虚实兼顾。"如木郁不已，当清肺金。火郁不已，当滋肾水。水郁不已，当补脾土。金郁不已，当引火归原。土郁不已，当养肝调气。此皆以其所畏而治之。即过者折之之理也。"黄世敬在著名中医脑病专家王永炎院士脑病"虚气留滞"理论指导下，提出"培元开郁"治则，培元以益气为主，开郁以顺气为先，因此"益气开郁"是本病的基本治法，并总结形成治疗本病的验方：开心解郁方。课题组结合现代医学研究成果，根据血管性抑郁的慢性缺血应激变化机制，提出血管性抑郁的主要病机为元气亏虚、气郁血瘀痰阻，其可能机制是血管风险及社会心理因素→慢性脑缺血及应激→神经胶质激活、血管改变和炎症反应→神经元损伤及再生障碍、血脑屏障破坏、细胞外基质受损→神经血管单元失稳态、脑功能连接性障碍、情感递质及其受体功能紊乱，而益气开郁法为该病有效治疗方法。因此，

紧扣慢性缺血抑郁引起的神经血管单元稳态变化核心环节，一方面通过临床研究，探讨益气开郁中药对该病临床疗效及脑功能连接性的影响；另一方面通过基础研究，运用双侧颈总动脉结扎叠加慢性不可预见性应激联合孤养建立缺血性抑郁大鼠模型，探讨神经血管单元稳态变化及益气开郁中药的干预作用。研究表明慢性缺血性抑郁大鼠右侧小脑、左侧背外侧前额叶皮层及左侧丘脑等脑区的脑功能连接性发生改变。经抗抑郁治疗后，随着症状的改善，右侧小脑、右侧颞下回梭回、右侧颞中回、左侧顶下小叶等多个脑区的脑功能连接性也随之改变，这些脑区均与抑郁情绪调节相关。而中药组和西药组在治疗前后脑功能发生改变的脑区不一致，表明中药调节脑功能连接性与西药具有显著特异性；行为学结果显示慢性脑缺血大鼠可出现快感缺乏、运动能力和探索能力下降等行为学改变，而开心解郁方对其具有明显改善作用。慢性脑缺血后模型大鼠脑血流量明显降低，海马CA3区神经元丢失，脑白质形态发生病理变化，神经纤维脱髓鞘。开心解郁方可改善模型大鼠脑血流供应，减轻因缺血和应激造成的海马及脑白质病理性损伤，明显增加模型大鼠海马CA3区胶质纤维酸性蛋白（GFAP）表达，促进星形胶质细胞激活；显著促进慢性缺血性抑郁模型大鼠脑源性神经营养因子（BDNF）和其受体酪氨酸受体激酶B（TrkB）的基因及蛋白表达水平，显著促进慢性缺血性抑郁模型大鼠脑内紧密连接相关蛋白ZO-1、occludin-5和claudin-5表达水平；显著降低血清中血管活性因子ET-1表达，增加NO表达水平，维持二者平衡；促进模型大鼠大脑皮层血管内皮生长因子（VEGF）及其受体 *Flk-1* 基因及蛋白表达水平；降低慢性脑缺血大鼠大脑皮层MMP水平；可调节血清中炎症细胞因子的高表达，抑制小胶质细胞激活等。

结合上述认识，气虚是卒中后抑郁的主要病理基础，为发病之本；邪郁（气郁、痰浊、血瘀）为主要的病理产物，是病之标，因此提出"益气解郁"治疗卒中后抑郁。其中以补益气血为前提和根本，气充则血生，气行则血行，为气道的畅通提供物质基础；解郁以理气解郁为主，兼以活血、化痰、清热、化湿等以去血、痰、火、湿等瘀滞之邪，通过治疗达到条畅气道，解郁祛邪的目的。

四、益气解郁方的方药组成及临床应用

根据卒中后抑郁的基本病机为"气虚邪郁"，益气解郁应为治疗PSD的基本方法，临床自拟益气解郁汤，取得明显效果。该方由黄芪、党参、柴胡、白芍、

当归、川芎、香附、枳壳、茯神、酸枣仁、丹参、地龙、郁金、石菖蒲等药组成。其中黄芪、党参益气扶正，针对疾病之本气虚而设，又可以防止理气药耗气伤气，以"资其化源"，为君药，使气血充沛，周流全身，心神脑窍得养，则神志安宁。柴胡、白芍、川芎、香附、枳壳等疏肝理气，当归、川芎、丹参、地龙具有活血化瘀之功。其中柴胡与党参、黄芪配伍具有益气解郁之功用，共为君药；川芎、当归、白芍、丹参、地龙为臣，养血活血，清心除烦兼安神。川芎为"血中之气药"，在《丹溪心法》中记载："凡郁皆在中焦，以苍术、川芎开提其气以升之。"川芎性善行走，入血行气，其散动之性在当归之上，用川芎治疗郁证，一方面借其散动之性以破除气机之壅滞，另一方面使其他药性随其散于全身，以更好地治疗疾病。研究表明白芍、当归能稳定患者情绪。《日华子本草》记载"丹参养神定志，通利关脉"，丹参、当归、地龙能活血化瘀，既可针对中风病机的"血瘀"，又可治疗肝郁气滞所致之瘀。佐以石菖蒲、郁金、酸枣仁、香附，其中石菖蒲可以醒神益智，郁金豁痰解郁，石菖蒲、炒酸枣仁宁心安神，可解除心情抑郁、情绪低落、思虑过度、悲观失望等肝气郁结所致的抑郁症状；香附理气解郁，与益气养血之品配合使用，使全方补而不滞，诸药配伍起到益气解郁、清心安神之效，从而达到促进患者肢体及心理功能康复的目的。文献研究表明以柴胡疏肝散、逍遥散、越鞠丸等为基础方治疗卒中后抑郁，能够整体兼顾，综合治疗，取得较好临床疗效，与抗抑郁西药相比，疏肝理气药物在改善卒中后抑郁患者的临床疗效方面，结果有统计学意义，敏感性分析提示结果稳定性较好，无不良反应发生。

　　研究证明黄芪甲苷对脑缺血再灌注导致的血脑屏障渗透性增加病变有改善作用，对脑损伤引发的神经损伤也有一定的保护作用。党参具有增加脑内血流量的作用。现代研究表明柴胡疏肝散不仅能改善抑郁症状，而且能促进神经功能恢复，柴胡、香附具有镇静、安定等广泛中枢抑制作用，其中柴胡具有抗抑郁作用；药理学研究也证实柴胡疏肝散的多种单体成分具有抗抑郁和神经保护作用。而芍药苷可以通过上调5-羟色胺受体的表达，增强突触可塑性、抑制兴奋性毒性，发挥神经保护作用。动物药理学实验证实，行气解郁方药能明显改善抑郁组和血管性抑郁组大鼠的抑郁状态。川芎具有抗血小板聚集，降低血黏度及防治脑缺血的作用。赤芍总苷除了可显著降低血小板、红细胞聚集，增强红细胞变形能力外，还可延长凝血酶原时间、活化部分凝血酶原时间，降低高、低切变率下全血黏度和血浆黏度，从而减少血栓的生成。郁金所含的石醚活性成分和乙酸乙酯活性成分具有抗抑郁作用，钱海兵等研究显示温郁金水提液可以促进大鼠海马区内皮生长因子及受体FLK-1的表达，改善PSD大鼠的自发探索行为，提高大鼠对奖赏行为的反应性。

综上所述，自拟益气解郁方诸药合用具有益气活血，化痰安神之功效。临床用于治疗卒中后抑郁能降低患者HAMD及NIHSS评分，提高脑卒中专门化生活质量量表（SS-QOL）评分，能明显改善患者的抑郁症状，对卒中后抑郁患者的神经功能康复起着促进和协调作用，降低神经功能缺损症状，提高患者的生活质量，值得进一步深入研究。在后续的研究中将继续开展自拟益气解郁方药效学与其功效之间作用关系的研究，并在中医理论指导下对益气解郁汤的作用机理进行深入探讨。

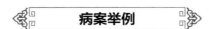

病案举例

◎ **患者叶某某，女，64岁，退休教师。2016年11月5日就诊。**

主诉：中风后右侧肢体无力伴情绪低落3个月。

刻下症见：右侧肢体活动不灵，可缓慢行走，持物不能，心情郁闷，情绪低落，少言寡语，头晕，记忆力下降，胁肋时有胀痛。平素急躁易怒，入睡困难，夜间易醒，醒后难以再睡，纳差，二便可，舌淡胖，苔薄白，脉弦细。曾在外院诊断卒中后抑郁，遵医嘱服用黛力新、助眠药等药物，无明显效果。

西医诊断：卒中后抑郁。

中医诊断：郁证（脾虚肝郁）。

治法：健脾益气，疏肝解郁。

方药：益气解郁汤加减。黄芪30g，党参15g，麸炒白术15g，当归10g，白芍15g，枳壳10g，柴胡10g，香附10g，郁金10g，川芎10g，酸枣仁15g。14剂，水煎，早晚分服。

二诊：急躁情绪改善，夜眠欠安，平均每夜醒1～2次，醒后可再次入睡。食欲增加，二便调。舌淡，苔薄白，脉弦。上方加合欢花15g、茯神30g，再服14剂。

三诊：情绪好转，多思虑、易急躁持续改善，夜间平均可安睡5h。纳可，二便可。舌淡红，苔薄白，脉弦。继服前方，门诊随诊。

【按】本例患者由于中风后出现肢体活动不利，情志不舒。脾在志为思，思虑过多损伤心脾，脾虚不能健运，则乏力困倦，纳差，舌淡；忧思过度，阴血暗耗，阴血亏虚不能濡养心神，故见失眠，记忆力下降。气血不足，则舌淡，脉细。另外，情志抑郁导致肝失于疏泄，出现气机不畅，见胁肋疼痛；肝气郁滞，失于条达，又进一步加重了抑郁情绪；气郁久而不解，肝脏柔顺舒畅之性被抑制，见情绪急躁易怒，脉弦。治疗时虽要疏肝解郁，但还应重视补气益气，以治病求本。

五、中医中药治疗PSD目前存在的主要问题

卒中后抑郁是一种包括多种躯体症状和精神症状的继发性疾病，给患者、家庭及社会带来了较重的负担。近年来，中医药在防治卒中后抑郁上发挥了积极的作用，较传统的抗抑郁药物，中医药治疗具有全面调理、提高患者生活质量、副作用少、患者依从性好等优点，在防治PSD上显示了较大的作用，但仍存在以下问题：①目前辨证分型标准尚不统一，医家多凭个人经验进行辨证分型，且中医的临床疗效尚无规范的标准；②目前的研究多集中于临床研究，对中医药作用于卒中后抑郁的机理的研究有待深入；③目前已发表的临床观察样本量较少、大多未能实行盲法、对照组干预手段多样，影响了临床疗效的可信度。今后，广大学者应研究并规范中风后抑郁的辨证分型及相关疗效标准；加强中医药对中风后抑郁的机理研究；争取开展更多大样本、多中心、平行设计的随机对照试验，以进一步深入研究中医药防治卒中后抑郁的临床疗效及其机理。

伍

脑病元神论　卒中篇

第五章

元气与卒中后癫痫

癫痫是一种脑部疾病，其特点是脑部持续存在导致癫痫反复发作的易感性，以及由于这种发作引起的神经生物、认知、心理和社会后果，癫痫是神经系统常见疾病之一，患病率仅次于卒中，是神经内科最常见的疾病之一。癫痫患者的死亡危险性为一般人群的2～3倍，癫痫作为世界医学十大难题之一，相当一部分患者治疗困难，效果难以令人满意，严重危害了患者的身心健康，并给家庭、社会带来沉重负担。而卒中后癫痫，发生在卒中基础上，其危险程度更高，是危及卒中患者生命的极高危因素，越来越引起临床重视。因其发生在卒中基础上，其发病基础与临床诱发因素与临床常见癫痫有着显著不同，而更多的是与卒中具有相同的发病基础。从中医角度看，本元亏虚是卒中后癫痫发生的根本，基本病机与卒中相同，为气虚血瘀，痰郁阻滞，气机逆乱。脾肾气虚，脾失健运，水谷运化失司，痰湿内生，或积热化火，或闭阻脉道，血瘀形成，最终闭阻经络，气机逆乱。中医早在《素问·上古天真论》即对其发病与年龄增长呈正相关的发病特点有着深刻的认识，认为其病机为气、血、津液紊乱，脏腑功能失调而形成的痰证、瘀证等，属于本虚标实之证，与年龄增长、元气亏虚密切相关，且与肝、脾、肾三脏关系最为密切。而元气虚衰、气机不畅致痰瘀阻滞，气机逆乱是卒中后癫痫的主要病因。

第一节　卒中后癫痫的现代研究

一、目标与原则

卒中后癫痫患者的治疗原则是：卒中原发病治疗与抗癫痫治疗同步进行，抗癫痫治疗基本原则与普通癫痫无原则上差异。

（1）目标是为了完全控制癫痫发作，无任何副作用。

（2）根据患者发作类型，选择合适的药物，先从单一药物开始，起始治疗量为低剂量，并逐渐增加至低维持剂量。除非紧急情况下，刚开始即给予高剂量是不合适和没有必要的。

（3）如果癫痫仍有继续发作，药物剂量应向上逐渐增加至较高剂量水平（通过血清药物浓度监测作为指导较合适）。

（4）如果癫痫仍然未能有效控制，并且最初的单药治疗在比较合适的剂量范围，应尝试选择另一种合适的药物；第二种药物应该逐步增加剂量，并有合适的剂量间隔，第二种用药应先增加至低剂量维持，如果癫痫发作持续，剂量逐渐增加至最大剂量，同时，第一种药物应该逐步减量。

（5）重新评估。如果癫痫持续存在，在此过程中的任何时候，应该重新评估，调查评估应该排除渐进性病变及患者的依从性差可能。抗癫痫药物血清药物水平监测的指征是：①尽管给了足够剂量的药物，治疗效果仍欠佳；②确认是否由于药物的作用引起的严重不良反应；③患者药物代谢状态发生改变，如妊娠、肝病、肾衰竭、胃肠道疾病、低蛋白血症等；④对于多药治疗的患者，确定和减少药物的不良后果的发生；⑤监测具有非线性剂量/血清浓度曲线药物的剂量（特别是苯妥英钠）；⑥明确是否从患者依从性差的药物中筛查。

目前癫痫的治疗主要包括药物治疗、手术治疗、基因治疗、心理治疗、饮食治疗等。

二、常用治疗方法

传统型抗癫痫药如苯妥英钠、丙戊酸钠、卡马西平等，新型抗癫痫药如拉莫三嗪、托吡酯、加巴喷丁、左乙拉西坦、奥卡西平等，两型药物疗效相当，但新型药物的不良反应及药物间相互影响少。理想的抗癫痫药物应该具有以下特征：生物利用度完全且稳定；半衰期长，每日服药次数少；一级药代动力学特征，即剂量与血药浓度成比例变化；蛋白结合率低，并且呈饱和性；无转氨酶诱导作用；无活性代谢产物。

（一）临床常用的抗癫痫药物

1. 丙戊酸类

适应证：任何形式的癫痫；躁狂症。待考证的适应证：婴儿痉挛症（West综合征）；青少年肌阵挛性癫痫；伦诺克斯–加斯托综合征（LGS）；新生儿惊厥；难治性癫痫持续状态；双相的精神病、精神分裂症。治疗目标是完全缓解发作，一般几天即可见效，但最大效能可能在开始治疗几周后才能看到。特发性全身性癫痫治疗的目标不仅是充分控制癫痫，还包括脑电图正常化，不发生失效，如果无效或仅部分有效，可以考虑换用或者联合使用拉莫三嗪、乙琥胺、左乙拉西坦、托吡酯，或者唑尼沙胺治疗全面性发作，或者使用其他合适药物来治疗局灶性发作。其中卡马西平、拉莫三嗪、苯巴比妥、苯妥英钠、扑痫酮、托吡酯可以增加丙戊酸的清除率，降低丙戊酸的血浆水平。

用量：常用剂量范围，成人为500～2 500mg/d；20kg以下的儿童为20～40mg/（kg·d），20kg以上的儿童为20～30mg/（kg·d）。

给药方法：从低剂量开始治疗，慢慢加量，尽量减少不利影响；成人和12岁以上未成年人初始剂量500mg/d，分2次给药，如果需要，每5～7天增加500mg/d，一般维持剂量1 000mg～2 500mg/d；12岁以下儿童起始剂量约为15mg/（kg·d），分2～3次给药，如有需要，5～7天最多增加15mg/（kg·d），一般维持剂量20～30mg/（kg·d），最大剂量为100mg/（kg·d）。

副作用：①神经系统方面包括震颤、嗜睡、头晕、共济失调、乏力、头痛；②胃肠道方面包括恶心呕吐、厌食、便秘、消化不良、腹泻等；③脱发、骨矿物质密度降低等；③罕见的肝毒性、肝衰竭，有时是严重和致命的；④罕见的胰腺炎、可逆痴呆、锥体外系症状、面部及四肢水肿、夜间遗尿等。

2. 卡马西平

适应证：复杂部分性发作（包括精神运动性发作或颞叶癫痫），全身强直一阵挛发作，及上述两种混合性发作或其他部分性或全身性发作；三叉神经痛和舌咽神经痛；脊髓结核的闪电样痛；多发性硬化、周围性糖尿病性神经痛、幻肢痛和外伤后神经痛；部分疱疹后神经痛；双相性躁狂-抑郁症；中枢性部分性尿崩症；精神分裂情感性疾病，顽固性精神分裂症及与边缘系统功能障碍有关的失控综合征；下肢不宁综合征；偏侧面肌痉挛。

禁忌证：青少年肌阵挛性癫痫、青少年失神癫痫、癫痫性脑病（如LGS）、新生儿惊厥、肌阵挛发作、失神和失张力发作。

用量：成人和12岁以上未成年人为800～1 200mg/d；6岁～12岁儿童为600～1 000mg/d；6岁以下的儿童为30～40mg/（kg·d）；

给药方法：从低剂量开始，慢慢加量，尽量减少不利影响；成人和12岁以上未成年人初始剂量200mg，每日2次。增加剂量达每周200mg/d（缓释剂每日2次，其他片剂每日3～4次）；一般维持剂量成人800～1 200mg/d，有些需要高达1 600mg/d；6～12岁儿童初始剂量100mg/d，一日2次，每次50mg，或一日4次，每次25mg（混悬剂）。增加剂量为每周100mg/d（缓释剂每日2次，其他均为每日3～4次）；最大剂量为1 000mg/d，一般维持量为600～1 000mg/d；6岁以下儿童初始剂量为5～10mg/（kg·d），片剂分2～3次服用（混悬剂分4次），每周间隔增量为5～10mg/（kg·d），维持剂量为30mg/（kg·d）或更多，对同时服用含酶诱导剂的抗癫痫药物的儿童剂量需要增至原来的2倍。

副作用：头晕嗜睡、乏力、恶心、皮疹、呕吐、偶见粒细胞减少，可逆性血小板减少，甚至引起再生障碍性贫血和中毒性肝炎等，应定期检查血象。偶见过敏反应。

3. 奥卡西平

适应证：单药治疗（4岁以上患者）的部分性癫痫发作、伴或不伴有继发性全面发作；辅助治疗（2岁以上患者）的部分性癫痫发作、伴或不伴有继发性全面发作。

非癫痫适应证：三叉神经痛；双相情感障碍。

禁忌证：奥卡西平被禁用于全面性发作，如失神、特发性全身性癫痫综合征里的肌阵挛抽搐；它可能对2岁以下的新生儿和儿童无效。

用量：成人为600～2 400mg/d。儿童体重<20kg为600～900mg/d，体重20～29kg为900～1 200mg/d；体重30～39kg为900～1 500mg/d；体重40～59kg为1 500～1 800mg/d。

可用剂型及规格：片剂，每片150mg、300mg、600mg；混悬剂，300mg/5mL；

给药方法：从低剂量开始，慢慢加量，尽量减少不利影响。成人初始剂量为300mg/d，分2次服用，随后每间隔2日增加150mg，维持剂量一般为2 400mg/d，每日分2次给药；2～16岁儿童初始剂量10mg/（kg·d），分2次服用，随后每间隔1周增加10mg/（kg·d），最大限度为30～45mg/（kg·d），维持剂量1 800mg/d（具体取决于体重），每日等分2次给药。

副作用：嗜睡、头痛、头晕、复视、恶心、呕吐和疲劳，超过10%的患者会出现上述反应。

4. 苯妥英钠

适应证：癫痫大发作（首选），精神运动性发作、局限性发作；三叉神经痛和心律失常；全身强直-阵挛发作、复杂部分性发作（精神运动性发作、颞叶癫痫）、单纯部分性发作和癫痫持续状态；隐性营养不良性大疱性表皮松解；发作性舞蹈手足徐动症；发作性控制障碍（包括发怒、焦虑和失眠的兴奋过度等的行为障碍疾患）；肌强直症及三环类抗抑郁药过量时心脏传导障碍；洋地黄中毒所致的室性及室上性心律失常。

禁忌证：失神发作、肌阵挛抽搐、进展性肌阵挛性癫痫和其他儿童癫痫脑病（虽然可能对强制发作有效）；对乙内酰脲类药有过敏史或阿-斯综合征、Ⅱ-Ⅲ度房室传导阻滞，窦房结阻滞、窦性心动过缓等心功能损害者。

用法用量：口服，成人，每次100mg，2～3次/d，饭后服用，数日后逐增至600mg/d，稳定后用维持量。儿童，每日5mg/kg，最大量为300mg/d，维持量为4～8mg/kg。癫痫持续状态静脉注射，成人，每次100～250mg，必要时30min后再注射100～150mg。

副作用：常见齿龈增生、恶心、呕吐、头晕、头痛，严重时引起眼球震颤、共济失调、言语不清和意识模糊，调整剂量或停药可消失。

5. 苯巴比妥

适应证：①镇静。焦虑不安、烦躁、甲状腺功能亢进、高血压、功能性恶心、小儿幽门痉挛等症。②催眠。偶用于顽固性失眠症，但醒后往往有疲倦、嗜睡等后遗效应。③抗惊厥。常用其对抗中枢兴奋药中毒或高热、破伤风、脑炎、脑出血等病引起的惊厥。④抗癫痫。用于任何年龄的全身强直-阵挛发作和部分性发作的治疗，作用快；任何年龄患者的所有形式的癫痫（除外失神发作），也可用于癫痫持续状态。⑤麻醉前给药。⑥与解热镇痛药配伍应用，以增强其作用。⑦治疗新生儿高胆红素血症。

禁忌证：失神发作。

用法用量：①镇静、抗癫痫，每次15～30mg，每日3次。②安眠，每次30～90mg，睡前服1次。③抗惊厥，钠盐肌内注射，每次100～2 200mg。必要时，4～6h后重复1次。④麻醉前给药，术前0.5～1h肌内注射0.1～0.2g。⑤癫痫持续状态，肌内注射1次100～200mg。

副作用：镇静和嗜睡；多动症和易怒（尤其多见于儿童）；构音障碍、共济失调、肌肉运动不协调、眼球震颤；抑郁症；认知功能障碍、骨矿物质密度减少；注射部位疼痛。罕见的危及生命的副作用包括史-约综合征、多形性红斑、中毒性表皮坏死松解、过敏反应、肝衰竭等。罕见的不危及生命的副作用包括运动障碍、癫痫加重或者再次发作、急性间歇性卟啉病加重；母亲服用苯巴比妥可导致新生儿维生素K缺乏，出现出血性疾病；相关结缔组织疾病（儿童少见），如掌腱膜挛缩、足底纤维、脚跟和指节垫、肩周炎、阴茎硬结病、弥漫性关节疼痛、性欲减退和勃起功能障碍、体重改变等。

6. 左乙拉西坦

适应证： ①明确癫痫适应证包括单药治疗（16岁以上患者）、辅助治疗（4岁以上患者）部分起源癫痫发作、辅助治疗（6岁以上患者）的原发性全身强直—阵挛发作并伴有特发性癫痫、辅助治疗（12岁以上青少年）肌阵挛性癫痫并伴青少年肌阵挛性癫痫发作；②非癫痫适应证包括躁狂、神经性疼痛/慢性疼痛；③待考证的适应证包括失神发作、良性中央区癫痫、青少年肌阵挛癫痫、肌阵挛性发作、（缺氧后和脑炎后）肌阵挛、进行性肌阵挛癫痫、婴儿严重肌阵挛性癫痫（Dravet综合征）、癫痫持续状态。

禁忌证： 左乙拉西坦可能对所有的癫痫发作均有效，且不为任何类型癫痫发作的禁忌；但用于新生儿癫痫发作经验有限，没有关于其预防发热性癫痫发作有效性的消息。

用法用量： 成人（≥18岁）和青少年（12～17岁，体重≥50kg）起始治疗剂量为每次500mg，每日2次。剂量的变化应每2～4周增加或减少500mg，也可根据需要每1～2周增加500mg。根据临床效果及耐受性，每日剂量可增加至每次1 500mg，每日2次。老年人（≥65岁）根据肾功能状况，调整剂量。

副作用： 常见的包括嗜睡、无力、共济失调、头晕、行为异常（尤其见于儿童，包括兴奋、敌意、对抗行为、焦虑、侵略性、情绪不稳定性、抑郁等）；危及生命或危险的包括罕见的肝衰竭、继发自杀意念和行为；罕见的不危及生命的包括精神病、过敏反应、骨髓抑制、体重改变等。

7. 加巴喷丁

适应证： 单药治疗及辅助治疗成人和12岁以上未成年人的部分性癫痫发作或不伴有继发全面性发作；辅助治疗年龄3～12岁儿童的部分性癫痫发作。

禁忌证： 对于任何类型导致全面性起源的癫痫，如失神、全身强直-阵挛发作、它可能无效或者加重发作；对于混合性发作类型包括失神发作的癫痫患者应谨慎使用。

用法用量： 口服。成人和12岁以上的未成年人为900～3 600mg/d；3～12岁儿童为25～40mg/（kg·d）。

副作用： 嗜睡、眩晕、共济失调、疲劳、眼球震颤；呕吐、消化不良、腹泻、便秘、食欲减退、口干；视力模糊、复视；面部水肿、紫癜、皮疹、瘙痒、痤疮；阳痿；体重增加。12岁以下儿童的额外副作用包括侵略性行为、情绪波动、痉挛、思维混乱、呼吸系统感染、中耳炎、支气管炎。危及生命或危险的副作用包括急性胰腺炎、肾功能不全血液透析者可能出现肌病伴肌酸激酶升高、罕见的皮疹、白细胞减少症、脑电图的变化和心绞痛、可能诱发重症肌无力。

8. 地西泮

适应证：癫痫持续状态（仅限注射）、阵发性癫痫活动加剧（急性反复发作）、发热性惊厥；焦虑、骨骼肌松弛、围手术期疼痛。

禁忌证：可以诱发LGS患者的癫痫持续状态、不应作为长期抗癫痫药物。

用法用量：静脉推注（稀释），癫痫持续状态的成人10～20mg，儿童，0.2～0.3mg/kg，速度2～5mg/min，可以重复给药。直肠给药，成人每次10～30mg；儿童每次0.5～0.75mg/kg。儿童如有必要可以在15min后重复给药。

副作用：①常见的不良反应，嗜睡、头昏、乏力等，大剂量可有共济失调、震颤；②罕见的有皮疹，白细胞减少；③个别患者发生兴奋，多语，睡眠障碍，甚至出现幻觉，停药后，上述症状很快消失；④长期连续用药可产生依赖性和成瘾性，停药可能发生撤药症状，表现为激动或忧郁；⑤重复给药有累积效应，可导致突然呼吸抑制、镇静、低血压等风险。

9. 氯硝西泮

适应证：①用于控制各型癫痫发作，对失神发作、婴儿痉挛症、肌阵挛性及运动不能性发作疗效较好；②也可用于药物引起的注意缺陷障碍（多动症）和各种神经痛的治疗。

禁忌证：①青光眼患者；②对本药及其他苯二氮䓬类药物过敏者；③严重呼吸功能不全者。

用法用量：12岁以上未成年人和成人为4～10mg/d；12岁以下儿童为0.1～0.2mg/（kg·d）。起始剂量为成人和12岁以上未成年人0.25mg/d，夜间给药。按需要每周增加0.25mg，一般维持量为4～10mg/d，当剂量大于4mg/d时有些患者可能需要每天用药2次；12岁以下儿童0.01～0.02mg/d，缓慢加至0.1～0.2mg/d。

副作用：嗜睡、共济失调及行为紊乱；焦虑、抑郁等精神症状及头昏、乏力、眩晕、言语不清；多涎、支气管分泌物过多；皮疹、复视及消化道反应；嗜睡在用药过程中可逐渐消失，如与巴比妥类或扑米酮合用时，嗜睡可增加；长期服药可致体重增加。

（二）手术治疗

顽固性卒中后癫痫属于难治性癫痫，一般是指经过抗癫痫药物（AEDs）的合理应用规范治疗2年或以上（两种或两种以上不同的AEDs联合应用并且达到有效血药浓度），治疗效果仍不佳，症状控制仍不理想，为了控制癫痫发作，手术成为又一选择，而且也是目前阶段除药物外的首要选择，如果致癫痫灶定位准确，顽固性癫痫患者手术后效果一般较好。目前外科治疗的方式包括癫痫灶切除术、癫痫放电传播途径的切断功能性手术、毁损及刺激手术。其中，神经刺激已经迅速发展成一种治疗难控制性癫痫发作的方式。迷走神经刺激，三叉神经刺激，脑深部的丘脑前核刺激以及对敏感性神经刺激等方式，都有相关实验证实可用于治疗难治性癫痫。

癫痫外科手术方式：颞叶切除术及选择性海马杏仁核切除术。颞叶癫痫是最多见的癫痫综合征之一，难治性癫痫患者中约50%以上都是此类型，应综合评估选择。

（三）基因和细胞移植治疗

基因治疗是指通过在特定靶细胞中表达该细胞本来不表达的基因，或采用特定方式关闭、抑制异常表达基因，达到治疗疾病的目的。初步研究显示，病毒载体的基因治疗或细胞移植能抑制痫性发作和癫痫的发生。截至目前，认为细胞移植可能是治疗颞叶癫痫最好的方法。

（四）其他疗法

如心理疗法、免疫治疗等。

（五）癫痫持续状态的治疗

癫痫持续状态（SE）是指一次癫痫发作（包括各种类型癫痫发作）持续时间大大超过了该型癫痫大多数患者发作的时间，或反复发作，在发作间期患者的意识状态不能恢复到基线状态，是最常见神经系统急重症之一。有报道称，癫痫发作持续30min后可造成长期影响，如神经元损伤、死亡，神经元网络的异常改变。Delorenzo研究也表明，癫痫发作持续30min或更长时间，死亡率比持续10～29min的患者高10倍。因此对于SE，必须及时有效控制发作。Chin

和Vignatelli等研究发现1岁以下婴儿和60岁以上老年人中惊厥性癫痫持续状态（CSE）发病率最高。癫痫持续状态可导致疾病难以控制，造成大脑不可逆的损伤，持续的时间越长，这种损伤发生的可能性就越大，甚至死亡。

一旦识别癫痫持续状态，除维持生命体征、酸碱平衡和寻找病因外，应立即开始应用止惊药物，同时尽快实施脑电图监测以判断是否存在非惊厥性癫痫持续状态。当前癫痫持续状态的药物治疗，抗癫痫药物始终为一线和二线药物，并根据不同的癫痫持续状态提供不同的药物选择。

1. 止惊药物治疗的选择

目前癫痫持续状态仍以药物治疗为主。药物必须能够快速吸收，几乎所有的药物都需要静脉给药，为了起效快，药物必须易于通过血脑屏障，治疗效果好的药物通常具有很高的脂溶性，具有更大的分布容积。早期以地西泮、苯巴比妥为主，因为持续的癫痫发作可以导致脑内受体的变化，苯二氮䓬类药物的效价会随着癫痫持续状态的进展而减少。

1）一线止惊药物

苯二氮䓬类药物作为中枢神经系统抑制性神经递质γ-氨基丁酸的正性变构调节剂，产生超极化而抑制神经元放电，并由于其有脂溶性，能够迅速通过血-脑屏障发挥止惊作用，同时能较快被代谢，故较其他抗癫痫药物能更为迅速、有效、安全地终止癫痫发作。迄今为止，苯二氮䓬类药物依然作为癫痫持续状态的首选用药，主要包括咪达唑仑、劳拉西泮、地西泮。

（1）尚未建立静脉通道的药物选择。早期癫痫持续状态，在未建立静脉通道的患者中，肌内注射咪达唑仑是院前急救的首选用药，因咪达唑仑兼具有水溶性及脂溶性，故用药途径多，且能通过血脑屏障，起效快（平均40min，最短30min），半衰期短，止惊效果好。成人用量为0.2mg/kg，最大剂量为10mg；儿童（体重＞40kg者）用量为10mg，体重10～40kg者用量为5mg。口服或经鼻给药更为方便，口服剂量在国内推荐早产儿为0.1mg/kg，儿童为0.15～1mg/kg，国外推荐剂量为0.5mg/kg；经鼻给药剂量在国外推荐为0.2～0.3mg/kg。在儿童中，口服咪达唑仑较舌下含服及经直肠使用地西泮较快终止发作，经鼻给药咪达唑仑较经直肠用地西泮发作停止维持时间更长，可用于癫痫持续状态的预防治疗，使用过程中，应注意兼有转氨酶诱导或抑制效应的抗癫痫药物与其交叉作用。地西泮多经直肠给药，其使用剂量为0.3～0.5mg/kg，最大量为20mg，且研究证实了经口或经鼻给药的紧急止惊效果。在两者用药过程中，均应评估止惊效果，注意有无镇静或呼吸抑制，同时快速建立静脉通道。

（2）已建立静脉通道的药物选择。若患者已建立静脉通道，首选静脉输注劳拉西泮，剂量为0.1mg/kg，最大量为5mg，最大输注速度为2mg/min。目前大部分研究均肯定了劳拉西泮的有效性及安全性，发生呼吸抑制或进展为难治性癫痫的风险更低。由于目前劳拉西泮静脉制剂尚未在我国批准上市，故国内目前仍将静脉地西泮（0.2～0.3mg/kg，最大输注速度为5mg/min，最大量为10mg）作为建立静脉通道后的首选用药。但静脉使用药效持续时间短，且在儿童患者中使用地西泮（0.2mg/kg）尤其需警惕呼吸抑制。

另一种与地西泮作用机制类似的药物是氯硝西泮（0.1mg，最大输注速度为0.5mg/min），由于其脂溶性好、能更快输注，故能更迅速作用于大脑，且半衰期长（30～40h），能减少SE首次用药后癫痫复发，推荐剂量（0.015mg/kg）下较少出现严重的呼吸抑制。在瑞士等欧洲国家，SE是一线治疗药物，但其临床证据尚不足。关于是否将氯硝西泮作为癫痫持续状态的一线药物仍需要更多的大样本、多中心的随机对照试验加以证实。静脉注射（非持续泵入）咪达唑仑在临床中应用证据尚不足，应用中需注意其呼吸抑制，应在医务人员的严密监测下使用。而静脉泵入咪达唑仑更多被用于难治性癫痫持续状态诱导麻醉。

治疗中应注意：①若首剂苯二氮䓬类药物不能有效控制癫痫发作，5～10min后可重复一次剂量，考虑到苯二氮䓬类药物副作用的累积性，不推荐再次选择另外一种一线药物。②首剂药物应足量，有研究发现，59%的CSE患者接受苯二氮䓬类药物治疗剂量不足，苯二氮䓬类药物作用于GABA受体，若药物剂量不足未能控制癫痫发作，再次选择作用于GABA受体药物控制发作疗效下降。③40%CSE患者应用一线治疗后可终止发作，若患者进入清醒状态，为了避免再次发作，可选择长效抗癫痫药物，口服苯妥英钠20mg/kg，3h内达到治疗浓度；静脉滴注磷苯妥英20mg/kg或丙戊酸钠40mg/kg，但若重复一次剂量后仍有发作，成为确定的癫痫持续状态，需要加用二线止惊药物，可选择丙戊酸钠、苯妥英钠或磷苯妥英、苯巴比妥、左乙拉西坦。

2）二线止惊药物

（1）丙戊酸钠除了作用于GABA受体，也有拮抗NMDA受体、抑制组蛋白脱乙酰酶作用，目前被更多推荐作为二线止惊的首选药物，特别是在已有呼吸循环系统基础疾病或在儿童或老年人群体中。其使用剂量为15～30mg/kg，输注速度为3～6mg/（kg·min），且为水溶性，故剂量可达40mg/kg，输注速度可达

10mg/（kg·min），5min后若仍有发作，可重复1次剂量20mg/kg。但仍应注意丙戊酸钠慎用于有代谢障碍患者，在极少部分患者中可诱导出现高氨血症性脑病（hyperammonemic encephalopathy），表现为急性发作的意识障碍、局灶性神经系统症状及发作频率的增加，用药时应严密监测其血药浓度，有研究报道左卡尼丁纠正有效。同时应注意眩晕、血小板减少现象。

（2）苯妥英钠［剂量为15～20mg/kg，输注速度为1mg/（kg·min），最大速度为50mg/min］及磷苯妥英［剂量为15～18mg/kg，输注速度为3mg/（kg·min），最大速度为150mg/min］作用于钠离子通道而非GABA受体，适用于苯二氮䓬类药物未能控制住的癫痫发作，为广谱抗癫痫药，价格较低。苯妥英作为P450酶诱导剂，其有效剂量与中毒剂量相近，在儿童中齿龈增生、消化道不良反应发生率高。同时作为一种抗心律失常药物，特别是在老年人或有心律失常等心血管基础疾病的患者中，若超剂量静脉使用或未注意控制其输注速度（超过50mg/min），则可能引起低血压、致死性心律失常等心血管系统症状，以及过敏、血栓性静脉炎等系统并发症。其中1.7%～7.0%使用了苯妥英钠的患者会出现紫手套综合征（purple glove syndrome，PGS），即注射上肢远端呈紫色，伴肿痛表现，因此使用过程中应严密进行心电监护、监测其血药浓度，及时发现并处理系统并发症。磷苯妥英不仅输注速度更快，系统并发症也更少。

（3）苯巴比妥可强化GABA抑制效应，其次可作用于钠离子通道，在我国儿童中应用广泛，其静脉使用剂量为15～20mg/kg，输注速度为2mg/（kg·min），最大速度为60～100mg/min，10min后可重复一剂5～10mg/kg。苯巴比妥相对于丙戊酸钠有更多呼吸、循环抑制，以及肠道、肝脏、免疫方面副作用，且作为转氨酶诱导剂影响咪达唑仑等药物的疗效，故使用过程中应观察镇静、低血压及呼吸抑制效应。0.1%～0.5%的新生儿可出现惊厥发作，其中约43%可能进展为癫痫持续状态，苯巴比妥是抗新生儿癫痫发作的一线药物，国内外均有学者推荐苯巴比妥治疗失败后添加左乙拉西坦辅助治疗。

随着对癫痫治疗研究的进一步深入，新型抗癫痫药物以其副作用小，耐受性好，使用逐年增多。有学者推荐左乙拉西坦［剂量为40mg/kg，输注速度为5mg/（kg·min），输注时间大于15min］作为癫痫持续状态的二线用药或与一线药物（劳拉西泮、地西泮等）的联合用药。有研究发现左乙拉西坦较丙戊酸钠、苯妥英钠能更有效地控制癫痫发作（76.3%vs55.4%、44.2%）。但左乙拉西坦等新型抗癫痫药物治疗患者在出院时较传统药物治疗患者恢复效果差，癫痫发作复发率也更高。另一种新型抗癫痫药物，拉科酰胺静脉制剂也在西方国家被作为二线药物推荐用于CSE，但只用于17岁以上癫痫患者局灶性癫痫发作的单药治疗。两种药物的静脉制剂在国内均未被批准上市，疗效均需要更多的大样本临床试验加以证实。

若癫痫发作终止，为了预防癫痫再次发作，首选同种抗癫痫药物静脉注射向肌内注射或口服过渡。若发作持续，重复二线治疗，若仍有发作，则进入难治性癫痫持续状态，治疗可选用咪达唑仑、丙泊酚、巴比妥类药物（硫喷妥钠等）。

第二节　中医对痫证的认识与研究

一、历代医家对癫痫的认识

癫痫归于中医学痫病范畴，以发作性神识恍惚，或突然昏仆、口吐涎沫、两目上视、四肢抽搐，或口中如有猪羊叫声等，发作前可伴眩晕，胸闷等先兆，移时苏醒，醒后如常人，常伴疲乏无力等为临床特征的神志异常疾病，又称癫疾，俗称羊癫风、羊痫风。中医认为痫证的发生多因禀赋不足，七情失调，大惊大恐，或饮食失调，六淫所伤，或外伤他病等引起。《黄帝内经》认为癫痫为"胎病"，属"巅疾"，首次提出先天因素对癫痫发病的影响，阐明了癫痫发作与脑的内在联系。如《素问·奇病论》："帝曰：人生而有病癫疾者，病名曰何？安所得之？……此得之在母腹中时，其母有所大惊……故令子发为癫疾也。"指出癫痫乃是母亲孕期受惊吓，惊则气乱，导致小儿的癫痫发作。《灵枢·癫狂》详细记载了癫痫的临床表现，"癫疾始生，先不乐，头重痛，视举目""癫疾始作，而引口啼呼喘悸者""癫疾始作，先反僵，因而脊痛"。认识到本病发生常有先兆症状，其发作时临床表现为"先反僵""引口啼呼、喘悸"。《素问·长刺节论》指出："病初发，岁一发不治，月一发不治，月四五发，名曰癫病。"指出了痫证的发作具有反复性，且具有缠绵难愈的临床特征。《灵枢·邪气脏腑病形》在解释癫痫的脉证时提出，"心脉急甚者为瘛疭""肺脉急甚为癫疾""肝脉急甚者为恶言""脾脉急甚为瘛疭""肾脉急甚为骨癫疾""诸急者多寒……大者多气少血；小者气血皆少；滑者阳气盛，微有热……

诸小者，阴阳形气俱不足"。认为癫痫的发病部位在心、肝、肾，通过五脏配五体将癫痫分为脉癫疾、筋癫疾、骨癫疾三类，同时指出本病病性为虚实并见，寒热错杂。东汉时期医圣张仲景在《伤寒论》中，虽然未设专篇论述痫病，但有类似痫病的症状描述，指出"若被下者小便不利，直视失溲，若被火者微发黄色，剧则如惊痫"，并创立了柴胡加龙骨牡蛎汤，被后世许多医家用于癫痫的治疗，收效甚佳。长沙马王堆出土的汉墓帛书《五十二病方》首次对癫痫的临床表现及治疗做了简单的论述。该书条文中列有"婴儿病痫方"，指出癫痫临床表现为"身热而数惊，颈脊强而腹大"，并且注明其治疗方法为"雷丸药浴"。巢元方对于癫痫的先兆症状设"欲发痫候"，描述其先兆症状表现为"或愠壮连滞，或摇头弄舌，或睡里惊掣，数啮齿"，发作时"眼目相引，牵纵反强，羊鸣，食顷方解"。在《诸病源候论·小儿杂病诸候》中指出癫痫有"其发之状，或口眼相引，而目睛上摇，或手足掣纵，或背脊强直，或颈项反折"的临床表现。同时指出癫痫会病后复发，"余势未尽，小儿血气软弱"是导致癫痫反复发作的主要原因。《诸病源候论》根据癫痫"或因乳食不节，或因风冷不调，或更惊动"的发病原因，将小儿痫证分为食痫、风痫、惊痫三种。《备急千金要方》提出，"病先身热掣疭，惊啼叫唤，而后发痫。脉浮者，为阳痫，病在六腑，外在肌肤，犹易治也。病先身冷，不惊掣，不啼呼，而病发时脉沉者，为阴痫，病在五脏，内在骨髓，极难治也"，将癫痫分为阴痫和阳痫两类，并指出各分类的具体病位。《备急千金要方》认为脏气不平是癫痫的主要病机，指出小儿之所以患得癫痫，与先天因素密切相关，记载了小儿痫证的病因证治，并对痫证进行了细致的分类。《济生方》认为，相应五脏的脏气功能失调是导致癫痫发病的主要原因。宋代钱乙的《小儿药证直诀》亦论述了五痫与五脏之间的联系，将犬、羊、牛、鸡、猪五痫分别与肝、心、脾、肺、肾五脏相对应，强调治疗时应"随脏治之"。《小儿卫生总微论方》总结前世医家及钱乙的理论，认为本病的病机在于心肝火旺，"治则惟泻心肝者，盖二脏俱实，为病之源故也"，指出癫痫病理性质多属实热。陈言在《三因极一病证方论》中明示，"夫癫痫者皆因惊动，使脏气不平，郁而生涎，闭塞诸经，厥而乃成，或在母腹中受惊，或少小感风寒暑湿，或饮食不节、逆于脏气"，在临床中将癫痫分为五痫，进行辨证论治。宋代官修方书《太平圣惠方》认为风痫的基本病因病机乃机体五脏六腑之内热壅结亢盛，风邪惑乱于心之神明所致。刘昉的《幼幼新书》认为"风涎及邪塞窍""邪气在心"是癫痫的基本病机。朱丹溪有"气结于心而痰生焉""无痰不作痫"之说，认为痫证病因主要责之于痰，病位在心、乃痰涎迷闷孔窍所致，主张治疗时应注重化痰为先。《慎斋遗书》认为癫痫"系先天之元阴不足，以致肝邪克土伤心"，病性为本虚标实。《景岳全书》则认为"癫病多痰气，凡气有所逆，痰有所滞，皆能壅闭经络，格塞心窍，故发则旋晕僵仆，口眼相引，目睛上视，手足搐搦，腰脊强直，食顷乃苏。此其候病候已者，正由气之候逆候顺也"。张介宾发现癫痫既有真阴不足，又有虚中夹实。对真阴大损，气不归根而时作时止，缠绵难愈者，必以补虚扶正之法。《圣济总录》认为惊痫的发病原因是心气不足，《慎斋遗书》认为癫痫"系先天之元阴不足，以致肝邪克土伤心"，病性为本虚标实。

近代与现代医家在前世医家对癫痫认识的基础上认为癫痫的病因病机不外乎风、火、痰、瘀、虚等几个方面，病位在心、脑、肝、脾、肾等。本虚主要责之肝、脾、肾亏虚，标实则主要责之风、火、痰、瘀。病情有轻重不同，轻者发作持续时间短，发作间歇长，发作程度轻，仅见目直神呆，但无抽搐、昏仆等。《医学正传》提到，丹溪曰：痫证大率属痰与火，不必分五等。大法：行痰为主药，用黄连、天南星、瓜蒌、半夏。寻火寻痰分多少，治无不愈者。有热者，用凉药以清心。有痰者，必用吐，吐后用李东垣安神丸及平肝之药青黛、柴胡、川芎之类。癫痫病因主要责之于先天因素、后天因素及诱发因素，病机则以痰气逆乱，蒙蔽心窍，引动肝风为关键。马艳春等认为癫痫病因当分原发性和继发性，原发性主因母体突受惊恐，继发性又以情志失调、积痰内伏、瘀血阻络为主；病机则以痰浊内阻，脏气不平，阴阳偏胜，神机受累，元神失控为关键。李晓薇和白晓红指出胎养失宜、先天不足是癫痫主要病因，痰瘀互结、阻滞络脉、肝风内动为基本病机。姚奇志等提出伏气学说，认为邪气伏藏于里，外邪引动内邪，化热化火，风火相煽，与痰交结，可发生癫痫；伏邪深藏体内，随正邪消长癫痫或发作或静止，总归缠绵难愈。谢乐等认为痰热为主因，总以肝风、脾虚或阴虚所诱而痰热上冲蒙蔽清窍，致神机失用发病。袁丹等认为癫痫病因不离风、痰、惊、瘀血，病机关键为风痰内蕴、胶着难解。梅雪迎等认为寒湿内阻发病者亦不少见，寒湿内阻，脾阳受损则运化失职，水湿聚而成痰，寒痰阻滞蒙蔽孔窍而病发。任献青等认为肾经亏虚、脾常不足为致痫之本，痰邪是致痫的重要环节，风邪与本病发生密切相关，亦即风痰为癫痫之标。侍鑫杰和王霞芳总结小儿癫痫的六大病因为：产伤缺氧、脑脉失健，颅脑外伤、瘀血阻窍，脑髓不足、元阴失充，外感高热、惊风频发，天癸始来、相火妄动，感受惊恐、肝气郁滞。黄琴等提出本病发生的重要诱因为毒邪引动，毒即痰、瘀；管道不通、脏腑功能失调为发病关键，管道即机体的五官七窍等管道系统，为正邪交争的场所。

孔美珠采用证素辨证方法，根据流行病学调查方法收集符合纳入标准的癫痫发作期患者的四诊资料，运用中医证素辨证系统，提取癫痫患者发作期病位、病性证素，发现癫痫发作期涉及的病位证素最主要的是肝、心神，两者分别与经络、肾、心、胆、胃、筋骨、脾相比，均有统计学意义；肝与心神相比较，无显著性差异。癫痫发作期涉及的病性最主要的有动风、痰、闭、热、湿、血虚。癫痫发作期病位为肝时其病性积分最高者为动风，其次为痰、闭、阴虚；动风与痰、闭、阴虚相比，均有统计学差异；痰与闭、阴虚相比较，也有统计学差异；闭与阴虚相比较，无统计学差异。病位证素为心神时病性积分最高者为闭，其次为痰、热、动风、血虚，闭与痰、热、动风、血虚比较，均有统计学意义；痰与热、动风、血虚相比，均有统计学差异；热、动风、血虚相比较，均无统计学差异。因此得出结论：癫痫发作期涉及的病位证素有肝、心神、经络、肾、心、胆、胃、筋骨、脾；其中最主要的是肝、心神，提示在临床中癫痫发作期患者应从肝及心神两方面入手治疗。癫痫发作期涉及的病性有动风、痰、闭、热、湿、血虚、阴虚、血瘀、气滞、阳亢、气虚、阳虚、气不固。其中最主要的有动风、痰、闭、热、湿、血虚，提示在临床治疗中应以息风涤痰，醒神开窍，清热除湿，活血益气为主。在癫痫发作期，病位在肝时，其病性证素积分最高的是动风，其次为痰；病位为心神时，病性证素积分最高者为闭，其次为痰；提示在辨证论治过程中，病位在肝时应侧重于息风涤痰，病位在心神时则应侧重醒神化痰开窍。

研究分析临床受试者的证素，认为风证所占的比例最大，痰证次之，火证再次之。火炎风动、痰浊瘀阻、脉络不通、气机逆乱、脏腑失调、阴阳失衡、蒙蔽清窍，气机逆乱，元神失控而发病。辨证分型分为发作期及休止期，发作期又分为：阳痫、阴痫；休止期又分为：肝火痰热、瘀阻脑络、脾虚痰盛、肝肾阴虚。癫痫临床表现复杂，辨证论治时宜分清标本缓急，发作期以标实为主，休止期以本虚为主；标实者以实邪为主，邪实者表现为风、痰、癖、火等邪气侵犯机体。

二、中医治疗卒中后癫痫的研究进展

（一）辨证分型治疗

中医认为本病之形成，大多由于七情失调，先天因素，脑部外伤，饮食不节，劳累过度，或患他病之后，造成肝脾肾损伤，痰浊阻滞，气机逆乱，风阳内动所致，而尤以痰邪作祟最为重要。其病情的轻重常与痰浊的深浅，正气盛衰有关。一般说来，初起时因正气未衰，痰浊不重，故发作持续时间短，间歇期长；如反复发作，正气渐衰，痰浊不化，愈发愈频，使正气更衰，互为因果，其病亦渐重。治疗宜分标本虚实。频繁发作时，以治标为主，着重豁痰顺气，息风定痫。平时则治本为重，宜健脾化痰，补益肝肾，养心安神。根据癫痫发病的特点，历代医家认为癫痫的治疗首重祛痰。现代医家对本病的多途径论治做了进一步探索。如王蕊等强调了通督调神的治疗原则，指出发作期当醒神开窍为治，间歇期以通督调神为要。鞠波等通过数据分析得出，平息肝风、化痰平喘、安神及补虚在本病治疗中有重要地位。刘强和薛伟伟梳理近年相关文献，总结得出醒神开窍、豁痰息风、活血化瘀、镇静安神、清热通腑、行气开郁、调理脾胃、填精益水、扶正祛邪为癫痫的常用治法；消除病因、平降逆气、稳定脑神，控制发作，调整脏腑、经络、气血功能，巩固疗效为总的治疗法则。张恒等基于"凡治五痫，皆随脏而治之"的观点提出了"五脏神志辨证体系"论治癫痫，这一新思路身心同治，针药并用，以期统筹调节五脏之虚实、五神之盛衰。阮小风等主张针药结合论治癫痫，频繁发作者治标为主，用醒脑开窍，宁心安神，平肝息风，豁痰定痫为法；平时则补虚治其本，以滋补肝肾，宁神定志，化痰泄浊，活血通络为法。李芸等认为风袭脑络、热盛伤肝、痰瘀互阻、阴阳失衡所致的机体气血阴阳不和是癫痫发生病机，故治用疏风、清热、解毒之法，以奏"祛风达邪，调和气血阴阳"之效。王玉妹等认为脏气不平、阴阳失衡、元神逆乱为根本病机，"元神"为癫痫病机转化枢要，故主张针药结合，通元调气，安和五脏来治疗。鲁明源等认为禀赋不足是发病基础，本虚标实为基本病机，标实指痰气上逆蒙蔽神窍，本虚指脾气亏虚、神机失用，故以益气化痰、开窍安神为基本治法。陈朝俊认为痫证的成因既有先天性因素，又有后天性因素。既有内因，又有外因。内因主要是先天禀赋不足、"胎疾"及气血不足。《备急千金要方》明确说明先天发育不全是产生小儿癫痫的原因之一，"新生即痫者，是其五脏不收敛，血气不聚，五脉不流，骨怯不成多，多不全育"。方以首乌黄精汤为主，随症加减，补肾填精，益髓养脑，补虚断痫，治疗效果明显。临床大多数根据患者的四诊资料，辨证论治治疗，根据患者发病要素，多数辨证为：风痰闭阻证、痰热内扰证、肝肾阴虚证、血瘀阻窍证、脾虚痰湿证等，具体如下。

1. 风痰闭阻证

主要表现为：发则突然意识丧失，跌仆，目睛上视，手足抽搐，牙关紧闭，口吐白沫，语中有声，舌质红，苔白腻，脉多弦滑。多采用涤痰息风，开窍定痫。方药以主方定痫丸（程钟龄《医学心悟》）加减，茯苓20g，石菖蒲10g，天竺黄10g，天麻10g，胆南星10g，法半夏12g，地龙12g，陈皮6g，远志9g，全蝎6g，僵蚕12g，琥珀末3g（冲服），水煎服。中成药：医痫丸，每次6g，每日2次；白金丸，每次6g，每日2次。单方验方：①河南镇痫方（刘玲验方）处方，白蒺藜、僵蚕、蛇床子各62g，蜈蚣7条，胆南星45g，朱砂9g，青礞石93g，共研为细末，制成蜜丸，每丸重2.5g（含生药、蜂蜜各1.25g），成人每次1丸，每日3次；②镇痫方（孙景尧验方）处方，全蝎50g，白矾、胆南星、郁金各25g，共研为细末，每晚服10g；③断痫汤（《江西中医药》）处方，石菖蒲10g，法半夏9g，陈皮6g，蝉蜕9g，地龙9g，胆南星10g，山药15g，茯苓15g，藁本10g，甘松12g，白芍15g，钩藤12g，水煎，分2次服，每日1剂；④痫可定（《江苏中医杂志》）处方，青礞石200g，白矾200g，全蝎90g，蜈蚣90g，壁虎100g，鹿角霜200g，紫河车200g，珍珠母200g，将上药烘干，用粉碎机粉碎后，加赋形剂等压成片，每片含0.3g，成人每日2.3g，分3次口服，儿童酌减，在服药期间，忌食辛辣等刺激食品，忌饮酒。袁丹在治疗中，以息风涤痰开窍药为基本用药，常配伍健脾益肾、平肝柔肝药，主张"活用虫、草、石"，核心用药为钩藤、石菖蒲、天麻、郁金、远志。吴西志和吴运畴以健脾益气、理气化痰、平肝息风为用药法则，用自拟星香涤痰汤治疗痰痫证，取得了显著的临床疗效。

2. 痰热内扰证

主要临床症状：发作时意识不清，不省人事，四肢抽搐，口中怪叫，口吐白沫，烦躁不安，气高息粗，口臭，目赤，便秘，舌红，苔黄腻，脉弦滑而数。治宜清肝泻火，化痰开窍。方药多以龙胆泻肝汤（李杲《兰室秘藏》）合涤痰汤（严用和《济生方》）加减处方，龙胆草12g，栀子10g，黄芩12g，木通10g，法半夏12g，胆南星10g，石菖蒲9g，枳实12g，陈皮6g，天竺黄12g，地龙12g，郁金10g，钩藤15g，甘草6g。水煎服。中成药：痫症镇心丹，每次1粒，每日2次。单方验方：①石膏朱砂散（苏通臣等）处方，生石膏30g，朱砂12g，白矾9g，共研为细末，每次服1g，每日2～3次；②泻火定痫汤（漆浩《良方大全》）处方，胆南星0.3g，法半夏0.3g，栀子0.5g，黄连0.3g，金银花0.8g，荆芥0.3g，防风0.3g，薄荷0.2g，巴豆2粒（去壳去油），上药共研细末，再和面粉400g、芝麻120g，烙成焦饼，每日分早、中、晚3次服完。李胜才采用柴桂温胆定志汤加减（药用：柴胡、黄芩、桂枝、赤芍、白芍、枳壳、竹茹、茯苓、人参、石菖蒲、炙甘草、陈皮、枳实等）治疗33例癫痫患者，与单纯服用西药的33例癫痫患者疗效相比，中药有效率84.85%，明显高于西药的72.73%有效率。谭文澜等用豁痰开窍、活血通络、息风止痉药组成抗痫煎剂治疗症状性癫痫全身强直—阵挛发作取得一定治疗效果，尤以痰火扰神、风痰闭阻证型为佳。

3. 肝肾阴虚证

主要临床表现：发作时短暂性四肢抽搐，头晕目眩，两目干涩，肢体疲劳，肋胁隐痛，心烦易躁，腰膝酸软，舌红少苔，脉细数。耿玉娜经过对64例癫痫患者临床用药后研究发现，服用柴胡疏肝汤（药用：柴胡、当归、半夏、生龙骨、生姜、白芍、生牡蛎、黄芩、生地黄等）的癫痫患者比单纯服用西药治疗的癫痫患者总有效率明显提高。

4. 血瘀阻窍证

血瘀阻窍证时有脑外伤病史，发作时猝然昏仆，抽搐，头痛剧烈，颜面口唇青紫，舌紫黯、瘀斑，脉涩。黄金秀和张金霞认为癫痫治疗重在息风平肝，常用性善走窜、作用强而毒副作用小的虫类药搜风抗惊厥，如蝉蜕、僵蚕、地龙、蜈蚣、全蝎等，而非毒副作用大的金石矿物类药物，以避免长期服用的毒副作用及对脾胃的影响。

5. 脾虚痰湿证

脾虚痰湿证者患病日久，反复发作不愈，神疲乏力，面色不华，恶心欲呕，体瘦纳呆或虚胖，大便溏，舌淡胖，苔白腻，脉濡弱。治疗多以健脾化痰、息风止痉为主。方药以大补元煎（张介宾《景岳全书》）合六君子汤（虞抟《医学正传》）为主方，处方：党参20g，山药18g，熟地黄15g，杜仲15g，当归12g，枸杞子12g，法半夏15g，陈皮9g，茯苓15g，白术12g，酸枣仁12g，远志6g，石菖蒲6g，甘草6g。水煎服。中成药：镇痫片，每次4片，每日3次。单方验方：通脉愈痫丸（赖天松等）处方，黄芪、党参、紫河车、当归各60g，肉桂、红花、川芎各15g，赤芍、桃仁各30g，丹参90g，法半夏、生南星、煅礞石各45g，石菖蒲20g，天麻50g，共研细末，炼蜜为丸。每丸10g，每次1丸，每日3次，用姜汤送服，1个月为1个疗程。周红亮认为托吡酯虽然为有效缓解小儿癫痫症状的常用药，但长期服用易导致各种不良反应，故以四君子汤随症加减可有效减少托吡酯所致的恶心、头晕、嗜睡等不良反应，且能缩短治疗时间和总住院耗时，促进康复。

徐娟玉等通过临床观察，总结得出冰片可提高血脑屏障对丙戊酸钠的通透性，且能增加脑脊液中丙戊酸钠的分布，认为冰片对难治性癫痫治疗有辅助作用。武凤霞和赵文光通过数据挖掘技术分析《中医方剂大辞典》中有关治疗癫痫方剂的用药规律，发现主要以补虚药（甘草、人参等）、安神药（朱砂、龙齿、远志等）、息风止痉药（牛黄、天麻等）、清热药（黄芩、黄连、石膏等）、化痰药（半夏、天南星）、开窍药（麝香）及利水渗湿药等为主。刘学文等采用文本挖掘技术收集中国生物医学文献数据库中治疗癫痫的文献数据，发现治疗癫痫常用的中成药是安宫牛黄丸、清开灵注射液、乌梅丸、通心络胶囊、复方丹参滴丸、血府逐瘀胶囊等。

（二）针灸治疗

关于针灸治疗癫痫的机制方面，大多数专家认为通过针灸刺激激活了中枢神经系统内相关区域的某些生理核团，抑制脑内异常放电，调节了中枢神经的神经递质水平和海马组织中环磷酸鸟苷（cGMP）、环磷酸腺苷（cAMP）的含量，改变了皮层结构和氨基酸类神经递质的受体，从而控制了癫痫相关的神经递质释放，通过此类神经-体液调节系统来控制靶器官，从而控制癫痫的发作。朱英鹏将60例卒中后癫痫患者随机分为观察组和对照组各30例，观察组采用西药联合针灸（百会穴、大椎穴、筋缩穴、神门穴、内关穴）治疗，对照组单纯使用西药治疗，统计分析治疗后3个月的疗效，发现治疗组有效率明显高于对照组。陈蓉等针刺督脉穴（百会、神庭、印堂等），及头维、天冲、神门、风池、复溜等穴，结合自拟蠲痰抗痫汤治疗小儿癫痫，获显著疗效。那尔布力·巴合提别克等通过临床观察发现头针（取顶颞前斜线、顶颞后斜线及百会、四神聪、头维穴）结合康复训练（Bobath技术）可使髓海充盈、脑络畅通、脏腑复常，从而治疗小儿癫痫。尽管针灸治疗癫痫在临床上已经取得了显著疗效，但其具体作用机制还有待我们进一步研究发掘。

（三）针药结合治疗

临床上单用针灸或者方药治疗癫痫较少，大多联合使用，两者可以互补，发挥各自的优势，疗效也比单一疗法好。黄广鹏将74例脑梗死并癫痫患者随机分为治疗组和对照组各37例，治疗组给予针刺联合豁痰息痉汤治疗，对照组仅予豁痰息痉汤治疗，对比治疗8周后的疗效，治疗组患者总有效率高达90%以上，明显优于对照组患者的总有效率。

（四）穴位埋线疗法

穴位埋线疗法是根据针灸学理论，结合中药学和理疗学，使埋在穴位内的药线和针具里的中药发生生化反应，刺激经络，疏通脑血管，改善脑循环，达到平衡阴阳、调和气血、调理脏腑功能的作用，从而治疗疾病，其广泛用于治疗癫痫，并取得了一定的疗效。金泽等把60例癫痫患者随机分为西药组和药线组各30例，西药组仅予抗癫痫药物治疗，药线组在西药治疗基础上加穴位埋线，治疗3个月后进行疗效比较，西药组总有效率76.7%，药线组总有效率93.3%，药线组的有效率明显优于西药组。

（五）其他疗法

刘氏"五经"推法：宿绍敏等以刘氏"五经"推法为基础，辨证施治，归经取穴，操作按取穴及部位从上而下，自前而后，治疗小儿癫痫取得较好疗效。

三、中药抗癫痫的作用机制研究

中药在改善临床症状、延长发作间歇期、恢复脑细胞功能、减少复发等方面具有优势。现代药理研究表明，中药具有免疫调节、抗炎、神经保护、清除自由基、改善记忆等作用，在癫痫治疗方面，中药正以其独到的疗效及毒副作用小而为广大患者所接受。

（一）银杏叶与癫痫

银杏叶提取物（ginkgo biloba extract，EGb）是由多种成分组成，从中分离出的极性和非极性化合物包括黄酮类、萜类内酯、有机酸、烷基酚、烷基酚酸、甾体类化合物及微量元素等。银杏叶提取物具有清除氧自由基、改善心脑血管的缺血再灌注损伤、调节血脂及抗衰老，促进神经营养因子分泌，加速神经元修复和增殖，防止神经元损伤等作用，因此是一种具有前景的神经元保护药物。Jahanshahi等使用东莨菪碱诱导大鼠记忆缺失，采用EGb761分别进行干预处理和治疗，通过星形胶质细胞特异性标志物胶质原纤维酸性蛋白（GFAP）免疫组化染色发现，EGb761预处理组及治疗组可以在7天内补偿东莨菪碱注射导致的大鼠海马星形胶质细胞数量减少。由此可见，预处理和注射治疗银杏叶提取物对星形胶质细胞在海马形成的各个方面均有保护作用。Ivetic等以南美洲栗鼠兔作为研究对象，首先推测EGb761能够影响癫痫的发生，经过实验发现癫痫发作次数减少，通过脑电图观察到癫痫发作时初始电流强度降低，达不到放电的阈值。这项研究表明，EGb761可影响癫痫发生过程，可显著降低诱发癫痫灶的最小电流强度，使后续放电延长，充分点燃癫痫表型的必要电刺激次数减少，潜伏期缩短。段方荣等为了探讨EGb对认知功能的影响，以点燃致痫大鼠为观察对象进行Y型迷宫测试（Y-mazetest）和乙酰胆碱酯酶（AChE）、胆碱乙酰转移酶（ChAT）活性测定。结果显示，EGb能够以剂量依赖方式改善癫痫大鼠Y型迷宫测试成绩，增加ChAT活性，降低AChE活性，从而影响发育期癫痫大鼠的学习记忆能力。上述研究结果表明，银杏叶提取物在癫痫的损伤形成机制中具有一定的神经保护及改善学习记忆能力的作用。

（二）姜黄与癫痫

姜黄素是从植物姜黄块根中提取的一种黄色色素，属多酚类化合物。近年来人们发现姜黄素对中枢神经退行性疾病及精神紊乱性疾病如阿尔茨海默病、帕金森病、卒中、抑郁症、癫痫、焦虑等疾病有治疗作用。姜黄素作为一种强抗氧剂，通过调节体内氧化-还原平衡，可减少氧化应激造成的损伤，从而发挥其神经保护作用。姜黄素的神经保护作用除了与其抗氧化作用有关外，还通过调节一系列信号蛋白（如核转录因子κB、核因子E2相关因子2、磷酸化丝裂原激活蛋白激酶/细胞外信号调节激酶，磷酸化细胞外信号调节蛋白激酶，原癌基因c-fos，B淀粉样前体蛋白裂解酶Ⅰ等），影响信号转导通路，提高神经元的活性和突触功能，增强神经元可塑性，减少凋亡，继而改善神经退行性疾病症状。海马的细胞凋亡是癫痫早期脑损害的一个重要原因。孟伟等用姜黄素预处理小鼠后，腹腔注射毛果芸香碱建立小鼠癫痫模型，应用新生神经元标记物双皮层蛋白免疫组织化学染色及TuNEL染色检测细胞凋亡对造模后72h的模型小鼠海马进行检测，研究姜黄素对毛果芸香碱诱导的癫痫小鼠海马新生神经元和细胞凋亡的影响。结果发现与模型组相比，姜黄素处理模型组小鼠海马齿状回双皮层蛋白阳性细胞明显增多。TuNEL染色结果显示，与模型组相比，姜黄素处理模型组小鼠海马齿状回TuNEL阳性细胞明显减少，证实了姜黄素在毛果芸香碱诱导的小鼠脑损伤过程中具有抗神经元凋亡的作用。Dong等探讨了姜黄素的神经保护作用机制。老年大鼠在食用6周和12周含姜黄素的饲料后，其行为在运动能力评价试验如转杆实验中有改善，5-溴脱氧尿嘧啶核苷细胞增殖实验显示海马区齿状回5-溴脱氧尿嘧啶核苷阳性细胞数明显增殖。此外，外显子芯片分析技术发现姜黄素涉及神经传递、神经发育、信号转导和代谢的转录网络相互作用系统，表明姜黄素可能通过作用于生长和可塑性相关基因从而促进神经发生和提高认知水平。近期研究发现，姜黄素可以抑制戊四氮（PTz）诱导的癫痫病灶细胞的放电或扩散，缓解肌肉阵挛症状，并改善模型动物的学习和认知功能，其作用机制可能与降低动物脑内丙二醛和谷胱甘肽活性有关。Noor等给wistar大鼠腹腔注射毛果芸香碱形成癫痫模型，结果显示毛果芸香碱可以导致海马天门冬氨酸水平显著增加，甘氨酸和牛磺酸水平降低，给予姜黄素治疗能改善上述大多数氨基酸水平，减少毛果芸香碱诱导的组织病理学改变。将姜黄素与丙戊酸、苯妥英钠、苯巴比妥和卡马西平等常规抗癫痫药物联合用药，结果显示，联合用药有效地增加了潜伏期到肌痉挛期的时间；降低抗癫痫药物的剂量，不会降低药物的抗癫痫效果。研究表明，姜黄素可以作为一个辅助剂添加到常规的抗癫痫药物中，降低常规药物的剂量，从而降低毒副作用，增加抗癫痫药物的疗效。上述研究提示，姜黄素联合其他抗癫痫药物不但可以增强药效，减少药物使用量和不良反应的发生，并且在神经元保护、清除自由基、改善认知功能及抗氧化中发挥着积极的作用。

（三）积雪草与癫痫

积雪草为伞形科积雪草属植物，在我国有着悠久的历史及广泛的应用，该药成分多为三萜类化合物，其中积雪草苷（AT）以其药理活性丰富、毒副作用小、临床作用广泛成为积雪草中的主要活性成分，应用前景大，极具开发价值。近年来，大量的研究证实AT具有抗肿瘤、抗静脉功能不全、抗溃疡、促创伤愈合、抗抑郁及恢复神经功能等多种药理活性，同时AT还显现出在心血管、免疫调节、抗炎、抗病毒等方面的药理作用。梁鑫等采用戊巴比妥钠诱导睡眠实验和硝酸士的宁所致小鼠惊厥实验中分别考察积雪草苷对中枢神经的镇静催眠和抗惊厥作用，实验结果显示，积雪草苷对中枢神经不产生镇静催眠作用，但可以使小鼠出现惊厥的时间与死亡时间明显延长，表明积雪草可以通过延长惊厥间歇时间，减少惊厥发作次数，改善惊厥发作后的损伤。Visweswari等采用不同溶剂（正己烷、氯仿、乙酸乙酯、水、正丁醇）萃取的积雪草提取物分别对戊四氮（PTz）诱导雄性大鼠癫痫模型进行治疗，通过检测癫痫大鼠脑内Na^+，K^+-ATP酶，Ca^{2+}-ATP酶、Mg^{2+}-ATP酶活性发现，与其他组相比，积雪草水提取物能够明显提高这些酶的活性，表明积雪草水提取物有较好的抗惊厥和神经保护作用。除此之外，Visweswari等还采用不同溶剂提取积雪草成分对PTz诱导的癫痫大鼠进行治疗，探讨不同溶剂积雪草提取物对癫痫大鼠胆碱能活性的影响。结果显示PTz诱导癫痫发作时，不同脑区乙酰胆碱含量增加，乙酰胆碱酯酶活性降低，积雪草水提取物预处理有助于乙酰胆碱和乙酰胆碱酯酶水平恢复，提示积雪草可以通过对胆碱能系统的影响发挥抗惊厥作用。Barbosa等用积雪草水提取物对癫痫大鼠进行研究，发现在癫痫大鼠脑中非依赖型磷脂酶A2和胞浆型磷脂酶A2活性都有升高，而用积雪草水提取物治疗的癫痫大鼠中这两种酶的活性都受到了抑制，由此可推测积雪草在癫痫的治疗中具有良好的抗惊厥作用和神经保护作用。Gadahad等通过研究积雪草鲜叶提取物对成熟大鼠海马CA3区神经元的影响发现：积雪草鲜叶提取物成分具有神经元树突生长刺激性质。上述研究表明积雪草能够通过影响离子泵和酶的活性及兴奋性神经元递质的释放来发挥其抗惊厥作用，并能够促进神经元的生长，从而改善癫痫损伤。

（四）天麻与癫痫

天麻属兰科植物，从天麻中提炼出的化学成分有天麻素、天麻苷元、香荚兰醇、香荚兰醛、天麻醚苷、对羟基苯甲醛、柠檬酸、琥珀酸等。临床上观察到天麻具有息风定惊、平肝潜阳、益智健脑、延缓衰老之功效，其中活性成分含量最高的有效单体成分是天麻素，在中国用于镇静、抗惊厥已经有几千年的历史。中枢神经活动依赖于氨基酸递质，当递质平衡失调就会出现中枢神经系统活动异常。谷氨酸（Glu）是中枢内重要的兴奋性神经递质，它导致的神经元兴奋性活动是由不同的亚型受体介导，Glu的异常兴奋与癫痫发作密切相关。γ-氨基丁酸（GABA）是中枢神经系统最重要的抑制性神经递质，在阻断兴奋的扩散和传导过程中起决定性作用，GABA的合成减少，可使神经元的抑制降低，从而使神经元的兴奋得不到正常的控制，导致癫痫的发作。陈小银等通过免疫组化实验检测PTz致癫痫大鼠和天麻素抗癫痫大鼠海马Glu和GABA的变化。发现海马Glu的表达在天麻素抗癫痫组明显低于PTz致癫痫组；海马GABA的表达在天麻素抗癫痫组明显高于PTz致癫痫组，推测天麻素可能通过抑制受体和激活GABA的活性与表达，降低大脑皮质的兴奋性，抑制癫痫的形成，发挥抗癫痫作用。An等通过对癫痫敏感的沙鼠进行体内试验，发现天麻可减少沙鼠海马组织中GABA的免疫活性，提示天麻通过增强抑制性神经递质GABA的活性发挥其抗癫痫作用，降低大脑皮质的兴奋性，抑制癫痫的形成及发展。张涛等通过苏木精–伊红染色法（HE染色）和免疫组化法观察癫痫大鼠海马组织细胞形态和caspase-3表达量，结果显示致痫后12h，PTz致癫痫组caspase-3有微量表达，其余各组几乎无表达；第2～7天，PTz致癫痫组caspase-3表达增加，天麻素大剂量组、天麻素小剂量组caspase-3阳性表达降低，表明天麻素能降低致痫大鼠海马神经元caspase-3表达，从而通过抑制神经元凋亡发挥脑保护作用。3,3'-亚氨基二丙腈（3,3'-Iminodipropionitrile，IDPN）是一种腈衍生物，可引起持久性神经毒性，Wang等采用水迷宫实验及新物体识别实验来进一步确定天麻素是否能够改善IDPN诱导的认知功能障碍，并探究其机制。实验结果显示连续6周给予天麻素150mg/（kg·d）能够有效缓解IDPN所致大鼠认知功能障碍，增加其空间记忆能力和提升判别率，并且能够逆转IDPN所致大鼠前额皮质区和海马区GABA减少以及GABA受体A2蛋白过表达。以上结果表明，天麻能够通过影响神经氨基酸递质和凋亡相关基因的活性和表达，改善学习记忆能力、降低大脑皮质的兴奋性，抑制癫痫的形成及发展来发挥抗癫痫作用，因此在癫痫治疗中具有很大潜力。

（五）川芎嗪与癫痫

川芎嗪化学名为2,3,5,6—四甲基吡嗪，简称四甲基吡嗪（TMP），是从伞形科蒿木属植物川芎中提取的一种生物碱，属酰胺类生物碱，为中药川芎的有效成分。TMP已被用于治疗多种疾病，包括脑缺血、脑梗死和中枢神经系统退行性疾病，如阿尔茨海默病、帕金森病和多发性硬化症。由于TMP分子量小，进入机体后能有效透过血脑屏障，广泛分布在脑干、海马、纹状体、小脑和大脑皮质等部位，通过阻滞钙离子通道、清除氧自由基、影响内皮素和一氧化氮合成等对中枢神经系统产生多种作用。包志军等以体外原代培养新生大鼠海马神经元为研究对象，通过加入Glu制作神经元损伤模型组，另一组用盐酸川芎嗪预处理再加入Glu

损伤海马神经元，作为川芎嗪保护组，分别观察各组神经元生长过程中形态变化，采用MTT分析法检测细胞活性，测定培养液中乳酸脱氢酶（LDH）活力的变化，细胞免疫组化检测各组表达乙酰胆碱酯酶（AChE）情况。研究发现川芎嗪可以促进正常的海马神经元生长，稳定细胞膜，从而拮抗Glu兴奋性神经毒性作用，改善Glu引起的细胞死亡，并且可以拮抗Glu毒性作用引起的神经元功能受损，改善神经元合成和分泌AChE，改善损伤引起的神经元功能下降，对抗Glu毒性引起的胆碱能神经元的死亡。方友林等在青霉素诱导大鼠癫痫放电稳定后，给予川芎嗪治疗，待抑制作用最明显时取出大鼠海马，研究川芎嗪对青霉素致痫大鼠大脑神经元内Bim蛋白的表达。结果显示青霉素致痫后导致海马神经元内Bim蛋白高表达。Bim作为重要的凋亡调节蛋白，促使海马神经元的凋亡、结构破坏，而盐酸川芎嗪对青霉素致痫的大鼠大脑神经元内Bim蛋白表达有抑制作用，减少了神经元的凋亡，对神经元的结构起到了重要的保护作用。以上研究表明，川芎嗪可以通过多种机制提高神经元的存活率，对癫痫大鼠大脑神经元具有保护作用。

（六）蛇床子素与癫痫

蛇床子素是从蛇床子、毛当归、欧前胡等自然植物中提取分离出的天然香豆素类化合物。Luszczki等通过对小鼠最大电休克诱导癫痫模型，腹腔注射蛇床子素，并在第15min、第30min、第60min、第120min分别观察其抗惊厥作用，结果显示蛇床子素的半数有效量（ED50）为259～631mg/kg。为了进一步探究蛇床子素的抗惊厥作用，Luszczki等将蛇床子素与另一种天然香豆素衍生物欧前胡素以及经典抗癫痫药物丙戊酸钠的抗惊厥和神经毒害作用进行比较，结果发现，三者的ED50分别为253～639mg/kg、167～290mg/kg、167～290mg/kg，半数中毒量（TD50）分别为329～443mg/kg、531～648mg/kg、363～512mg/kg，保护指数（TD50/ED50）分别为1.13～2.60、0.83～2.44、1.72～2.00，可以看出，蛇床子素在最大电休克诱导的癫痫模型中抗惊厥作用与丙戊酸钠相似，推测蛇床子素在抑制癫痫发作方面具有潜在的应用价值。

目前，中药在癫痫治疗中的作用机制研究和应用已得到逐步扩展并取得了初步成果，但是多数中药在癫痫的治疗研究中还处于动物实验的基础研究阶段，将其运用到人体临床治疗的水平还有待进一步的深入研究，只有加大研究力度，才能在现有的研究基础上获得更新的认识。

第三节　益气活血、化痰息风法在治疗卒中后癫痫中的理论创新与临床实践

一、本元亏虚是卒中后癫痫发生的根本，基本病机为气虚痰阻

《黄帝内经》首次提出先天因素对癫痫发病的影响，阐明了癫痫发作与脑的内在联系。《备急千金要方》认为脏气不平是癫痫的主要病机，指出小儿之所以患癫痫，与先天因素密切相关，记载了小儿痫证的病因证治，并对痫证进行了细致的分类。《济生方》认为相应五脏的脏气功能失调是导致癫痫发病的主要原因。《圣济总录》认为惊痫的发病原因是心气不足。《慎斋遗书》认为癫痫"系先天之元阴不足，以致肝邪克土伤心"，病性为本虚标实。现代学者也普遍认同本虚在痫证发病机制中的关键作用。

根据本病发病的特点，结合前人及现代医学对癫痫病因病机的认识及相关研究结果，陈朝俊团队认为本元亏虚是卒中后癫痫发生的根本，基本病机与卒中相同，为气虚血瘀，痰郁阻滞，气机逆乱，故脾肾气虚为痫证发生的根本，脾失健运，水谷运化失司，痰湿内生，或积热化火，或闭阻脉道，血瘀形成，最终闭阻经络，气机逆乱。

二、益气活血、化痰息风法治疗卒中后癫痫

痫证的基本病机为"气虚痰阻、虚风内动，气机逆乱"，治宜益气化痰、息风止痉，自拟益气化痰息风汤，该方由黄芪、党参、白术、茯苓、茯神、半夏、陈皮、川芎、天麻、僵蚕、全蝎、石菖蒲、甘草等药组成。其中黄芪、党参益气扶正，针对疾病之本气虚而设，又可以防治理气药耗气伤气，以"资其化源"，为君药。党参、白术、茯苓、茯神、甘草、陈皮、半夏取六君子之意，增强黄芪益气温阳之意，为臣药。川芎活血化瘀通窍，天麻平肝潜阳，僵蚕、全蝎搜风解痉通络，石菖蒲化痰开窍，甘草调和诸药，共为佐使药。该方临床疗效显著，可

以明显减少抗癫痫药物的剂量，减少癫痫的复发。

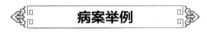

病案举例

◎ **患者王某某，男，62岁。2020年6月15日就诊。**

主诉：卒中后发作性肢体抽搐伴意识不清2个月。

患者半年前患右侧颞顶叶脑梗死，近2个月以来出现发作性四肢抽搐，发作时意识不清，小便失禁，数分钟即止，醒后如常。

刻下症见：意识清醒，气短声低，左侧肢体麻木，活动不灵，可缓步慢行，持物欠灵活，眩晕，胸闷，纳眠差，小便可，大便溏薄，舌质淡，齿痕明显，苔白腻，脉沉弦细。

西医诊断：卒中后癫痫。

中医诊断：痫证（脾虚痰阻）。

治法：益气化痰，息风止痉。

方药：益气化痰息风汤加减。黄芪60g，党参15g，麸炒白术20g，茯苓20g，陈皮10g，半夏15g，天麻15g，川芎15g，地龙15g，全蝎10g，石菖蒲30g，茯神30g。14剂，水煎，早晚分服。

二诊：服药期间发作抽搐1次，平时自觉头晕、肢体麻木症状有所缓解，舌体齿痕变浅，苔白不腻，脉同前。上方加白僵蚕10g，远志5g，再服14剂。后期门诊复诊，未有复发。

【按】老年卒中患者继发癫痫发作，多见于脑梗死恢复期，因年老脾肾亏虚，加之久病失调，思虑过度，或饮食不节，损伤脾胃，生化不足等，导致脾气亏虚，健运失司，痰浊内生。老年人肝肾不足，易于阴虚风动。眩晕、头昏、胸闷乏力等均为风痰上逆之先兆症状。痰随风动，风痰闭阻，心神被蒙，则癫痫发作。针对"气虚痰阻、虚风内动，气机逆乱"的病机，以益气化痰，息风止痉为法治疗，效果立显。

第六章

元气与卒中后肺炎

卒中相关性肺炎（SAP，又称卒中后肺炎）是指原无肺部感染的卒中患者罹患感染性肺实质（含肺泡壁即广义上的肺间质）炎症，也是卒中患者急性期及后遗症期常见的并发症。文献报道SAP是导致卒中患者病情恶化、预后不良及死亡的重要原因，不仅严重影响患者预后，而且延长住院时间，给患者带来痛苦，增加住院费用，给患者家庭带来了严重的经济负担。随着抗生素应用的增多，病原菌的耐药性逐步提升，易导致多重耐药菌感染。

耐药菌感染通常会导致机体严重的免疫炎性损伤，进而引起器官功能的衰竭，最终导致多器官功能障碍综合征（MODS）而死亡。尽管目前已研制出针对细菌不同耐药机制的超强抗菌药物，但其对多重耐药菌的临床疗效仍不尽如人意。并且由于细菌耐药逐年增加，耐药机制不断变化，研发超强广谱抗菌药物的周期延长，费用昂贵，加之抗菌药物的不良反应等诸多不利因素的存在，细菌对抗菌药物的耐药问题尚未得到有效的解决，耐药菌所致肺炎的治疗面临严峻的挑战。

第一节 卒中后肺炎的现代研究

研究显示，SAP的发病率为7.2%～20%。在临床实践中发现虽然急性重症卒中患者更容易发生SAP，但轻型卒中患者SAP发病率也明显增高。尽管研究证实高龄、营养不良、吞咽功能障碍、意识障碍、卧床等是诱发SAP的危险因素，但这些危险因素尚不足以解释SAP的高发病率。Hilker等在2003年首先提出了卒中相关性肺炎（SAP）的概念，强调此类肺炎的发生、发展、转归和某些危险因素及卒中后机体的各个器官功能有密切关系。既往的研究多集中在卒中相关性肺炎的危险因素上，主要包括老龄、吞咽困难、神经功能缺失、合并某些慢性疾病，如慢性阻塞性肺部疾病（COPD）、糖尿病等。2005年Meisel等发现中枢神经系统损伤后可引起免疫系统和中枢神经系统的正常调节失衡，导致继发性的免疫缺陷，这种由急性中枢神经系统损伤引起的免疫缺陷被称为CIDS。研究表明，CIDS可使中枢神经免受或少受免疫系统攻击，可能是中枢神经系统的一种保护机制，但却在更大程度上增加了卒中后全身感染的风险。由于卒中患者多病重、年老、病程长、长期卧床、吞咽困难、营养不良等，易致反复感染，并长期大量使用抗生素。现阶段临床中SAP多重耐药菌感染的趋势越来越明显，临床诊治难度加大。

一、卒中后肺炎的病因

（一）急性卒中后中枢神经系统继发炎症和免疫抑制

脑梗死后超急性期，梗死部位由于缺血缺氧和剪切应力改变诱发缺血-再灌注级联反应。在梗死部位动脉闭塞后几分钟内，中性粒细胞和血管内皮细胞表面黏附因子表达增多，如P选择素、细胞间黏附分子-1。激活的白细胞又可释放TNF-β、IL-6等炎性因子，使P选择素充分暴露，中性粒细胞更易于黏附于血管内皮。同时，激活的白细胞和内皮细胞释放大量缩血管物质，如内皮素、血管紧张素，而扩血管物质如一氧化氮合成减少，前列环素-2释放减少，容易导致血管堵塞。白细胞释放大量自由基和基质蛋白酶，激活补体系统产生补体C3，并吸引大量白细胞聚集，最终基质蛋白水解，血脑屏障破坏，导致白细胞外渗。小胶质细胞是中枢神经系统（CNS）的巨噬细胞和最主要的抗原提呈细胞（antigen presenting cell，APC），在脑内发挥免疫监视作用。当脑缺血时神经元受损，小胶质细胞表面的CD200受体、CX3C受体与神经元之间的配体结合中断，引起内源性的神经炎症反应。当缺血-再灌注发生时，Na^+/Ca^{2+}通道迅速激活，胞外Ca^{2+}内流进入神经元胞质，氧自由基增多，线粒体功能障碍，破坏细胞膜，加重脑水肿，形成不可逆的脑损伤。坏死的神经元，释放过氧化物氧化还原酶家族蛋白，诱导IL-23表达，释放高迁移率族蛋白1（HMGB1）、热激蛋白，损伤相关的分子模式（DAMPS）为Toll样受体的配体介导小胶质细胞、巨噬细胞表面的TLR2和TLR4，而TLR对触发无菌器官的炎症有关键作用，通过激活经典的炎症性核因子-κB信号通路，上调炎症基因的表达，促进神经细胞死亡。损伤的神经元及激活的小胶质细胞释放IL-23，NK细胞产生IL-17，间接促进炎症的发生，对脑组织产生毒性损伤。随着小胶质细胞、星形胶质细胞、巨噬细胞等APC的激活，在啮齿类动物和人类脑梗死后，APC数量在外周血减少，在缺血的脑部增加，APC的聚集和炎症细胞浸润的高峰相吻合。小胶质细胞分泌IL-12，使CD4+T淋巴细胞分化为Th1，激活CD8+T淋巴细胞。但研究表明CD8+T淋巴细胞的细胞毒性作用在急性重症脑梗死时被抑制，可能与复杂的感染疾病和神经保护机制有关。越来越多的证据表明，在脑缺血后期，神经元、神经胶质细胞、小胶质细胞产生转化生长因子-β（TGF-β），促进调节性T淋巴细胞（Treg）增殖，抑制

IL-12的产生，抑制辅助性T细胞（Th1）的形成，抵消TC作用，钝化金属蛋白酶，减弱炎症反应，保护缺血脑组织。

（二）卒中后外周免疫抑制

研究发现急性卒中会导致神经-免疫紊乱，引起婴儿猝死综合征（SIDS），其特点是快速持久的细胞免疫功能抑制，常并发自发性细菌感染和肺炎。Offner等通过动物实验证实卒中存在免疫抑制，T细胞和NK细胞等免疫细胞数量减少，TNF-α和IFN-γ等细胞因子水平降低。2003年Prass等描述了SIDS，证实在实验性卒中模型中存在卒中诱发的抗细菌免疫防御反应的不足，卒中引起的误吸和卒中诱发的免疫抑制，两者的结合显著增加了肺部感染的易感性。急性脑梗死后血脑屏障破坏，释放大量促炎细胞因子，通过细胞间隙扩散或者通过脑脊液、血液直接激活下丘脑-垂体-肾上腺轴（HPA）、交感神经系统（SNS）和副交感神经系统（迷走胆碱能通路）。当卒中发生时出现应激反应，体内糖皮质激素分泌增加，并发挥抗炎和免疫作用。糖皮质激素既能抑制促炎性介质如细胞因子、前列腺素、一氧化氮等的释放，也能增加抗炎介质的释放，从而起到较强的抗炎作用。此外，糖皮质激素能诱导白细胞和T细胞凋亡，下调主要组织相容性复合体Ⅱ类分子以及协同刺激分子（如CD86）的表达，使抗炎介质白细胞介素-10等释放增加，发挥强大的免疫抑制作用。当卒中发生时，自主神经性免疫调节中枢受到破坏，引起免疫功能失调。卒中后的应激可提高交感神经系统活性，释放儿茶酚胺入血，血液中淋巴细胞和粒细胞数量短暂而快速地增多，但长时间后淋巴细胞数量减少。SNS激活后，导致儿茶酚胺（CA）从交感神经末梢和肾上腺髓质大量释放，造成免疫功能失调。心率变异性（heart rate variability，HRV）可以反映SNS的激活，从而间接反映SNS激活诱导的免疫抑制诱发的感染。Dirnagl等进一步研究认为，卒中后中枢神经系统主要通过下丘脑-垂体-肾上腺轴和自主神经系统两种途径作用于免疫系统，引起HPA及交感神经系统过度兴奋，致免疫细胞数量减少、功能下降和细胞因子水平改变，发生SIDS。一项研究证实，HRV可预测卒中亚急性期患者发生感染的易感率。副交感神经系统被激活，乙酰胆碱（Ach）可与巨噬细胞表面表达的烟碱样Ach受体a7亚单位结合，导致巨噬细胞活性减弱或丧失及细胞因子释放受到抑制。CD8+T淋巴细胞上的IL-12受体和IL-18受体可与先天免疫反应释放的细胞因子IL-12和IL-18结合，上调效应和记忆CD8+T淋巴细胞，引起IFN的分泌。IL-2和IL-15可以增加CD8+T淋巴细胞分泌IFN-γ的数量。其他一些细胞因子受体也可能在CD8+T淋巴细胞的先天免疫中具有重要的功能。IFN在先天及获得性免疫反应的早期阶段发挥重要作用，CD8+T淋巴细胞分泌IFN-γ可有效控制多种类型的细菌感染。在革兰氏阴性菌的先天性免疫反应中，CD8+T淋巴细胞比NK细胞作用更明显。当革兰氏阴性菌感染时，作用于巨噬细胞表面的TLR，导致IL-12和IL-18的分泌，IL-12和IL-18结合至"先天"CD8+T淋巴细胞和NK细胞上的受体，而研究表明CD8+T淋巴细胞的细胞毒性作用在急性重症脑梗死时被抑制，从而导致脑梗死患者包括SAP在内的感染发生率显著上升。SIDS削弱了机体对入侵病原体的有效防御，导致感染率和死亡率上升。Walter等通过临床研究证实了SIDS的存在，并强调机体免疫抑制程度与脑梗死面积相关，梗死面积愈大，血中肾上腺素、去甲肾上腺素水平愈高，中性粒细胞计数愈高，血中T淋巴细胞计数愈低，这也证实了SIDS的发生可能是通过HPA轴作用于免疫系统引起的。

因此，SIDS是卒中相关性肺炎的主要机制，卒中后免疫抑制程度越重，卒中相关性肺炎的发生率越大，预后越差。

综上所述，神经-免疫之间的相互作用在卒中的预后中扮演着一个重要的角色，由于这些相互作用可能对脑具有保护性、破坏性或再生性的复杂影响，同时也影响患者整个机体。更好地了解CNS与免疫系统之间的复杂关系将有希望给急性卒中患者带来更有效的治疗方法，但要完全阐明SIDS的多重性和复杂性作用不是一件简单的事情。适应性免疫和先天性免疫系统是通过哪些信号和机制对脑组织损害应答的？这种应答对于患者具有什么样的影响？是否可以采用免疫调节治疗逆转SIDS？是否可以通过药物阻滞卒中后交感神经激活以预防SIDS并减少SAP的风险？阻滞淋巴细胞凋亡是否可以有效地预防SAP？预防性抗菌治疗是否对SIDS及SAP有积极的作用？这些问题都需要进行更多的研究。

（三）细菌定植

受呼吸道防御能力下降，呼吸道清除痰液的能力减弱，广谱抗生素的广泛应用等因素的影响，细菌易于在呼吸道定植。细菌定植是机体防御能力与病原侵袭机体能力平衡的结果，与肺炎发病相关的定植包括呼吸道定植和消化道定植两个方面。研究发现，住院前已有口咽部革兰氏阴性菌定植的患者达34%，引起肺炎的细菌与其具有高度相似性，提示呼吸道定植的细菌可能主要来自于自身菌群。除了在呼吸道定植外，细菌还在消化道定植。定植在消化道的细菌大多来自口部、咽部、呼吸道，还可来自呼吸机、鼻饲管等。上消化道定植菌包括内源性（胃肠道、上呼吸道、咽、鼻窦、鼻孔、牙斑）和外源性（污染的环境及器械、肠内营养、接触患者），这与使用抑酸剂和进食碱性食物导致胃内pH增高有关。胃液杀菌作用减弱易致革兰氏阴性菌定植，细菌定植为肺炎的发生提供了基础，使用抑酸剂后，胃酸分泌减少，当胃内pH增长到4时，胃液杀菌能力下降，革兰氏阴性菌大量生长、繁殖，通过反流进入口咽部定植，特别是鼻饲患者多因为上述过程使细菌转移、定居，最终导致肺炎发生。

（四）误吸

误吸是指口咽或胃内容物被吸入喉或下呼吸道。SAP的细菌学种类与早发性肺炎或医院获得性吸入综合征存在高度一致性，推测原因可能是卒中发生时出现了误吸。卒中后吸入性肺炎发病率高的原因如下：①卒中患者多为老年人，其吞咽和咳嗽等反射减弱，引起口腔定植菌吸入而导致细菌性肺炎；②卒中后患者意识障碍时吞咽反射减弱，导致患者在睡眠中吸入了口咽分泌物或者食物残渣，另外，颅内压增高时常伴有呕吐，如同时合并意识障碍则更易导致误吸；③脑梗死可引起多巴胺能神经元功能受损，神经递质多巴胺产生减少，神经肽P物质分泌减少，导致吞咽反射和咳嗽反射功能减弱，肺部感染风险明显增加；④体位与胃液反流和误吸有关，而采用半卧位可以减少误吸，如Cook等研究表明，采用半卧位的卒中患者误吸的发生率和病死率比完全仰卧位的患者低；⑤气管插管可阻止声带开放，干扰咳嗽，导致患者呼吸道分泌物增加、口腔分泌物积聚，从而易导致误吸；⑥需机械通气的卒中患者气囊周围形成的"黏液湖"也与误吸有关；⑦卒中患者长期留置胃管，因此多数患者存在吞咽困难，因此鼻饲饮食是卒中后吞咽障碍患者用于保证肠内营养的重要手段，但由此可导致食管下段括约肌功能受损，且患者卧床胃排空延迟，易导致胃内容物反流出现误吸而引起肺部感染。

（五）神经源性肺水肿

重症卒中患者发病短时间内就可能出现神经源性肺水肿，目前对于其发生机制尚未形成统一认识。有学者认为，肺血管痉挛性收缩及肺毛细血管通透性增加是造成神经源性肺水肿的主要原因。卒中后脑损伤直接或间接影响丘脑下部功能，致使交感神经兴奋，儿茶酚胺大量释放，导致进入肺循环的血量骤然增加，肺动脉压升高，形成压力性肺水肿。同时，肺血管上皮细胞产生的内皮素1作用于肺血管使其通透性增高。神经源性肺水肿可引起低氧血症，且很难纠正，严重时可导致呼吸衰竭，同时造成气道清洁能力下降，肺部免疫水平降低，容易引发肺部感染。

二、卒中后肺炎的危险因素

（一）高龄

Sui等研究显示随着年龄增长SAP发生风险逐渐升高，王会等认为≥60岁是卒中相关性肺炎的独立危险因素。随着年龄的增长，卒中相关性肺炎的发病率随之增长。研究表明每增加10岁，卒中相关性肺炎的发病率增加1.24倍，这不仅与老年人肺部的生理性改变有关，也与年龄相关性免疫缺陷有关。老年人肺容量、呼吸储备能力降低，呼吸道防御能力下降，另有呼吸道黏膜纤毛摆动能力变弱，咳嗽反射不灵敏，清除痰液的能力降低，肺通气、换气的能力显著削弱，前者导致卒中患者局部抵抗力低下，易被病原菌入侵引起呼吸系统感染，而后者致患者体内CD4+T细胞及CD8+T细胞等数量减少，功能低下，机体体液免疫及细胞免疫功能均减低，增加了老年人肺炎发生率。

（二）吞咽困难

合并吞咽困难的卒中患者肺炎发生率明显高于无吞咽困难患者。Rofes等认为，卒中可引起延髓中枢受损（如Ⅴ、Ⅶ、Ⅸ、Ⅹ对脑神经及孤束核受损），引起延髓麻痹或双侧皮质脑干束受损致舌肌、咽喉肌活动受限，最终导致喉前庭关闭及食管括约肌开放时间延长，这种延迟的吞咽反射引起吞咽困难易造成误吸，使吸入性肺炎发生率增加，同时，吞咽困难引起的营养失调亦是肺炎发生的危险因素。

（三）神经功能缺失的严重程度

美国国立卫生研究院卒中量表（NIHSS）不仅在一定程度上反映了卒中的严重程度，也是预测卒中后肺炎的指标之一。发生卒中相关性肺炎患者NIHSS高于未发生卒中相关性肺炎患者，且NIHSS越高，肺炎的发生率越高，病死率也越高。最近研究发现，卒中的病灶大小亦可作为评估卒中后肺炎发生率的指标之一，这可能是由于脑梗死病灶的大小与卒中后淋巴细胞减少程度及单核细胞功能紊乱及辅助性T淋巴细胞减少密切相关。

（四）合并慢性疾病

卒中患者合并一些慢性病可能会增加卒中后肺炎的发生概率，COPD及糖尿病均是卒中患者发生肺炎的独立危险因素。Lange研究表明，COPD是肺部感染发生的危险因素，且肺部感染的发生率随COPD病情的加重而升高。糖尿病患者由于存在内分泌紊乱及某些急慢性并发症，机体的防御功能显著降低，对病原菌的易感染性较非糖尿病患者明显提高。另外研究表明，1型糖尿病和2型糖尿病均是肺炎发生的危险因素，且随着糖尿病病程的延长，肺炎发生危险度（RR）随之增加［RR＝1.37，95%CI（1.28，1.47）］，这与糖尿病导致的微血管病变引起的肺血管基底膜及呼吸上皮损伤有关。血糖升高可抑制机体白细胞的吞噬功能，在一定程度上抑制了患者的免疫功能，同时血糖升高也为细菌提供了有利生长的环境。低蛋白血症的患者往往存在营养不良，机体蛋白质水平低下也可能会导致相关补体水平及机体吞噬细胞的能力下降，不利于患者病情的恢复，甚至会加重。

（五）侵入性操作

卒中患者常常因为吞咽障碍而留置胃管，小便失禁或者排尿困难而留置尿管，因为呼吸困难、咳嗽、痰多、气促而留置经口或者经鼻气管套管，或者因为补液等困难而留置锁骨下深静脉管。经鼻或者侵入性操作增加了机体损伤，也增加了感染风险，且病原菌能够通过有创性通道侵入人体，直接侵入肺部形成感染灶，部分插入胃管者通过胃内容物反流、误吸等使胃肠道细菌逆行侵袭肺部，导致肺部感染。此外，侵入性操作中的留置管能够为细菌定植、增殖提供温床。

（六）意识障碍

重症卒中患者往往伴有意识障碍，意识障碍时咳嗽、排痰能力下降，进食能力丧失，反流和误吸发生率升高，进而导致肺部感染发生率升高。患者由于神经中枢功能障碍、病情重，多需要胃肠营养辅助，因此出现肠道细菌感染移位而引发肺部感染，加之自身抵抗力明显不足，难以清除病原菌，因此，发生多重耐药菌感染风险升高。

（七）预防性使用抗菌药物

抗菌药物的应用不仅能够杀灭致病菌，而且能够导致机体菌群失调，是形成超级病菌即多重耐药菌株（MDRO）的主要原因。因此预防性应用抗菌药物的SAP患者其耐药性明显增强，发生多重耐药菌感染的风险也就更高。卒中后多重耐药菌肺炎的临床常见症状有畏寒、寒战、高热、咳嗽、胸痛、呼吸急促、心动过速、嗜睡、意识模糊、反应迟钝等。患者的体征多表现为呼吸运动减弱，明显干湿啰音、中下肺呼吸音减弱或双肺可闻及广泛痰鸣音。实验室检查白细胞不同程度升高，胸片或CT可见肺部炎症改变，而抗生素治疗疗效多不理想。

（八）住院时间

文献报道，医院感染发生率与患者的住院时间呈正相关性，随着患者住院时间的延长，其医院感染的发生率会随之增加，这可能与住院患者长时间和医院内病原菌接触的时间和机会较多有关。

三、卒中后多重耐药菌肺炎的致病特点

耐药菌是在长期的抗生素选择之后出现的对相应抗生素产生耐受能力的微生物。临床抗生素长期、大量不合理的使用是耐药菌产生的主要原因。其中不恰当的抗菌治疗是导致产超广谱β-内酰胺酶（ESBL）细菌和耐甲氧西林的金黄色葡萄球菌（MRSA）出现的独立因素。由耐药菌引发的细菌性肺炎常可诱发败血症、休克和多脏器衰竭，或与病毒等其他病原体联合感染导致死亡。经抗生素选择后的耐药菌可产生靶基因突变，膜蛋白缺失，并通过质粒传递等方式不断变化自身的耐药机制，如细菌靶结构改变，细菌主动控制药物的内流和外排，以及对抗生素灭活酶的产生等，从而加大治疗难度。

机体感染耐药菌主要经以下几种方式：机体感染的病原体为耐药细菌；机体初始感染非耐药菌，不合理用药诱导细菌产生耐药性；二重感染时，前期应用的抗菌药将耐药菌选择了出来。目前，西医主要通过使用单一或联合的抗生素治疗，但其治疗方案和临床疗效被动地受抗生素更新换代周期牵制，并且易诱发其他并发症，增加医疗成本。

现代医学认为，细菌耐药性可分为：①天然或固有的耐药性，例如万古霉素不能穿透革兰氏阴性菌的外膜进入菌体，致革兰氏阴性菌对万古霉素天然耐药。肠球菌属的青霉素结合蛋白不易与头孢菌素类结合，造成肠球菌属对头孢菌素类天然耐药。②获得耐药性，由于细菌获得耐药基因，使原来敏感的细菌变为耐药菌。耐受性细菌指原来敏感的细菌仍可为一定浓度的药物所抑制，但在常规剂量下不能达到杀菌浓度，亦应视为一种获得性耐药。获得性耐药是目前临床面临的最主要的耐药问题。

四、卒中后多重耐药菌肺炎产生的机制

（一）灭活酶或钝化酶的产生

细菌可产生破坏抗生素或使之失去抗菌作用的酶，即灭活酶或钝化酶，使药物在作用于细菌之前已被破坏或失效。

1. β-内酰胺酶

革兰氏阳性菌中葡萄球菌属是产生β-内酰胺酶的主要致病菌，此种酶主要水解青霉素类。几乎所有革兰氏阴性菌均可产生某些染色体介导的β-内酰胺酶，其中多数能水解头孢菌素类。由各类质粒介导的β-内酰胺酶中，超广谱酶是最多见和重要的一类。ESBL主要在大肠埃希菌和肺炎克雷伯菌中发现，也可在其他肠杆科细菌及铜绿假单胞菌中发现。产ESBL菌的出现与临床中广泛应用第三代头孢菌素密切有关，导致细菌对第三代、第四代头孢菌素和氨曲南耐药。

2. 氨基糖苷类钝化酶

氨基糖苷类钝化酶是细菌对氨基糖苷类产生耐药性最常见和重要的机制。许多细菌均可产生钝化酶，对这些氨基糖分子的活性基团进行修饰而使之失去抗菌作用。经钝化酶修饰后的氨基糖苷类可能通过下列作用而失去抗菌活性：①与未经钝化的氨基糖苷类竞争细菌细胞内转运系统；②与细菌的核糖体的亲和力大为降低，或不能与之相结合；③失去了干扰核糖体功能的作用。不同的氨基糖苷类可为同一种钝化酶所钝化，而同一抗生素又可为多种钝化酶所钝化。

3. 氯霉素乙酰转移酶

某些金黄色葡萄球菌、表皮葡萄球菌、D组链球菌、革兰氏阴性菌可产生氯霉素乙酰转移酶，使氯霉素转化为无抗菌活性的代谢产物。

4. 红霉素酯化酶

近年从大肠埃希菌中分离到红霉素酯化酶，其可以水解红霉素结构中的内酯环，使之失去抗菌活性，此酶由质粒介导，导致细菌对红霉素高度耐药。

产生灭活酶是引起细菌耐药性的重要机制。临床上应用青霉素时可诱导金黄色葡萄球菌产酶株产生大量β-内酰胺酶，导致治疗失败。因此凡产生β-内酰胺酶的金黄色葡萄球菌，不管其药敏试验结果如何，均应视为对青霉素耐药而改用其他抗菌药。

（二）抗生素的渗透障碍

由于细菌的细胞壁或细胞膜通透性改变，抗生素无法进入细菌体内达到作用靶位从而发挥抗菌效能，这一机制可能导致细菌对一种或多种抗生素耐药。细菌发生突变失去某种特异孔蛋白后即导致药物不能进入细菌体内产生耐药性。例如：铜绿假单胞菌的某些菌株失去其外膜上的特异通道$OprD_2$，使亚胺培南不能进入菌体，导致细菌对亚胺培南耐药。革兰氏阳性菌由于质粒控制的细菌细胞膜的通透性改变，使很多抗生素如四环素类、氯霉素、磺胺药和某些氨基糖苷类抗生素难以进入细菌体内而获得耐药性。

近年来发现细菌中普遍存在主动外排系统，能将进入细胞内的多种抗菌药物主动泵出细菌体外，导致细菌获得耐药性。主动外排系统是由内膜转运载体、外膜通道蛋白和连接两者的辅助蛋白（连接蛋白）组成，这种三联体结构能将细胞内的物质直接排出细胞外。主动外排系统并非只存在于耐药菌，它也存在于敏感细菌中，但其功能状态较耐药菌大为降低。主动外排系统参与细菌对许多药物的耐药过程，在许多情况下主动外排系统与外膜通透性或其他耐药机制协同形成细菌的多重耐药。

（三）靶位的改变

细菌可改变抗生素与核糖体的结合部位而导致四环素类、大环内酯类、林可霉素类与氨基糖苷类等抗菌药物不能与其作用靶点结合，或阻断抗菌药抑制细菌合成蛋白质和细菌生长繁殖的能力。不同的耐药决定因子可位于质粒或细菌染色体。

（四）其他

细菌可增加对抗菌药拮抗物质的产量而耐药。此外，细菌代谢状态的改变，营养缺陷和外界环境的变化等都可使细菌耐药性增加。

总之，随着抗菌药物在临床上的广泛运用，细菌常会出现耐药性。细菌可通过一种或多种机制对一种或多种不同类的抗菌药产生耐药性，或一种耐药机制可能导致细菌对几种不同类的抗菌药耐药。细菌耐药性机制极为复杂，无论质粒体或染色体介导的耐药性，一般只发生于少数细菌中，很难与占压倒优势的敏感菌竞争，故其危害性不大；只有当广泛使用抗菌药后，敏感菌因抗菌药物被大量杀灭后，耐药菌才得以大量繁殖而成为优势菌，并导致各种感染的发生。因此，细菌耐药性的发生和发展是抗菌药广泛应用，特别是无指征滥用的后果。

五、卒中后多重耐药菌肺炎的防治进展

卒中后多重耐药菌肺炎与卒中患者不良神经功能预后和死亡率升高密切相关。如何有效预防，避免其发生、发展，具有重大的临床意义，近年来相关研究层出不穷。然而，其发病的危险因素众多，病理生理机制复杂，虽然部分预防策略已应用于临床实践并取得了较好的效果，但是许多预防策略仍存在争议，有待进一步的研究。卒中后多重耐药菌肺炎预防策略主要包括非药物预防和药物预防。

（一）非药物预防，加强护理预防SAP

临床中针对SAP多重耐药性感染的相关危险因素，做好相关控制措施：比如控制病房家属探视人数，定期消毒、做好通风、防止病原菌的滋生；给予患者高蛋白低脂饮食，加强营养；保持口腔洁净，及时清理口腔分泌物及食物残渣，避免呛咳和误吸；严格无菌操作原则，注意手部卫生；积极治疗相关基础疾病，做好早期康复训练准备，尽可能缩短住院时间。同时加强医院感染的管理、医院卫生学监测、做好相关病原菌的监测，及时总结与反馈临床上分离的病原体及其对抗菌药物的敏感性对于控制卒中后多重耐药肺部感染的发生有着重要意义。具体措施如下。

1. 消毒隔离

（1）无菌操作。遵循消毒隔离制度，严格无菌观念，在接触不同的患者前、或同一患者从污染部位到清洁部位时，都应遵循医务人员手卫生规范，采取六步洗手法洗手，并且洗手不少于15s，预防交叉感染。患者所用物品如吸痰器、床头桌，要定期消毒，治疗室、换药室、病房要定期做细菌培养，防止院内感染的

发生。

（2）环境。保持室内空气清新，每天开窗通风2次，保持室内温度25～26℃，湿度50%～60%，每天进行紫外线消毒，开窗通风时注意患者保暖，防止受凉。

（3）严格执行探视制度。对于肺炎患者要严格控制探视，防止外来细菌的侵入，探望患者时要备好口罩帽子，穿好隔离衣，探视的人数不宜过多，时间不宜过长，对于病情危重者要做好保护性隔离。

（4）接触隔离。大部分卒中后肺炎患者由于长期使用抗生素，很容易造成多重耐药，在发生多重耐药时，要在标准预防的基础上妥善安置患者，患者之间床间距要＞1m，拉上布帘；病房环境及物体表面（如床头柜、输液杆、床单位、门把手及患者周围的物体表面），应经常用有效氯制剂消毒；患者的病历、一览表、床头卡要有明确的标识。

2. **体位护理**

（1）定时翻身拍背，每2h进行一次循经拍络，沿脊柱两侧膀胱经，由下往上、由外向内进行叩击，促使痰液排出。有效的翻身拍背，可以防止肺不张和肺泡萎缩，有利于分泌物的排出和炎症的吸收。

（2）指导患者采取仰卧位或者半卧位，有研究认为，定时变换体位，从左侧30°—左侧45°—半卧位—右侧45°—右侧30°，左右侧卧位时配合抬高床头30°～45°，将仰卧位与半卧位相互结合，可以有效地降低呼吸机相关性肺炎的发生。

3. **呼吸道护理**

（1）意识清醒且咳嗽反射较强的患者，应指导其进行有效的咳嗽，减少痰液在肺部的蓄积。具体方法为：在排痰前让患者先轻轻咳嗽，使痰液松动，然后用力咳嗽1～2次，爆发性地将痰液咳出。

（2）对于咳嗽反射减弱、舌后坠者，给予口咽通气道，同时进行有效的吸痰。吸痰时要严格无菌操作，评估吸痰的时机，动作要轻柔，每次不超过15s，最多不能超过3次连续吸痰，且时间必须间隔30s以上，同时要保证吸痰装置的无菌。

（3）对于呼吸衰竭者要进行机械通气。患者在进行机械通气后，要预防呼吸机相关性肺炎的发生，严密监测患者的各项生命指标和呼吸机的参数，根据患者动脉血气分析结果和患者血氧饱和度情况，对呼吸机参数进行调整，以达到尽早拔管的目的。

（4）对于痰液黏稠且不易咳出的呼吸困难者，气管切开是一种有效的方法。但是气管切开后呼吸道直接与外界相通，上呼吸道对气体的加温、加湿和过滤作用都已丧失，吸入的气体全部依靠下呼吸道加温和湿化，使气管内水分丢失过多，气道黏膜干燥，纤毛摆动能力降低，分泌物黏稠及排出障碍而形成痰栓，造成气管堵塞。除翻身、拍背外，还可使用氨溴索雾化及使用机械辅助排痰，如使用旋转振动排痰仪。手指点穴联合机械辅助排痰能够有效地降低SAP患者临床肺部感染评分（CPIS），能有效改善患者肺部症状，同时该法较单纯机械辅助排痰疗效更优。梁淑玲采用集束化护理方法（在常规护理基础上，给予安全指导、吞咽筛查、误吸护理、帮助排痰护理等）预防卒中相关性肺炎的发生，取得了良好的效果，提高了生活质量，临床中值得推广。

4. 饮食护理

（1）饮食宜清淡，食物宜多元化，对于有吞咽障碍的清醒患者，要对其进行摄食训练。摄食训练主要包括摄食的体位、食物的形态、食物的摄入量、进食的速度、餐具的选择及综合训练。摄食时让患者保持仰卧位，躯干屈曲30°，头偏向健侧；食物形态均匀，温度要适宜；食物摄入应少量多次，酌情增加；进食的速度要均匀；同时增加肌力训练、排痰训练、肢体功能训练。

（2）对于昏迷患者，采取鼻饲流质饮食。鼻饲时要注意摄食的速度和体位，鼻饲前要回抽胃液，确定胃管置于胃中，鼻饲的速度避免过快，每天少量多次灌入，每次不超过200mL，鼻饲后保持半坐体位，防止由于患者长时间卧床而造成胃排空不良，引起反流误吸。

（3）对于留置胃管者，要做好口腔护理。每天用0.9%氯化钠注射液、口腔喷雾剂清洁口腔，减少口腔细菌滋生，从而减少因细菌下移而产生的肺部感染，同时密切观察患者口腔黏膜有无破损、溃疡。

5. 加强吞咽功能管理

吞咽障碍是卒中相关性肺炎发病的危险因素之一，因此在评估卒中患者存在吞咽障碍后，应尽早采取鼻饲及吞咽功能康复。对吞咽功能障碍的患者，应给予半流质的食物，严重吞咽障碍者，应行鼻饲流质食物。对于存在吞咽障碍的急性卒中意识障碍的老年患者，应给予较小的单次鼻饲量缓慢注入，饭后应采取坐位或半坐位，可在卒中鼻饲患者床头安置扇形床头量角器，保证抬高卒中鼻饲患者床头角度大于30°，有利于减少反流和误吸，预防因误吸引发卒中相关性肺炎。

此外，可尽早进行吞咽功能训练，最好配合电针刺激，改善患者吞咽状况，降低肺炎的发生率，也可以通过按揉督脉和咽喉部相关穴位改善吞咽功能。胡娜采取早期规范化吞咽功能的训练，减少了患者因误吸引发的肺炎，缩短了住院时间，减轻了患者的经济负担。

6. 其他

为了降低卒中相关性肺炎的发病率，应该准确掌握抑酸药、脱水药及糖皮质激素的适应证和禁忌证。对于急性卒中患者尽量不用抑酸剂，若必须使用，要监测胃液酸碱度，使胃液pH<4.0，这不仅能够抑酸，预防胃内细菌定植，还可以降低卒中相关性肺炎的发病率。合理使用抗生素，避免预防性使用。黄永军等将"治未病"的思想应用在卒中相关性肺炎的预防上，采用培土生金法，自拟健脾益肺方，通过临床观察，可以有效预防卒中相关性肺炎的发生。王新志等采用"通腑法"预防卒中相关性肺炎的发生，具体使用芒硝冲服合中风星蒌通腑胶囊口服来预防。

（二）药物预防

1. 避免预防性应用抗生素

目前，国内外指南和专家共识均未推荐卒中后预防性应用抗生素。2012年发表的一项Meta分析显示，预防性应用抗生素可以降低卒中后感染的发生率，但并不能降低病死率，而且，预防性应用抗生素存在诱导细菌产生耐药性的风险。所以对于卒中患者以及存在意识障碍的卒中患者如果没有感染指征，不推荐预防性使用抗生素。

2. 抗生素的应用

若患者的表现符合卒中相关性肺炎的临床症状、体征及影像学等各项指标，就可以利用经验选用合适的抗生素，在选择时还需要结合抗菌谱、药物动力学、抗菌活性等因素。SAP一旦确诊，应尽早开始经验性抗生素治疗，初始抗生素应覆盖常见病原菌，并根据危险因素、发病时间、严重程度进行个体化选择，同时积极做病原学检查以行针对性治疗。

目前国内SAP专家共识推荐使用含β-内酰胺酶抑制剂的广谱青霉素类，感染重症者可首选碳青霉烯类。在药物选择上，有研究显示哌拉西林钠/他唑巴坦钠对SAP有效，也有研究显示，头孢哌酮舒巴坦也有较好效果。给药途径和疗程上，初始选用静脉制剂，临床症状改善且胃肠道功能正常后改为口服，疗程最短

5天，平均7～10天。金黄色葡萄球菌、铜绿假单胞菌及不动杆菌，需治疗10～21天。Leroy等指出，吸入性肺炎的病原体主要是革兰氏阴性菌，其次为金黄色葡萄球菌、肺炎链球菌等。他推荐首先考虑使用阿莫西林-克拉维酸、哌拉西林-他唑巴坦、第三代头孢菌素等。El-Solh等指出，最常见的病原菌是革兰氏阴性菌，他推荐单独使用哌拉西林-他唑巴坦等，也可使用头孢曲松联合阿奇霉素等，临床效果已得到证实。长期卧床患者或既往使用过抗生素的患者发生感染的话，耐受甲氧西林金黄色葡萄球菌的概率增大，推荐使用万古霉素或利奈唑胺。张道培等指出，本病患真菌感染率高，其中主要是感染白念珠菌。此时应根据检查结果选择合适的抗生素，而不应该依靠经验使用抗生素。此外，需要注意的是在依靠经验使用抗生素的同时，做痰培养和药敏试验是必不可少的，这为之后是否调整用药提供了依据。合理使用抗生素，还应该根据病情的轻重，病重时或有脓毒症时可以选用碳青霉烯类。如比阿培南属于碳青霉烯类抗生素，与亚胺培南作用相当，治疗中重度卒中相关性肺炎安全有效。美罗培南也属于碳青霉烯类抗生素，它对革兰氏阴性菌有强大的杀菌活性，目前已经是治疗重症感染及需氧菌和厌氧菌混合感染的首选抗生素之一。

对于抗生素使用剂型及疗程，一般建议使用抗生素首选静脉输液，待临床症状、体征恢复正常后，需再口服制剂，一般7～10天，最少也需5天。为了保证疗效，针对不容易清除的细菌，抗生素可以使用到10天，甚至3周。通常在使用抗生素48～72h内，患者的临床症状、体征及辅助检查就会改善，等待病原学检查回报，可以选择降阶梯使用窄谱抗生素，即所谓靶向治疗。陈季志等采用哌拉西林/他唑巴坦治疗卒中相关性肺炎疗效显著，研究表明，卒中相关性肺炎早期致病菌大多是革兰氏阴性菌，对常用抗菌药物有一定的耐药性。而哌拉西林/他唑巴坦属于复合型抗菌药物，是一种广谱抗生素，能有效控制革兰氏阴性菌感染。陈娇等采用鼻饲妥布霉素联合莫沙必利清洁消化道观察对预防卒中相关性肺炎的作用，结果显示：该疗法降低了SAP的病发率，减少了卒中患者抗感染的治疗时间，改善了卒中患者的预后。此外，阿莫西林舒巴坦3.0g静脉滴注，每天2次，能够治疗卒中相关性肺炎，安全有效。陈建伟等在应用敏感抗生素静脉输液治疗的基础上，使用阿米卡星配合氨溴索雾化吸入来治疗卒中相关性肺炎，结果显示：该法更有利于控制感染、增强肺功能及促进神经缺损功能的恢复。阿米卡星与氨溴索联合雾化弥补了单纯静脉应用抗生素的不足，有助于清除细菌，降低痰液跟气道纤毛的黏着力，增加排痰，畅通呼吸道，为患者神经系统的恢复起到了积极作用。这主要由于盐酸氨溴索可以协同抗生素，升高气道分泌物中抗生素的浓度。这有利于动脉血与氧气的结合，增加动脉血氧含量，提高患者的呼吸功能。抗生素还可以与布地奈德协同增加抗炎作用，降低用量，毒副作用较少，但目前应用激素治疗存在一定的争议。临床中还有使用乌司他丁（蛋白酶抑制剂）联合抗生素治疗本病的。

在使用抗生素时，还需要做到有针对性地用药。老年卒中患者因组织、器官发生退行性病变，免疫功能也逐渐减退，容易发生肺炎。一旦患有感染性疾病，如果按一般常用量使用主要经肾排出的抗菌药物时，由于老年人肾功能呈生理性减退，药物经肾排出会减少，导致药物在体内蓄积，血药浓度增高，容易引起药物不良反应，因此老年患者，尤其是高龄患者使用主要经肾排出的抗菌药物时，应按轻度肾功能减退的情况减量给药，可用正常治疗量的1/2～2/3。老年患者宜选用毒性低并具杀菌作用的抗菌药物，如青霉素类、头孢菌素类等β-内酰胺类药物；毒性大的氨基糖苷类、万古霉素、去甲万古霉素等药物应尽可能避免应用，有明确应用指征时在严密观察下慎用，同时应进行血药浓度监测，据此调整剂量，使给药方案个体化。

抗菌药物是临床应用范围广、品种繁多的一大类药物，这类药物在控制危害人类健康的感染性疾病当中发挥了重要的作用，治愈并挽救了无数患者的生命，但是随着抗菌药物的广泛使用，出现了一些新的问题，如毒性反应、二重感染、细菌耐药性等。据有关学者报道，卒中相关性肺炎的致病菌主要是革兰氏阴性菌，其次是革兰氏阳性菌和真菌。革兰氏阴性菌中最常见的是肺炎克雷伯菌，其次是鲍曼不动杆菌和铜绿假单胞菌。而革兰氏阳性菌中最常见的是金黄色葡萄球菌。3种常见的革兰氏阴性菌对β-内酰胺类抗生素有严重的耐药性，其中鲍曼不动杆菌的耐药性最高，临床中应该多加注意。为了避免因滥用抗生素引起的病原菌耐药现象的发生，目前临床上多采用中西医结合治疗卒中相关性肺炎。

3. 其他药物预防

针对交感系统过度兴奋引起的免疫抑制，有研究提出β受体阻滞剂可用于改善免疫功能。动物实验已证实β受体阻滞剂普萘洛尔可通过阻断交感神经系统过度兴奋，减少淋巴细胞凋亡和Th1/Th2比例改变，从而改善机体免疫功能，降低SAP的发生率和病死率。2015年，来自虚拟国际卒中临床试验档案的研究表明，卒中后使用β受体阻滞剂可减少SAP的发生、降低病死率，但并不能改变患者的功能预后。

针对误吸引起的SAP，有学者提出血管紧张素转换酶抑制剂可提高机体咳嗽反射水平，降低误吸风险，起到预防作用。血管紧张素转化酶抑制剂可通过增加血清P物质水平，提高机体咳嗽反射水平，减少误吸，从而降低SAP的发生。抗血小板药物西洛他唑也可通过促进局部血液循环，增加P物质和多巴胺水平，起到类似的预防作用。由于ACEI和西洛他唑均需要较长的时间才能发挥上述效应，因此两者对于卒中急性期的SAP预防价值有限。

针对卒中后免疫功能障碍的药物预防。此类药物主要通过作用于卒中后免疫功能障碍的病理生理机制的不同环节改善机体免疫功能，是当前研究的热点。此外，糖皮质激素受体拮抗剂（如美服培酮）、半胱氨酸蛋白酶抑制剂Q-VD-OPH和高选择性免疫抑制剂FTY720等药物研究均显示出较好的应用前景。然而，上述药物多处于基础研究或动物实验阶段，其有效性和安全性尚有待于进一步的临床试验证实。

蒋小玲等通过临床试验，证实使用胃肠动力药能够降低卒中相关性肺炎的发病率，减少抗生素的使用。微波属于高频率电磁波，有两种生物学效应，分别是热效应和非热效应：热效应有消炎作用，能促进组织修复，改善肺功能；非热效应通过抑制细菌和致病性微生物的DNA、RNA及蛋白质合成，起到杀菌作用。微波用于辅助治疗卒中相关性肺炎效果显著。

4. 中西医结合治疗

目前治疗卒中相关性肺炎首选抗生素，但因为临床中滥用抗生素的问题，使得病原菌耐药性增强，中西医结合治疗成为防治卒中相关性肺炎的新趋势。在抗生素抗感染治疗的基础上，联合中药制剂对卒中相关性肺炎患者采取个性化治疗方案，对机体进行整体调节，改善临床症状，有利于卒中相关性肺炎的恢复，尤其是对多重耐药菌肺炎。这种治疗思路在临床中已经得到了广泛应用。

庞蕾蕾等使用特治星联合生脉注射液治疗卒中相关性肺炎，取得了显著的疗效。岳丽军等研究证实痰热清注射液联合抗生素治疗卒中相关性肺炎疗效确切。吴平等采用血必净联合抗生素治疗早期卒中相关性肺炎，证实该药对卒中相关性肺炎有积极治疗意义。郭欢将90例SAP患者分为观察组和对照组各45例，对照组予西医常规治疗，观察组在此基础上予以半夏厚朴汤随证加减口服。结果观察组的总有效率93.33%，高于对照组的总有效率84.44%，疗效具有明显差异性。甘志洲将64例SAP患者随机分为对照组（n=32）和治疗组（n=32），对照组予抗感染等常规治疗，治疗组在此基础上予口服理气化浊方，2周后发现治疗组白细胞及CRP下降低于对照组（$P<0.05$），治疗组治疗总有效率93.75%，高于对照组的总有效率78.13%。古柱亮等将70例SAP患者分为治疗组和对照组各35例，对照组予常规治疗，治疗组在此基础上加中医背俞穴埋线治疗，发现治疗组总有效率为91.4%，高于对照组的总有效率82.9%，差异具有统计学意义（$P<0.05$）。张诗元等将84例SAP患者随机分为对照组及治疗组各42例，基于肺与大肠相表里的理论，以清肺通腑为原则，方取大承气汤和千金苇茎汤加减辅助治疗SAP。对照组采用西医常规治疗，治疗组在此基础上加用大承气汤合千金苇茎汤加减治疗，结果治疗组总有效率为85.7%，高于对照组的总有效率71.4%（$P<0.05$）。

大量研究表明中医中药联合抗生素治疗卒中相关性肺炎及卒中后多重耐药菌肺炎，不仅可控制感染，而且可以减少抗生素滥用，提高临床疗效，改善患者的预后。

六、治疗卒中后多重耐药菌肺炎面临的问题

耐药菌感染带来了住院时间长、经费消耗大、死亡率高等一系列问题，然而新型抗生素的研发进展缓慢，一种新药的研发到临床应用需要10年左右的时间，期间可能因为临床试验困难、经济效益问题、药物副作用等导致新研发的抗生素未能及时投入临床一线，导致抗耐药菌感染的治疗陷入困境。有关检测数据显示，医院内检出的肺部多重耐药菌中金黄色葡萄球菌对新青霉素和头孢菌素的耐药率高达70%，大肠埃希菌和肺炎克雷伯菌对第三代头孢菌素的耐药率超过50%，对氟喹诺酮耐药的大肠埃希菌约70%，鲍曼不动杆菌对碳青霉烯类抗生素的耐药率超过60%。目前在治疗耐药菌方面，美国胸科协会建议：肺炎链球菌对青霉素的最小抑菌浓度（MIC）≤2mg/L时可选用头孢呋辛、大剂量阿莫西林、头孢噻肟、头孢曲松或新喹诺酮类抗生素，若MIC≥4mg/L时则选用新喹诺酮类、万古霉素或克林霉素类；耐甲氧西林金黄色葡萄球菌首选糖肽类抗生素（万古霉素、去甲万古霉素、替考拉宁）；耐万古霉素肠球菌目前尚无理想药物；包括鲍曼不动杆菌、醋酸钙不动杆菌、洛非不动杆菌在内的不动杆菌属可首选碳青霉烯类；铜绿假单胞菌可首选抗铜绿假单胞菌药物+环丙沙星或抗铜绿假单胞菌药物+氨基糖苷类+氟喹诺酮类/大环内酯类；ESBL可首选碳青霉烯类（亚胺培南、美罗培南、帕尼培南等）、头孢霉素类（头孢美唑、头孢西丁等）、β-内酰胺类（头孢哌酮/舒巴坦、哌拉西林/他唑巴坦等）抗生素；嗜麦芽假单胞菌首选

复方新诺明等。总的原则以监测细菌抗生素药敏来确定何种药物有效。另外有关于采用循环给药、引用药物代谢动力学/药效学原理、处方多样化、短疗程治疗等方法制定抗菌方案，均临床疗效差，治疗手段局限，因此肺部多重耐药菌感染治疗仍存在很大的困难。

由于卒中患者病情重、免疫功能低下、病程较长，需长时间或反复住院治疗，极易合并医院获得性肺部感染。卒中合并肺部多重耐药菌感染是临床常见且治疗难度大、死亡率高的疾病。据调查，近几年北京、浙江等地较多的大型医院的部分科室病房，因泛耐药鲍曼不动杆菌流行呈现"失控"趋势，已成为泛耐药菌的重灾区。深圳连续11年鲍曼不动杆菌的临床分离率及对临床常用的15种抗菌药物的耐药率总体呈上升趋势，其中2009年呈飞跃式上升且2010年和2011年居高不下，耐药菌感染形势严峻。临床上肺部多重耐药菌感染存在清除率低，但仍治疗有效的"分离现象"，有学者认为这与定植菌与病原菌的转化有关，患者在免疫功能低下的基础上，长期接受慢性的炎症刺激，机体反应性炎性指标增高不明显，主动抗感染力量薄弱，采用抗生素"车轮战术"只能依据抗菌谱杀灭优势菌群，即"一菌群压制下去，另一菌群亦兴起"，并不能彻底解决"易感体质"的本质，即定植菌转化为病原菌。尽管近年来的大量研究探讨了耐药菌的多种耐药机制，并提出了多种监控、防治方案，但在实际改善临床疗效方面无显著性突破，临床药物的选择受到局限。

第二节　中医对卒中后肺炎的认识与研究

中医药治疗感染性疾病历史悠久，其中《伤寒论》被视为治疗感染性疾病的历史巨作，疗效经历了上千年的验证。近年来随着多学科的融合、发展，中药化学、分子生物学等学科的发展及相互融合，中药提取、分离、纯化等工艺的改进，国内外在研究中医药抑菌作用与抑菌成分上取得了一些进展，发现了许多具有抗菌作用的中药，这为发挥中药的抗菌作用提供了依据，为中医药治疗临床耐药菌提供了新思路。青蒿素、小檗碱等药物均是从中药中提取出来的，并得到了临床疗效的验证和医学界的认可；宋战昀等通过大量实验筛选出浙贝母、射干、穿心莲、菱角等均有耐药抑制剂作用，其与氟喹诺酮类药物联用可增加抗菌活性并降低耐药率；刘清泉等通过临床观察早期运用温阳益气透邪法的肺部多重耐药铜绿假单胞菌的患者，发现其死亡率远远低于对照组，并有一例病例出现逆转头孢他啶耐药性。宋志香等在临床中通过联合运用痰热清与万古霉素治疗耐甲氧西林金黄色葡萄球菌性肺炎，发现其在改善菌群失调、减少耐药菌产生方面具有一定的优势，并且可以减少万古霉素的使用剂量和使用时间，体现了临床药物联合运用的协同效应。在临床观察中，杨秀捷等研究发现多重耐药鲍曼不动杆菌感染者的中医证候全部为虚实夹杂证，以热郁证（42.42%）、痰阻证（34.85%）、气虚证（39.39%）、阴虚证（37.88%）为主，因此认为中医药在扶正祛邪（涤痰清热、益气养阴）方面可能有助于清除耐药菌株感染。

因此在西医抗生素基础治疗下，充分运用具有抑菌作用的中药治疗耐药菌感染成为中西医临床结合的切入点。在参考西医抗生素药敏结果的前提下合理选用抗生素，同时寻找高效低毒的中药，通过中医辨证论治体系组方，成为未来一段时间内中西医结合治疗耐药菌感染的方向。因此加强中医中药对卒中后肺炎及多种耐药菌肺部感染病因病机的认识及治疗的研究具有重要的意义。

一、历代医家对卒中后肺炎的认识

卒中在祖国医学属"中风"范围，而卒中后肺炎在中医范畴中没有特定病名，根据患者临床表现可归属于中医的"咳嗽""喘证""肺痈"等范畴，正如《素问·至真要大论》云："诸气膹郁，皆属于肺。"《素问·痹论》云"肺痹者，烦满喘而呕"，故卒中后肺炎属于"中风"与"咳嗽""喘证"之合病。其病因病机可大致概括如下。

（一）正气亏虚，气虚邪犯

人体感受外邪发病与否与体内正气是否旺盛有重要关系。《难经·八难》说："气者，人之根本也。"《类经·摄生类》又说："人之有生，全赖此气。"《素问》中说"正气存内，邪不可干"。气的防御功能可以抵抗外来邪气内袭，又可排出进入体内的邪气，因此非常重要。《医旨绪余》说："卫气者……不使外邪侵犯也。"因此正气不虚，则邪无以入。《素问》中又说"邪之所凑，其气必虚"。可以看出，中医学传统理论有关气的这一认识与现代医学有关人的免疫力的认识不谋而合，中医学气的卫外作用类似于现代医学人的免疫力抵抗各种病原体。肺为华盖，在体合皮，人一旦发生正气不足，致使卫气虚弱，外邪就会首先侵袭皮毛，邪气内合于肺，肺气失于宣发，久而郁结化热，热邪伤津，津液缺乏，肺失滋润濡养，就会出现发热、咳嗽咳痰、气喘等症。董巧胜通过收集临床肺部多重耐药菌感染的病例做相关分析，提出"多重耐药菌感染与毒邪盛正气虚，正不胜邪"的观点。因此卒中后肺炎及多重耐药菌肺炎发病的根本为机体正气亏虚，无力抗邪。

（二）瘀血内阻，痰瘀互结

卒中及卒中后肺炎发生的根本是患者正气的亏虚，血液运行周身需要气的推动，气虚则运血无力。"运血者，即是气。"故气行则血行。若气虚无力推动血液运行，脉道失于柔润而僵化，血行滞涩，就可导致血液在体内某些部位瘀滞不行，日久就会形成血瘀。

《丹溪治法心要》载"半身不遂，大率多痰"，《丹溪心法·附余·中风》载："予尝见中风之证，多是老年因怒而成……火载痰上，所以舌强不语，口眼歪斜，痰涎壅盛也。"指出痰为中风的重要病理因素。

"脾为生痰之源，肺为贮痰之器"。肺脾气虚，肺失宣降，津液不布，水道不利，则聚水而生痰饮；脾失健运，水湿内生，则聚湿成痰；痰湿又可困脾，脾气不升，可进一步加重水湿不运；痰饮流注于经络，则可致经络气机阻滞，气血运行不畅，出现肢体麻木、屈伸不利，甚至半身不遂；痰饮随脾气上输于肺，肺气失于宣降，则见胸闷气喘、咳嗽吐痰等痰浊阻肺之证。痰瘀互结，相兼为患。痰饮与瘀血既是病理产物，也是致病因素：如肺主一身之气，痰邪阻遏肺之气机则气滞，气滞则瘀血生；瘀血内停亦可阻滞气机，三焦水道不利，津液失布，则变生痰湿。故血瘀痰阻是脑卒中后SAP的重要发病机制。

现代医家多认为耐药菌性肺部感染为六淫致病，如林玉洁等认为，耐药菌是一种风热之邪，其侵袭人体后，首先犯肺，致使肺失宣降而成为风温肺热病；其病位在肺，病性属热，因虚邪相合，痰瘀互阻导致肺脏功能失常而发病；传变规律为从卫分开始，由卫到气，进而内陷营血，为温病传变的一般顺序，其中痰瘀互结于肺是病机变化的关键阶段；风温肺热病之病位在肺，病理机制为痰热瘀毒互阻，肺脏功能失常，其传变多循卫气营血，肺为多气少血之脏，把好气分关，是治疗成功的关键。由于耐药菌毒邪的特殊性，在疾病中易化痰生瘀，影响到肺络血分，出现痰瘀互阻于肺，使得肺络不通，病程延长，缠绵难愈，导致病情反复发作。姜春华指出，老年患者因多种宿疾缠绵不愈，久病入络，致瘀血内停；

又正气虚衰，气血运行不畅，加之风热毒邪炽盛，血液黏稠，致气血运行更加不通畅，导致瘀血更加顽固；体弱和宿疾使老年人肺脾肾功能下降，水液代谢异常，聚津成痰；风热毒邪内炽，又炼液成痰。痰瘀互阻，病情缠绵难愈。刘清泉等认为多重耐药菌感染与中医的伏邪理论相关，耐药菌作为六淫外邪，趁机体正气不足，使邪伏于内而致病，即机体素有正气亏虚表现，六淫外邪刺激机体产生病变却不显露于外，待内热旺盛到一定程度后在外因诱发下表现为里热炽盛证，其病机特点为虚实夹杂，以气血亏虚、气机不畅为本，血瘀、痰凝、湿热夹杂为标。范洪等通过对临床耐药菌肺部感染患者的中医辨证统计得出，耐药菌性肺部感染以痰热壅盛证多见，后期可见黄色黏痰转变为白色黏痰，并出现食欲欠佳、胸闷腹满等痰湿内盛证表现。焦扬等提出，痰是最重要的病因，由于耐药菌所致的肺部感染病程长，故产生了瘀、虚两个病理产物，在病理演变方面应为肺气不足，痰浊停滞，血行受阻，进而构成痰瘀互阻的病机。

（三）气阴两虚

老年人年老体弱，正气亏虚，多罹患慢性疾病，抗邪无力，除邪热直接耗伤津液外，肺失宣降亦损伤肺气肺阴，加之脏腑正常生理功能减退，气津生成不足，或运用发汗、攻下、渗利等法不当而耗伤阴液，或过用苦寒药而化燥伤阴等原因，亦导致人体阴液不足。故气阴两虚常常贯穿于感染耐药菌老年人的病理过程。张士金等认为肺阴亏虚的发生与IL-21、IL-26、TNF等细胞因子密切相关。发生机理为：在各种致肺阴亏虚因素的刺激作用下，免疫细胞活化，细胞因子的产生增多、异常，细胞因子之间相互诱导，调节和拮抗的作用失调，即阴阳失调；神经内分泌系统发生继发性改变，从而出现肺阴亏虚咳嗽。

因此，卒中后多重耐药菌肺炎的中医病机主要涉及虚（气虚、阴虚）、痰、瘀，主要脏器涉及肺、脾、肝。中风发病有"内虚"于前，则卫外不固，当外邪侵袭机体不易抵挡，中风发生后，风证渐消，痰、热、瘀逐渐成为病机的核心。王清任指出中风后半身不遂，偏身麻木是由"气虚血瘀"所致，后天之本脾气虚，运化失常，水湿运化不利，痰湿内生，痰湿蕴结于肺，致肺气宣肃失常，可见咳嗽咳痰等。痰浊内蕴日久化热，临床可见痰热郁肺之象，咳嗽咳痰，痰黄等；痰湿内蕴，经脉气血运行不畅，日久成瘀，痰瘀互结，临床常见咳嗽咳痰，喘息憋气，舌暗苔白腻等痰瘀互结之象。《临证指南医案》指出"风木过动，中土受戕，饮食变痰或风阳上僭，痰火阻窍，神识不清"，且肝"其支者，复从肝别贯膈，上注肺"，肝肺共主升发肃降，肝失疏泄则肺失宣肃而生痰。究其发病原因多为本虚标实，本虚为气阴两虚，标实为痰热瘀，机体正气亏虚，复感外邪，上犯于肺，凝液为痰交阻于气道，发生咳嗽咳痰等症。可见，卒中后多重耐药菌肺炎主要病机是虚痰瘀。

目前对于卒中后多重耐药菌肺炎的治疗主要是针对病因病机进行辨证论治，益气化痰、理气化浊、清热解毒、化痰祛瘀为临床常用治法。除了中药汤剂外，中医特色疗法穴位埋线法也常应用于临床。

院内肺部多重耐药菌感染多属于定植菌的机会性感染，在呼吸道黏膜屏障功能障碍、机体免疫功能低下时容易获得。近年来免疫药理学兴起，赵国华等通过对山药多糖进行研究，结果表明其低、中、高剂量［50mg/（kg·d）、150mg/（kg·d）、250mg/（kg·d）］均能极显著提高小鼠T淋巴细胞的增殖能力。

二、中医治疗卒中后肺炎的研究进展

（一）专方专用

1. 益气扶正

由于耐药菌感染患者常见正气不足，加之治疗难度较大，病程较长，进一步耗伤正气，常常导致易感者的反复感染，缠绵不愈。益气补肺法可扶助正气，提高机体的免疫功能，有助于祛邪外出，常用黄芪、太子参、西洋参等，这些益气药物具有增强机体免疫功能的药理作用，故临床医家提出扶正祛邪的治疗方法。如刘清泉等认为多重耐药菌感染，常因患者基础状态差，既往有慢性疾病史，发病时多见高热不退，神识昏昧，正气不足、虚实兼夹，其病位多在肺，预后不佳，迁延难治，与伏邪致病特点极为相似。其临床表现虽然多种多样，但其本为气血亏虚基础上的气机失调，故对其治疗应宣展气机，透热达外。而单以清泄里热、滋阴降火虽可治标，但不能达到治其根本的功效，久而久之邪气更难外发，造成更大的疾患。针对耐药菌感染而致的顽固性热病，"壮火食气"与"气虚发热"是病症特点的两个方面，火与元气虚微并不矛盾。因此刘清泉在治疗耐药感染所致热性病实证更重视其气虚邪郁的一面，以温阳益气透邪为主，并应用芪归银方进行临床治疗。他认为耐药菌感染以"壮火食气""气虚发热"为病证特点，故用芪归银方（黄芪、金银花、当归、青蒿等）温阳益气透邪以达到益气养血，透邪外出之功。徐粟等发现具有扶正益气功效的参芪扶正注射液（党参、黄芪）可提高大鼠的机体主动防御能力，改善感染症状，减轻炎症反应，减少耐头孢他啶铜绿假单胞菌体内定植数量，间接达到清除耐药菌的作用。王治伟等通过检测MIC发现有扶正清热化痰功效的中药复方制剂（制黄芪、肉桂、茵陈等）对多重耐药嗜麦芽窄食单胞菌、全耐药铜绿假单胞菌均有较强抑菌作用。苏巧珍等治疗中风后坠积性肺炎患者，治疗组在基础治疗上服用补中益气汤加半夏厚朴汤（黄芪、陈皮、升麻、柴胡、党参、法半夏、生姜、当归、炙甘草、紫苏叶、紫苏梗、厚朴），结果显示补中益气汤加半夏厚朴汤在治疗中风后长期卧床而发生坠积性肺炎的患者中疗效确切。

2. 清热解毒

栾耀芳等通过体外研究发现，以辛凉解表、清热解毒为主要功效的复方银翘散（金银花、连翘、桔梗等）对产超广谱β-内酰胺酶的大肠埃希菌、耐甲氧西林的金黄色葡萄球菌、泛耐药铜绿假单胞菌均有较强的抑制作用，其抑菌机制可能与破坏细菌细胞壁、细胞膜及细胞内含物等有关。陈林娜等发现具有清热解毒功效的自制中药制剂肺炎1号（黄芩、连翘、鱼腥草等）、热必宁（黄芩、柴胡、连翘等）可破坏耐青霉素肺炎链球菌（PRP）的细胞壁结构，抑制细菌生长繁殖，并且对MRSA、产ESBL的肺炎克雷伯菌同样具有较强的抑菌及杀菌效果。另有研究显示，具有清热解毒、通腑泄热功用的复方清热颗粒（败酱草、蒲公英、半枝莲等）可增强与之联合使用的西药的抗菌作用，其与万古霉素联用可降低MRSA的青霉素结合蛋白2a（PBP2a）表达，抑制细胞壁生长，并能有效抑制产ESBL的肺炎克雷伯菌活性，直接抑菌、消除或抑制细菌内毒素及其诱导产生的细胞因子，显著降低急性耐药菌感染模型动物病死率。大肠埃希菌外膜蛋白F、外膜蛋白C具有运输精氨酸、赖氨酸等膜内外产物的作用，其缺失可导致细菌外膜通透性降低，从而耐药。王静等研究发现，复方清热颗粒和西药舒普深（3代头孢）联用可改变产β-内酰胺酶的大肠埃希菌外膜通透性，使其外膜蛋白F含量增加，从而使其耐药性下降。中西医结合治疗细菌性肺炎有显著的疗效。孙广信等运用痰热清注射液治疗多重耐药铜绿假单胞菌肺部感染有效。李延鸿等发现，痰热清能有效改善大肠埃希菌对β-内酰胺酶类抗生素耐药。殷显德等运用醒脑静注射液治疗老年急性感染性高热，表明醒脑静对革兰氏阴性菌有一定疗效。熊艳云等使用清热化痰法治疗痰热郁肺型肺胀并多重耐药菌感染，常规西药疗法联合痰热清或醒脑静，口服温胆汤加减治疗，表明清热化痰法对痰热郁肺型肺胀并多重耐药菌肺部感染疗效肯定。徐慕娟等运用清金化痰汤联合西药治疗多重耐药鲍曼不动杆菌肺炎，患者预后良好，疗效显著。以上报道均运用清热化痰法中西医结合治疗多重耐药菌肺炎，均取得明显疗效。

3. 祛痰化瘀

在耐药菌感染过程中，由于机体证候虚实相兼，再加上正气不足，痰热内蕴，易导致患者气血不畅，痰瘀互结。徐振华运用温胆汤加味治疗多重耐药金黄色葡萄球菌肺炎，临床疗效显著。自制中药制剂清胆糖浆（枳实、姜半夏、丹参等）在清热的基础上具有行气化痰，活血化瘀的功效，其可破坏耐药菌MRSA的细胞壁结构，改变其耐药机制从而起到抗菌作用。肺朝百脉，助心主治节，管理、调节血液的运行，感受外邪后，肺气不利，气机不畅，痰浊停聚，血液循行亦受阻，则瘀血内生。瘀阻肺络，肺气更加闭郁，痰瘀互结，留而不去，缠绵难愈。常用的活血化瘀药物有丹参、赤芍、川芎、泽兰，具有改善血流动力学，改善微循环，减轻肺水肿，调节组织的修复与再生，解除支气管痉挛等作用。老年人风湿肺热病易入营分，姜春华提出宜早用凉血化瘀，这样可增加截断病变的希望，避免血分危症的出现。田金洲总结董建华治疗温病营分证的经验，拟凉营透热煎剂治疗温病营分证，从中也提出清热、解毒、活血诸法是治疗温病营分证的最重要的治疗原则。临床试验证明，这些治法无论是在缩短疗程，改善症状方面，还是在清除内毒素、改善免疫功能及降低血前列腺素E2含量方面，都可大大提高疗效。龚婕宁等认为，初期以肺气闭为主，血瘀的程度较轻，治疗应重在清宣肺气、泄热解毒，以祛除血瘀之因。血瘀较明显者，可酌情稍佐活血之品，从而达到截邪深入的目的。实验表明活血化痰药有一定的退热效果。在选药组方时，尤当注意清宣肺热的许多药物本身所具有的活血化瘀作用，如麻黄、连翘、桑白皮等。病程中期，病机特点为热盛血瘀，故治疗应清肺活血并施。病程后期，病变以瘀滞为主，兼有阴液的耗伤，故治疗应侧重于活血化瘀，佐以润肺养阴。常用活血药如当归、赤芍、丹参、红花、郁金、橘络、丝瓜络等。

（二）单方单体

1. 敛肺止咳

耐药菌感染所致疾病多见患者正气不足，故具有扶正功用的中药常被应用于临床。五倍子具有敛肺、止汗、止血和解毒的功效，其针对肺虚久咳、自汗、盗汗等证有良好疗效。实验研究表明，五倍子对产ESBL大肠埃希菌有很强的抑菌作用，且比等量的大青叶、地榆等清热药效果更显著。

2. 清热解毒、燥湿

在单味中药方面，刘芬等对大青叶等36种清热解毒和清热燥湿药进行体外抑菌试验，发现地榆、秦皮和石榴皮等13味中药对产ESBL大肠埃希菌均有不同程度抑制作用。刘东梅等检测了黄连等7种具有清热解毒功效的中药对产β–内酰胺酶的革兰氏阴性菌（大肠埃希菌，肺炎克雷伯菌）的抑菌作用，发现黄连、黄芩抑菌效果和累计抑菌率最好。乔亚峰等通过琼脂稀释法对4味清热燥湿类中药进行体外抑菌筛选，结果显示，黄连水煎剂对耐药肺炎链球菌的抑菌作用最强，其次为黄柏、黄芩。另有研究发现，清热解毒中药白头翁可通过消除铜绿假单胞菌耐药R质粒降低细菌耐药性，千里光血清体内体外均可消除大肠埃希菌R质粒。在中药提取物方面，具有清热解毒、利尿止渴功效的芭蕉不同部位对MRSA和产ESBL的金黄色葡萄球菌具有不同的抗菌活性，芭蕉根石油醚部位的抑菌圈最大（11mm、13mm、13mm），MIC最小（各受试菌种均为31.25μg/mL）。黄芩、败酱草、白头翁的中药提取成分（黄芩黄酮、白头翁皂苷、败酱草皂苷）被检测出对产ESBL大肠埃希菌、MRSA和甲氧西林敏感金黄色葡萄球菌（MSSA）有抑菌能力。

3. 活血化瘀

丹参、重楼、大黄和大血藤均有清热解毒、消肿化瘀的功效，丹参素、丹参酮ⅡA、重楼皂苷A、大黄蒽醌、大血藤鞣质对产ESBL大肠埃希菌、不产ESBL大肠埃希菌、MRSA、甲氧西林敏感金黄色葡萄球菌（MSSA）、大肠埃希菌和金黄色葡萄球菌标准菌株的最小抑菌浓度，结果显示，丹参素、丹参酮ⅡA对以上菌株的抑菌能力最强，对耐药菌和敏感菌的抑菌活性差异无统计学意义。另外，具有清热、凉血、化瘀作用的菘蓝乙醇提取物与抗生素联合使用，可提高抗生素对金黄色葡萄球菌标准菌株和耐药菌株的抗菌活性。

上述单味中药提取物对细菌的作用，主要从敛肺止咳、清热解毒、燥湿、活血化瘀方面研究，未见从益气健脾化痰方面来研究。

三、中药治疗多重耐药致病菌感染的可能机制

中药往往含有多种抗菌成分，作用靶点多，可以通过多个环节综合作用来发挥抗菌作用，因此，细菌不易对其产生耐药性。中药在治疗耐药菌感染疾病方面

有着非常重要的地位，大多数中药可以调动机体内在的抗菌积极因素，调节免疫，恢复人体微生态平衡，并降低细菌对组织细胞的破坏作用。研究表明中药抗耐药菌的作用机制主要有：①抑制菌体内酶的活性；②改变细菌细胞膜通透性；③抑制细菌外排泵系统；④抑制细菌生物被膜的形成；⑤对细菌质粒的消除作用。

吴峥嵘研究了双黄连粉针剂对多重耐药大肠埃希菌耐药性影响的机制，结果表明，双黄连粉针剂对多重耐药大肠埃希菌R质粒具有一定的消除作用，在高浓度时作用比较明显；双黄连粉针剂高、中浓度时可在体外抑制多重耐药大肠埃希菌β-内酰胺酶活性，且在高浓度时其效果与舒巴坦相当，双黄连粉针剂能够破坏大肠埃希菌细胞膜结构的完整性。云保仪等研究了黄芩素对耐甲氧西林金黄色葡萄球菌的抑菌作用及机制，结果表明，黄芩素能够抑制DNA拓扑异构酶的活性，当其浓度为0.05mg/mL时能够部分抑制拓扑异构酶Ⅰ和Ⅱ的活性，浓度为0.2mg/mL时可完全抑制拓扑异构酶Ⅰ和Ⅱ的活性。刘明研究了大黄素对耐甲氧西林金黄色葡萄球菌的体内、体外抗菌作用及机制，结果表明，大黄素具有显著的体内、体外抗耐甲氧西林金黄色葡萄球菌的作用，且不易诱导其产生耐药性；作用机制研究结果表明，大黄素抗耐甲氧西林金黄色葡萄球菌的作用机制与其降低细菌细胞膜流动性、破坏细胞膜完整性有关，而与其影响细胞壁合成与水解相关基因表达、PBP2a、β-内酰胺酶和药物积聚无关。刘坤友等探讨了苦丁茶和小飞扬草对多重耐药大肠埃希菌外排泵acrA基因表达的影响，结果显示苦丁茶和小飞扬草对多重耐药大肠埃希菌有明显抑制作用，其机制可能与降低多重耐药大肠埃希菌外排泵acrA基因mRNA的表达量有关。近10年来，在中医药逆转细菌耐药性的研究方面，中医药对β-内酰胺酶的抑制作用不容忽视。黄通旺等研究结果表明，石芽茶、大蒜、黄柏及谷精籽有不同程度的抑菌作用。林青雯等研究结果表明，产超广谱β-内酰胺酶肺炎克雷伯菌对粗糠茶的乙酸乙酯部分高度敏感，抑菌圈为17mm，最小抑菌浓度（MIC）>2 048μg/mL。梁晓谊等研究发现，中药组方黄连液联合麝香对产ESBL大肠埃希菌具有显著的抑菌作用。何明等研究发现，清开灵、双黄连联合头孢哌酮-舒巴坦钠对产ESBL大肠埃希菌有不同程度的抑制作用。高洁等研究提示，抑制β-内酰胺酶水解可能是芪归银方干预耐亚胺培南铜绿假单胞菌耐药的机制之一。司红彬等研究发现，冬青科植物铁冬青树皮的水提取物可明显降低产ESBL的大肠埃希菌对诺氟沙星、阿莫西林及加替沙星等多种抗生素的MIC值，且该中药作用后的大肠埃希菌在电镜下观察，发现其干瘪、缩短，细胞壁皱裂、折叠。牛瑞丽等研究发现，中药复方联合抗菌西药治疗产ESBL大肠埃希菌引起的尿路感染比单用抗菌西药的疗效更显著。

虽然中药联合西药（抗生素）以抑制β-内酰胺酶并逆转细菌耐药性的研究还不够深入，同时也只是针对细菌耐药机制进行的研究方向之一，然而中医整体观念和辨证论治理论指导下的抗耐药性及抗感染治疗，更多的是在中医药的介入下，充分发挥中药多成分、多功能及多靶点等优势和潜能，中医药的相关研究在细菌感染及其耐药方面有着不可替代的作用。具体而言，一方面，通过提高感染病体的正气间接消灭病原体、清除感染灶同时恢复机体损伤部位；另一方面，直接抑制或杀灭病原体。"蛋白网络"理论的最新提出，从细菌个体的这样一个"整体"水平对细菌耐药机制进行研究，而中医药相关的研究已经上升到细菌与感染病体两者共同构成的整体的水平。可预见随着中医药相关研究的深入，其在多重耐药菌感染治疗等方面将发挥巨大作用。

四、中医中药治疗多重耐药致病菌感染的优势与问题

抗菌药物在治疗细菌感染性疾病方面取得了明显的成就，但面对越来越严重的细菌耐药这一难题，单凭研制超广谱的强效抗菌药物已不能完全解决问题，而我国传统中医药已在治疗感染性疾病方面积累了丰富的经验。中药因抑菌成分较多，可作用于多重耐药菌肺炎的多个代谢环节和不同耐药机制，故不易产生新的耐药性。利用中医药的这一作用特点，可延缓、抑制或逆转细菌的耐药，提高临床抗感染疗效。一些中药除了自身具有抑菌作用外，在与某些抗生素联合使用时还可起到抗菌增效的作用。近年来中医药干预多重耐药菌的实验研究从过去单纯停留在体外抑菌作用研究逐渐过渡到针对细菌不同耐药机制进行干预的较深层次的机制探索。但目前中医药对细菌耐药机制进行干预的更深层次的研究仍较少，故中医药的疗效机制仍然不明确。细菌耐药日趋严重的当下，在中医药理论的指导下进一步深入研究延缓、抑制甚至逆转多药耐药致病菌的耐药机理，并探讨中医药改善多重耐药致病菌感染机体内环境与增强机体免疫功能的作用机理，为临床拓宽使用有效的中药抑菌剂或耐药菌的逆转剂，并增强抗菌药物的疗效，进而为减轻多重耐药致病菌的用药压力提供指导，具有重要的现实意义，也为中医热病学术的发展提供可借鉴的方法学内容。

第三节　益气健脾、化痰宣肺法在治疗卒中后多重耐药菌肺炎中的临床实践与思考

一、卒中后肺炎及多重耐药病因病机的探讨

　　肺为娇脏，主气司呼吸，开窍于鼻，外合皮毛，朝百脉。脾主运化，升清，又统血，为"后天之本"。食物经胃腐熟运化，"上输于脾，脾气散精，上归于肺"，靠肺的宣发肃降而布散至全身，五脏六腑、四肢百骸皆赖以所养。水谷之气与自然之气于胸肺结合谓之宗气，宗气贯心脉以行气血，养脏器，暖肢体。故肺的宣发、肃降与脾胃运化相辅相成，肺与脾又为母子关系，母子相生，同属"太阴"。肺气乃天之气，脾气为地之气，共护机体。机体后天之精源于呼吸和饮食，依乎于肺脾。脾强则气血生化充足，肺卫固密而不易生病；脾虚则母病及子，化源不足，水谷精微不能上输于肺，使肺卫失养，卫外不固，而易感外邪。所以肺脾功能对机体阴阳平衡，气血运行有重要意义。

　　卒中后肺炎与多重耐药，发生在卒中的基础上，因而中医病变基础相同，患病的基本病机是"内虚邪中"，复感外邪，侵袭肺卫；或情志不遂，气郁化火，肺失清降，脾失健运，湿停中焦，湿聚成痰，瘀血阻滞，可见痰饮、痞满、舌苔腻、脉滑等。痰热内蕴，火热内盛，必耗津液。肺与大肠相表里，若痰热结滞，津液被耗，肠腑不通，痰壅热扰，可见发热、烦躁、大便秘结、口气秽恶、舌红苔黄、脉沉滑有力等。若痰热互结，交互为患，以致火热盛极，可见高热持续不退。若里热亢盛，气血逆乱，甚则内犯营血，损伤脉络，可见高热、呕血、便黑等。若失救治或救治不当则阴伤失敛，阳气浮越，终则阴竭阳脱，阴阳离决，可见神昏、四肢厥冷、脉微欲绝等脱证。

　　卒中后多重耐药菌肺炎是卒中患者常见并发症，也是导致病患者情加重甚至死亡的常见病因。常因患者基础状态差，既往有慢性基础疾病史，稍有节气变化、寒热不调即发作。卒中后长期卧床并发肺炎的患者在临床上多精神疲倦，面色无华，呼吸低弱，静卧不烦，或有喉中痰鸣，伴少许咳嗽，舌淡暗，苔薄白或

白厚，脉象多较弱，一派气虚痰浊之象。从中医病机分析，此类患者由于卒中后肢体功能活动障碍，长期卧床，"久卧伤气"，导致肺脾气虚，肺气虚不能通调水道，脾气虚不能运化水谷精微，则津聚为痰，痰阻于肺，致肺气壅塞，气机不利，而成气滞。《医方集解·补养之剂第一》云："脾者，万物之母也，肺者，气之母也，脾胃一虚，肺气先绝。"正气亏虚是卒中后多重耐药菌肺炎的内在的基础条件，本病的主要病机为气虚痰浊，兼以气滞血瘀，病位以肺脾二脏为主。脾为生痰之源，肺为贮痰之器，肺脾俱病产生的虚、痰、热贯穿病程始终，为根本病机，故治疗卒中后多重耐药菌肺炎当从肺脾入手，治以益气健脾化痰为法，兼以理气活血，遵循了中医基本理论，体现出治病求本的治疗原则。

二、益气健脾、培土生金法在卒中后多重耐药菌感染论治中的临床机制与实践

（一）补益肺脾，治未病

卒中患者正气已虚，邪又袭肺脾，肺脾俱虚，因此元气虚是中风发病的病理基础。治疗卒中后多重耐药菌肺炎应先治未病，予以益气扶正，补益肺脾，未病先防，方为"上工"。对于卒中患者平素可常用党参、黄芪、山药、茯苓、莲子、薏苡仁等健脾之品炖汤食补，使脾气健运，气血充沛并绝生痰之源，以降低卒中患者并发肺部感染的风险。卒中患者也可以早期使用补中益气汤、补肺汤或黄芪、人参等益气补脾之品，以绝生痰之源，可预防卒中后多重耐药菌肺炎。

（二）培土生金，重预后

根据五行相生理论，脾属土，肺属金，土生金，故有培土生金之说，这一理论在传统中医治疗肺系疾病中应用广泛。而卒中患者往往病程日久，肺气渐衰，子病及母，脾土虚弱，运化失健，或饮食不节，劳倦伤脾，脾失健运，生化乏源，而脾运的强弱决定了肺气的盛衰，脾虚则肺脾俱损。故陈朝俊在临床上以培土生金，扶正固本治疗卒中后多重耐药菌肺炎，他认为脾气强健则气血充沛，水湿运化正常，肺气得养，化水下降，泽及脏腑百脉，周而复始则正气充沛，预后良好。从现代医学的观点来看，培土生金法是通过调节消化吸收，改善机体的代谢营养状态，增强抵抗力和免疫力，提高肺通气功能，使得病情得以缓解，愈后

得以巩固。临证可选用六君子汤、香砂养胃丸等，常用药有党参、白术、茯苓、陈皮、炒白扁豆等。在卒中早期即给予中药干预正是基于此，如黄永军等自拟了培土生金的健脾益肺方剂对卒中发病早期进行干预，能有效预防SAP的发生，有利于改善患者的预后，降低患者因肺部感染造成的死亡率。

难治性多重耐药菌肺炎临床多为咳嗽、痰多色白，发热不明显或低热，无明显痰热之象，多因抗生素滥用或抗生素使用时间过长，敏感菌被杀灭后，其他不敏感耐药菌得以成为优势菌所致。而且抗生素多为苦寒之品，易伤及脾胃，伤及人体阳气，致脾虚水湿失于运化，痰浊内生，痰浊上及于肺，致痰多色白、清稀，而非痰热之症。故治以益气健脾化痰，补肺温肾，使水湿循于常道运化，痰浊得以温化。不能一见细菌，中医就用清热解毒法治疗，抛弃了中医辨证论治的精髓，要掌握中西医两手诊断，要用中医思维指导中医治疗，不能用西医思维指导开中药。临床以益气健脾、温肺化痰法治疗，取得较好的疗效，优于单纯西药治疗。在临床中对卒中后多重耐药铜绿假单胞菌肺部感染运用敏感药物亚胺培南西司他丁钠（泰能）治疗，同时运用中医辨证施治。杨沛群等处方以陈夏六君汤加减：党参25g、白术10g、法半夏10g，陈皮5g、茯苓15g、木香5g、砂仁5g、杏仁10g、细辛3g、五味子10g、干姜10g、款冬花10g、紫菀10g、炙甘草5g。阳虚者加附子10g、肉桂10g；痰黄者减干姜、细辛、五味子，加黄芩10g、茅根20g。方中党参益气健脾，补脾肺之气；白术、茯苓、法半夏、陈皮健脾化痰降浊；木香、砂仁温中健脾；干姜、细辛、五味子温肺化痰；杏仁、款冬花、紫菀止咳；甘草调和诸药。诸药合用，益气健脾，温肺化痰，理气止咳。我们采用益气健脾化痰法治疗脑梗死后多重耐药铜绿假单胞菌肺部感染46例，对照组单用泰能治疗，治疗组使用泰能配合中药益气健脾化痰法治疗。结果治疗组治疗总有效率为91.3%，高于对照组的73.9%，差异有统计学意义（$P<0.05$）。

（三）组方分析

有学者发现，四君子汤、二陈汤、止嗽散及三子养亲汤在临床上治疗肺系疾病有较好的疗效。袁燕芳等将128例COPD患者随机分为对照组、治疗组，分别为63例、65例。对照组西医常规治疗，治疗组在此基础上予以口服四君子汤合三子养亲汤（白芥子、紫苏子、白术、茯苓、莱菔子各10g，党参20g，甘草5g）。治疗后发现，治疗组肺功能改善、总有效率均优于对照组（$P<0.05$），两组患者6分钟步行距离，均有改善，组间无统计学意义。应佳丽等将中重度COPD患

者65例，随机分为对照组（n＝34）和观察组（n＝31），对照组予西医治疗，观察组在此基础上予加味四君子汤，结果发现两组患者治疗后肺功能及6分钟步行距离均较治疗前明显改善，两组患者活动受限、呼吸症状、疾病影响评分以及圣乔治呼吸问卷总分均显著降低，且观察组优于对照组（$P<0.05$）。

病案举例

◎ **患者李某某，女，74岁，住院患者。**

患者以"右侧肢体乏力伴言语不利5小时"入院，诊断左侧大脑半球大面积脑梗死。入院后病情进展，逐渐出现意识不清，发热，体温波动为37.8～39.2℃，痰多色黄黏稠，气促，暂无大便，小便色黄，质暗红、苔黄腻，脉濡数。肺部听诊双肺可闻及明显湿啰音。辅助检查：血常规白细胞总数$1.8×10^9$/L，中性粒细胞91%，降钙素原4.76ng/mL。胸部CT提示双下肺肺炎。痰细菌培养见鲍曼不动杆菌（多重耐药）。

西医诊断：卒中后肺炎。

中医诊断：发热（痰湿郁热）。

治法：理气化痰，燥湿清热。

方药：黄连温胆汤加减。黄连15g，半夏20g，厚朴15g，枳实10g，陈皮10g，茯苓15g，竹茹10g，白豆蔻仁10g，通草10g，淡竹叶10g。5剂，水煎，早晚分2次服。

服药7剂后患者体温已降至37℃左右，痰色转白，量多质稀，气促，舌质黯淡，苔白不腻，脉濡滑。治疗予益气健脾，温肺化痰为法，方用补中益气汤合六君子汤加减：黄芪30g，党参20g，白术15g，半夏15g，陈皮10g，茯苓15g，杏仁10g，升麻10g，柴胡10g，甘草5g。进药7剂后患者已无发热，无气促，喉中无痰鸣。复查相关炎症指标均已恢复至正常范围。

【按】临床上脑梗死患者，尤其是脑干梗死、大面积脑梗死患者，因长期卧床，有的患者本身有慢性支气管炎、肺气肿等慢性肺部疾病，吞咽功能障碍，极易并发脑梗死后坠积性肺炎、吸入性肺炎等肺部感染，出现咳嗽、痰多、痰难咯出、发热等症状，多属邪实正虚，治以标本兼顾。急性期、早期多为实证，应祛邪利肺，按病邪性质区分寒、热、燥、湿等论治。后期待标证一除，立即改用扶正补虚、平衡阴阳之法，则切中病机，效果显著。

陈朝俊，李玥珺，胡建芳，等. 参七脉心通胶囊对颈动脉硬化患者动脉粥样硬化的影响［J］. 广东医学，2016，37（8）：1228-1230.

陈朝俊. 益气复元合剂治疗急性缺血性中风的临床观察［J］. 中西医结合心脑血管病杂志，2007（7）：592-593.

胡建芳，陈朝俊，余志辉，等. 参七脉心通胶囊对颈动脉硬化患者血管内皮功能的影响［J］. 中国中西医结合杂志，2016，36（8）：1010-1012.

滑寿. 难经本义. 四库医学丛书：第733册［M］. 上海：上海古籍出版社，1991：459.

黄帝内经. 四库医学丛书：第733册［M］. 上海：上海古籍出版社，1991：82.

刘保和. "元神"非"神志"——"脑为元神之府"刍议［J］. 河北中医药学报，2001（1）：8-9.

莫飞智，邓铁涛. 五脏神识系统的形成［J］. 世界科学技术（中医药现代化），2010，12（4）：545-549.

任继学. 脑髓述要［J］. 中国中医基础医学杂志，2003（3）：1-4.

陕西省中医研究所. 《医林改错》评注［M］. 北京：人民卫生出版社，1976：96.

孙利民，危剑安，黄霞珍，等. 从中医理论谈艾滋病的发病机制［J］. 中华中医药杂志，2005（2）：100-101.

谢丽英，黄力君，罗康瑞，等. 参七脉心通胶囊联合辛伐他汀对颈动脉粥样硬化的免疫调节及临床疗效观察［J］. 江西中医药大学学报，2020，32（4）：37-39.

杨凤珍，王健，烟建华. 《难经》命门元气三焦理论在HIV/AIDS中应用初探［J］. 中国中医基础医学杂志，2003，9（8）：4-5.

杨沛群，陈朝俊，蒋学余. 益气醒神方结合针刺治疗脑梗死意识障碍的临床观察［J］. 湖南中医药大学学报，2013，33（9）：88-91.

叶霖. 难经正义［M］. 上海：上海科学技术出版社，1981：24，66，69.

张介宾. 景岳全书：上册［M］. 上海：上海科学技术出版社，1959：314-315.